人工智能辅助药物设计

Artificial Intelligence Assisted Drug Design

常珊 谢良旭 著

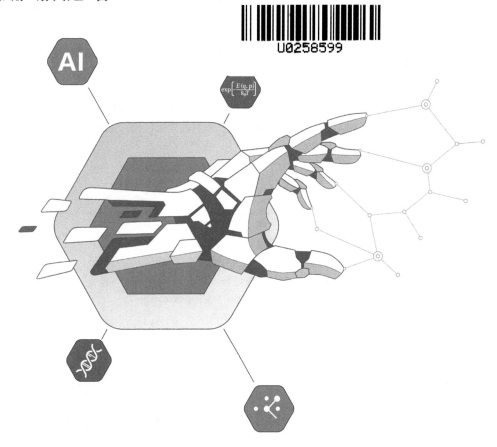

人民邮电出版社

北京

图书在版编目（CIP）数据

人工智能辅助药物设计 / 常珊，谢良旭著. -- 北京：
人民邮电出版社，2024.7
ISBN 978-7-115-63392-7

Ⅰ．①人… Ⅱ．①常… ②谢… Ⅲ．①人工智能－应
用－药物－设计学 Ⅳ．①R914.2-39

中国国家版本馆 CIP 数据核字(2023)第 249625 号

内 容 提 要

　　本书着重介绍人工智能技术在医药研发领域的应用。全书按照循序渐进的方式组织内容：先介绍人工智能的基本方法和生物医药的基本概念，然后介绍人工智能在分子表示、药物分子性质预测、分子生成、配体与蛋白质结合能力预测，以及蛋白质结构预测等新药研发任务中的具体应用，并结合具体示例，介绍如何将人工智能方法应用到实际的药物研发中。

　　要想更好地掌握本书涵盖的内容，读者须掌握 Python 语言和药物学的基础知识。本书适合想了解人工智能辅助药物研发的从业人员、高等院校医工交叉学科的学生阅读，也适合对人工智能辅助医药研发感兴趣的药物研发人员、程序员阅读。

◆ 著　　　　常 珊 谢良旭
　　责任编辑　吴晋瑜
　　责任印制　王 郁 胡 南
◆ 人民邮电出版社出版发行　　北京市丰台区成寿寺路 11 号
　　邮编　100164　　电子邮件　315@ptpress.com.cn
　　网址　https://www.ptpress.com.cn
　　北京七彩京通数码快印有限公司印刷
◆ 开本：800×1000　1/16
　　印张：18.75　　　　　　　2024 年 7 月第 1 版
　　字数：385 千字　　　　　2025 年 1 月北京第 2 次印刷

定价：109.80 元

读者服务热线：(010)81055410　印装质量热线：(010)81055316
反盗版热线：(010)81055315
广告经营许可证：京东市监广登字 20170147 号

前　　言

医药研发是一个数据密集型的研究领域。人工智能作为一种可以处理大数据、挖掘复杂作用规律的新兴技术，在医药研发领域取得了突破性的进展。人工智能在医药研发领域的应用可以追溯到 1964 年 Hansch 提出的药物定量构效关系，该构效关系如今已广泛应用于药物靶点发现、化合物筛选、药物靶标作用网络、先导化合物优化、可成药性分析、多肽设计等各个新药研发环节。"人工智能辅助医药研发"现已成为药企的研发新策略，基于人工智能的新药研发被业界认为是最具变革意义的研究技术。然而，人工智能在医药研发领域的应用，要融合人工智能、医药研发等多个领域的专家知识，这也让初涉该领域的从业人员难以找到合适的参考资料。

本书作者一直从事人工智能辅助医药研发方向的科研工作，在小分子药物、多肽疫苗等研发方面积累了大量技术经验，并在业内权威期刊上发表过相关论文，受到了国内外同行的好评，所开发的蛋白-蛋白对接方法在国际 CASP-CAPRI 比赛中获得了国际前三的成绩。经过多年积累，基于对该领域发展的一些思考和培养学生以及知识分享的需求，作者编写了这本书。

内容概述

本书共 18 章，介绍了以下三部分内容。

- 人工智能的基本方法——介绍机器学习和深度学习方法的基本原理。这一部分内容包括人工智能的发展概况和基本概念，以及支持向量机、决策树、集成学习、随机森林、k 近邻以及不同神经网络等，旨在帮助读者了解人工智能的基础知识。
- 编程开发环境——介绍 Python 语言和编程开发环境的搭建。和其他介绍 Python 语言的图书不同，本书不详细介绍编程语言，而是倾向于直接将编程语言应用到药物研发的场景中，即使用 Python 语言搭建 TensorFlow 和 PyTorch 等流行的深度学习框架，以完成一个实用的人工智能辅助药物研发环境的搭建。
- 生物医药基础——介绍常用的药物数据库和蛋白质数据库、药物筛选的基本方法、

QSAR 的模型、分子的特征提取、药物分子性质预测、药物分子的从头生成、蛋白质结构的预测、蛋白质-配体分子结合能的深度学习预测等内容。这一部分会结合实例加以讲解，旨在让读者了解人工智能在药物设计领域的应用场景。

致谢

本书得到了国家自然科学基金（22003020 和 62373172）、江苏省自然科学基金（BK20191032）、常州市应用基础研究项目（CJ20200045）、江苏省"双创博士"、NSFC-广东联合基金（第二期）超级计算科学应用研究专项子课题、江苏省双创计划科技副总项目、江苏省六大人才高峰项目和常州市青年人才托举工程项目的资助。

本书得以顺利付梓，离不开很多人的帮助。特别感谢中国科学院陈润生院士和上海交通大学张健教授给予的指导和推荐，同时感谢项目组陆翼、徐晴、蔡标、周利涛、王志超、茅荣智和张春等同学给予的支持！

鉴于作者的水平有限，本书无法悉数涵盖人工智能辅助医药研发的新进展，疏漏之处在所难免，敬请读者批评指正，以便日后修改完善。

资源与支持

资源获取

本书提供如下资源：

- 本书源代码。

要获得以上资源，您可以扫描下方二维码，根据指引领取。

提交勘误

作者和编辑尽最大努力来确保书中内容的准确性，但难免会存在疏漏。欢迎您将发现的问题反馈给我们，帮助我们提升图书的质量。

当您发现错误时，请登录异步社区（https://www.epubit.com），按书名搜索，进入本书页面，单击"发表勘误"，输入勘误信息，单击"提交勘误"按钮即可（见下页图）。本书的作者和编辑会对您提交的勘误进行审核，确认并接受后，您将获赠异步社区的 100 积分。积分可用于在异步社区兑换优惠券、样书或奖品。

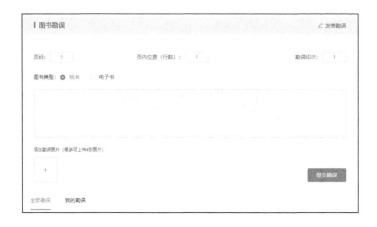

与我们联系

如果您对本书有任何疑问或建议,请您发邮件给我们,并请在邮件标题中注明本书书名,以便我们更高效地做出反馈。

如果您有兴趣出版图书、录制教学视频,或者参与图书翻译、技术审校等工作,可以发邮件给本书的责任编辑(wujinyu@ptpress.com.cn)。

如果您所在的学校、培训机构或企业想批量购买本书或异步社区出版的其他图书,也可以发邮件给我们。

如果您在网上发现有针对异步社区出品图书的各种形式的盗版行为,包括对图书全部或部分内容的非授权传播,请您将怀疑有侵权行为的链接通过邮件发给我们。您的这一举动是对作者权益的保护,也是我们持续为您提供有价值的内容的动力之源。

关于异步社区和异步图书

"异步社区"是由人民邮电出版社创办的 IT 专业图书社区,于 2015 年 8 月上线运营,致力于优质内容的出版和分享,为读者提供高品质的学习内容,为作译者提供专业的出版服务,实现作者与读者在线交流互动,以及传统出版与数字出版的融合发展。

"异步图书"是异步社区策划出版的精品 IT 图书的品牌,依托于人民邮电出版社在计算机图书领域 30 余年的发展与积淀。异步图书面向 IT 行业以及各行业使用 IT 技术的用户。

目　　录

第 1 章　绪论

1.1　人工智能发展历史

　　"人工智能"作为一个研究领域的名称,在 1956 年达特茅斯会议(Dartmouth Conferences)上首次提出。以 John McCarthy(LISP 语言发明者、图灵奖得主)、Marvin Minsky(人工智能与认知学专家)、Claude Shannon(信息论的创始人)和 Allen Newell(计算机科学家)等为首的科学家共同研究和探讨用机器模拟智能的有关问题,首次提出了"人工智能",它标志着"人工智能"这门新兴学科的正式诞生。但是,"制造出能像人一样思考和行动的机器"这一梦想则可以追溯到古希腊,例如,古希腊哲学家亚里士多德(公元前 384—公元前 322)给出了形式逻辑的基本规律。但将人工智能具体实践并发展,还是在电子计算机产生以后。1936 年,Turing 提出的图灵机模型通过读入、写出、向左和向右移动读写头等基本操作就可以模拟任何机械的形式化算法,奠定了现代电子计算机理论模型的基础。1946 年,全球第一台通用计算机 ENIAC 诞生。它最初是为美军作战研制,每秒能完成 5000 次加法、400 次乘法等运算。ENIAC 为人工智能的研究提供了物质基础。1950 年,Alan Turing 提出了著名的"图灵测试",用来衡量一个机器是否具有智能。如果计算机能在 5 分钟内回答由人类测试者提出的一系列问题,且其超过 30%的回答让测试者误认为是人类所答,则通过测试。关于人工智能的奇思妙想,研究人员也在不遗余力地研究。在此后的几十年间,人工智能先是被捧为人类光明未来的钥匙,后又被当作过于自大的异想天开而抛弃。

　　20 世纪 50 年代到 60 年代,人工智能迎来了第一个黄金时代。1956 年,达特茅斯会议确定了人工智能的名称和任务,同时出现了最初的成就和最早的一批研究者,这一事件也被视为人工智能诞生的标志。1959 年,计算机游戏先驱 Arthur Samuel 在 IBM 的首台商用计算机 IBM 701 上编写了西洋跳棋程序,这个程序顺利战胜了当时的西洋棋大师罗伯特·尼赖。1965 年,专家系统首次亮相。美国科学家 Edward Albert Feigenbaum 等研制出化学分析专家系统程序 DENDRAL,用于分析实验数据来判断未知化合物的分子结构。

　　20 世纪 70 年代初,人工智能遭遇发展瓶颈。即使是最杰出的人工智能程序,也只能解决它们尝试解决的问题中最简单的那部分,也就是说,彼时的人工智能程序都只是"玩具"。人工智能研究者们遭遇了无法克服的基础性障碍。尽管某些局限后来得以成功突破,但是许多难题至今未得到圆满解决。

　　20 世纪 80 年代，人工智能迎来了第二个黄金时代。1982 年，物理学家 John Hopfield 证实一种新型的神经网络（现称为"Hopfield 网络"）能够用一种全新的方式学习和处理信息。大约在同一时间，Geoffrey Hinton 和 David Rumelhart 提出了一种训练神经网络的方法——反向传播算法。这些发现使 1970 年以来一直"遭人遗弃"的联结主义重获新生。

　　20 世纪 90 年代中期，人工智能终于实现了其最初的一些目标，并开始成功应用在整个技术行业中。在人工智能领域内部，一些子领域开始形成，分别专注于特定的问题和方法，如机器学习、自然语言理解、计算机视觉、机器人学等。1997 年，IBM 公司研发的超级计算机 DeepBlue（深蓝）战胜了国际象棋世界冠军 Garry Kasparov，成为人工智能发展中的一个重要里程碑。深蓝的运算速度为每秒 2 亿步棋，并存有 70 万份大师对战的棋局数据，可搜寻并估计随后的 12 步棋！

　　在过去几年中，人工智能呈现爆炸式发展态势，这多半要归因于图形处理器（GPU）的广泛应用——使并行处理变得更快、更便宜、更强大，以及几乎无限的存储空间和海量数据的出现，特别是"大数据运动"后出现的数据，例如图像、文本、交易数据、地图数据等。

　　随着互联网的发展和计算机的普及，数据的激增为人工智能的应用奠定了基础。同时，计算机硬件技术的飞速发展，GPU、TPU 和分布式计算的出现，为人工智能算法提供了强大的算力支撑。2016—2017 年，AlphaGo 战胜围棋冠军。AlphaGo 是由谷歌的 DeepMind 团队开发的人工智能围棋程序，具有自我学习能力，能够搜集大量围棋对弈数据和名人棋谱，学习并模仿人类下棋。后来出现的 AlphaGo Zero（第四代 AlphaGo）在无任何数据输入的情况下，开始自学围棋，在诞生 36 小时后便以 100∶0 的成绩超越了第二代 AlphaGo（AlphaGo Lee），又在诞生的第 40 天战胜了在人类高手看来不可企及的第三代 AlphaGo(AlphaGo Master)。

　　如图 1-1 所示，人工智能、机器学习和深度学习三者是依次包含的关系。机器学习是人工智能的一个子领域，而深度学习是一种机器学习方法。机器学习是一门多领域交叉学科，涉及概率论、统计学、逼近论、凸分析、算法复杂度理论等多门学科知识。机器学习专门研究计算机怎样模拟或实现人类的学习行为，以获取新的知识或技能，重新组织已有的知识结构使之不断改善自身的性能。它是人工智能核心，是使计算机具有智能的根本途径。

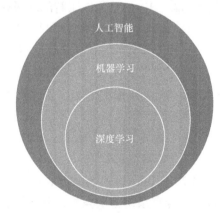

图 1-1　人工智能、机器学习和深度学习关系图

　　深度学习是机器学习的一种，而机器学习是实现人工智能的必经路径。深度学习的概念源于人工神经网络，例如，含多个隐藏层的多层感知器就是一种深度学习结构。深度学习通过组合低层特征形成更抽象的高层表示属性类别或特征，以发现数据的分布式特征表示。研

究深度学习的动机是建立模拟人脑进行分析学习的神经网络，通过模仿人脑的机制来解释数据，例如图像、声音和文本等。

近年来，人工智能的火热源于大数据和更快、更强的计算机硬件的发展，以深度神经网络模型为代表的深度学习方法引领了第三次人工智能浪潮的兴起。

1.2 传统计算机辅助药物设计的历史

计算机辅助药物设计（Computer Aided Drug Design，CADD）是以计算机化学为基础，通过计算机的模拟、计算和预算药物与受体生物大分子之间的关系，设计和优化先导化合物的方法。所谓的计算机辅助药物设计，实际上就是通过模拟和计算受体与配体的这种相互作用，进行先导化合物的优化与设计。计算机辅助药物设计与人工智能（特别是机器学习）紧密结合的方向有 3 个，分别是**定量构效关系**、**分子对接**和 **ADMET 预测**。

20 世纪六七十年代，理性药物设计这一新兴前沿领域应运而生并迅速发展，构效关系的研究也从以前的定性推测水平提升到定量计算水平。20 世纪 60 年代，构效关系的研究进入定量时代，由药物化学家 Hansch 提出的 Hansch 分析将分子整体的疏水性、电性、立体参数与药物分子的生理活性联系起来，建立了二维定量构效关系方法。1988 年，Cramer 等提出了基于分子空间结构的比较分子场方法，即所谓的 CoMFA 方法。CoMFA 通过比较同系列分子附近空间各点的疏水性、静电势等理化参数，将这些参数与小分子生理活性建立联系，从而指导新化合物的设计。相比 Hansch 方法，CoMFA 考虑到了分子内部的空间结构，因而被称为三维定量构效关系。

从 20 世纪 80 年代第一个分子对接软件 DOCK 问世以来，分子对接（molecular docking）方法不断发展，利用对接来探究小分子与蛋白的结合口袋（binding pocket）之间的相互作用，已经成为药物设计中非常流行的一种模拟方法，也是常用的虚拟筛选（virtual screening）策略。分子对接中打分函数的训练往往采用机器学习方法（如回归方法），以获得最佳的组合权重。

在药物研发过程中，ADMET 性质是衡量化合物是否能成药的关键因素。药物的 ADMET 性质是指药物在人体的吸收（absorption）、分布（distribution）、代谢（metabolism）、排泄（excretion）及毒性（toxicity），涉及药物在体内的药代动力学和毒理学相关性质。和定量构效关系类似，ADMET 性质预测也是从分子的理化参数出发，通过神经网络/支持向量机（Support Vector Machine，SVM）等方法，将这些参数与 ADMET 性质建立联系。

1.3 人工智能辅助药物研发概况

人工智能早在 20 世纪 80 年代就已用于药物设计，如今，药物研发领域越来越多地采用深度学习方法作为主要的训练工具，而且在研发场景上也更丰富了。

2015 年，Wallach 等人推出了深度学习模型 AtomNet，用以预测选择用于药物发现的活性化合物的结合亲和力。AtomNet 是第一个采用卷积神经网络（Convolutional Neural Network，CNN）进行小分子结合亲和力预测的深度学习模型，使用了结合配体和靶标结构信息的新方法。不过，AtomNet 需要用到配体和靶蛋白的三维结构，这些三维结构包含参与靶标结合位点相互作用的每个原子的位置。

2018 年，上海大学的 Mark Waller 教授和德国明斯特大学的 Marwin Segler 博士等人在《Nature》杂志发表的文章中提到了一款可以通过自主学习有机反应来设计分子合成路线的人工智能工具。他们把 3 种不同的神经网络与蒙特卡洛树搜索（Monte Carlo Tree Search，MCTS）相结合，形成了新的 AI 算法（3N-MCTS），依赖自动提取的规则数据进行训练。在对 2015 年之后发表的 435 种复杂分子合成砌块的测试中，3N-MCTS 算法能在单个目标分子限制时间为 5 秒的情况下完成 80% 的分子合成路线设计，当限制时间延长至 60 秒时，完成的比例提高到了 92%。

2020 年，斯坦福大学和默克公司的团队针对 31 个 ADMET 数据集系统比较了基于图卷积的多任务深度学习方法与传统基于分子指纹的随机森林方法，在 31 种 ADMET 数据集上进行了训练，并比较了随机森林和 GCNN 的结果在两种不同的交叉验证策略的测试集上的结果。结果显示，多任务深度学习方法预测准确性有明显提升。

蛋白质结构的测定是困扰生命科学领域长达 50 年的科学难题，特别是重要的靶点蛋白质结构解析。为解决这一根本问题，国际组织举办了蛋白质结构预测评估赛（Critical Assessment of protein Structure Prediction，CASP）。2020 年，在 CASP 中，单体结构预测取得了重大突破，谷歌的 AlphaFold 2 在多个体系的预测精度已经达到可与实验结果比较的程度，并预测了人类 98.5% 的蛋白质；而此前科学家们数十年的努力，只覆盖了人类蛋白质序列中的 17%。《Nature》杂志以 "It will change everything"（它将改变一切）作为标题特别进行了报道，《Science》杂志连续两年（2020 年和 2021 年）将其列为十大科学进展。结构生物学家施一公院士也表示，AlphaFold 对蛋白结构的精准预测是人类在 21 世纪取得的最重要的科学突破之一。

在我国，针对人工智能在生物医药领域的突破性进展，科技部已经组织了两次香山科学会议，即 2021 年 8 月的"人工智能与结构生物学"学术讨论会和 2020 年 9 月的"人工智能与中医药学"学术讨论会。

第 2 章　机器学习的基本概念

2.1　机器学习、深度学习与人工智能

近年来，无论国内还是国外，人们的生活中已随处可见人工智能的影子，这足以让人们感受到计算机和人工智能技术的影响。

采用机器学习技术，我们可以让软件根据大量的数据对未来的情况进行阐述或预判。如今，领先的科技巨头都在机器学习领域予以极大的投入，众多国内外科技公司均参与其中。在新闻媒体中，我们经常能看到"人工智能""机器学习"和"深度学习"这样的字眼，这三者之间的关系详见 1.1 节的介绍，此处不再赘述。

2.1.1　人工智能

人工智能的定义可以分为两部分，即"人工"和"智能"。"人工"较好理解，但关于什么是"智能"，则争议较多。这涉及诸如意识（consciousness）、自我（self）、思维（mind）等问题，因此很难精确定义什么是"人工"制造的"智能"。人工智能的研究通常涉及对人类智能的研究，而其他关于动物或人造系统的智能也普遍被认为是与人工智能相关的研究课题。

"人工智能"并不是迅速出现并兴起的新概念，而是经历了漫长、曲折的发展过程（见图 2-1）。人工智能先驱们在达特茅斯开会时，希望通过当时新兴的计算机，打造拥有堪比人类智能的复杂机器。这就是我们所说的"通用人工智能"（General AI）的概念，即拥有人类五感（甚至更多）、推理能力以及人类思维方式的神奇机器（智能体）。我们在科幻电影中看过很多这样的机器人（智能体），例如对人类友好的 C-3PO，以及跟人类敌对的终结者。实际上，这样的机器人至今仍只存在于电影和科幻小说里，至少目前为止还没有出现在现实世界中。我们力所能及的是"弱人工智能"（Narrow AI），这种机器人（智能体）执行特定任务的水平与人类差不多，甚至可以超过人类。目前现实中已经有很多弱人工智能的例子。这些例子足以体现人工智能的特点，但智能是如何实现的？未来又会怎么发展？这就要提到**机器学习**，这是实现人工智能的一种方法，其概念来自早期的人工智能研究者。简单来说，机

器学习就是使用算法分析数据，从中学习并做出推断或预测。与传统的使用特定指令集手写软件不同，我们使用大量数据和算法来"训练"机器，由此教会机器学习如何完成任务。已研究出的机器学习算法包括决策树、归纳逻辑编程、增强学习和贝叶斯网络等。

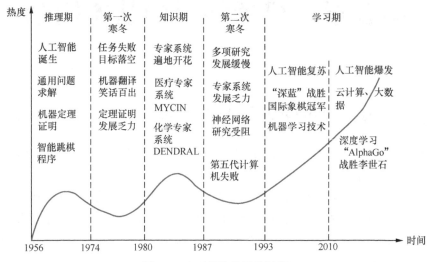

图 2-1　人工智能发展的过程

　　多年来，尽管需要大量的手动编码才能完成任务，但是计算机视觉一直是机器学习非常热门的应用领域之一。研究者会手动编写一些分类器（如边缘检测筛选器），帮助智能体辨别物体的边界，例如，图像检测分类器可以判断物体是否有 8 个面。基于这些手动编写的分类器，研究者又开发了用于理解图像的算法，并让其学习如何判断是否有停止标志。

　　深度学习是实现机器学习的一种技术。早期的机器学习研究者开发了神经网络算法，但是之后数十年都默默无闻。神经网络是受人类大脑神经元之间的相互连接关系的启发而来的，但是人类大脑中的神经元可以与特定范围内的任意神经元连接，而人工神经网络中数据的传播要经历不同的层，而且传播方向也不同。例如，你可以将一张图切分为若干小块，然后将其输入神经网络的第一层，在第一层中做初步计算，然后神经元将数据传至第二层；再由第二层神经元执行任务，以此类推，直到最后一层，输出最终的结果。

　　每个神经元都会给其输入指定的一个权重，而最终的输出由这些权重共同决定。我们再来看一个示例：将一张停止标志图像的属性一一细分，然后送入神经网络"检查"形状、颜色、字符、标志大小和是否运动，最终由神经网络判断这是否是一个停止标志，并给出一个"概率向量"（probability vector），即基于权重做出的预测结果。在这个示例中，神经网络约有 86% 的可能将图像认作停止标志，有 7%的可能将其认作限速标志。

　　即使是基础的神经网络，也要耗费巨大的计算资源，因此神经网络在诞生早期不算是一个可行的方法。不过，以多伦多大学 Geoffrey Hinton 教授为首的一些研究者们坚持采用这种方法，最终让超级计算机能够并行执行该算法，并证实了该算法的作用。在停止标志的示例中，神经网络很有可能因受到训练的影响而给出错误答案。也就是说，要提升神经网络的预测准确率，还需要大量的训练，即需要海量的图片来训练，直到神经元输入的权重调整到非常精确，最终让神经网络几乎每次都能给出正确答案。如今，在某些情况下，通过深度学习训练过的机器在图像识别上表现优于人类，例如辨别猫的图像、从医学影像中识别血液中的癌症迹象等。

人工智能的根本在于"智能"，而机器学习是部署支持人工智能的计算方法。简单来讲，人工智能是科学，机器学习是让机器变得更加智能的算法，机器学习在某种程度上推动了人工智能的发展。

2.1.2　机器学习的关键术语

1．训练集、验证集和测试集

（1）**训练集**（training dataset）：用于训练模型的数据集合。

（2）**验证集**（validation dataset）：用于验证、调整和优化模型的样本集合。

（3）**测试集**（testing dataset）：用于评估预测模型的准确度和泛化能力的样本集合。

提示	训练集、验证集和测试集应避免有交集，以防信息泄露。

在机器学习中，把模型训练出来以后，该如何对模型加以验证呢？或者说，如何衡量模型的性能呢？验证方式有以下 4 种。

（1）**把数据集全部作为训练集**。这种方式显然不太可行，训练集数据在模型拟合时已被使用，再用来对模型进行测试，其结果无疑是过于乐观的。这类似于"考试考书本原题"的情况，会导致数据窥探误差。

（2）**把数据集随机分为训练集和测试集**。为了验证模型的好坏又避免数据窥探产生误导，我们一般会将数据分成训练集和测试集，将训练集用于训练模型和调整参数，将测试集用于评价模型的好坏。这样做的缺点是不易调整超参数。

（3）**把数据集随机分为训练集、验证集和测试集**。这种方法是用训练集训练模型，用验证集验证模型，然后根据情况不断调整模型，选出其中表现最好的模型，再用训练集和验证集数据训练出一个最终的模型。因为验证集参与了超参数的调整，所以用测试集评估最终的模型。这样做的缺点是训练集数据较少，会影响训练的质量。

（4）**交叉验证**。交叉验证（cross-validation）是指把数据集划分为训练集和测试集，然后把训练集划分成 K 组，对模型进行 K 次训练，每次训练时，以一组数据作为验证集，将其他组用于训练集，测试集测试模型的好坏并记录。模型的最终预测准确度是所有迭代评估结果的平均值。

提示	在实际操作中，经常使用 5 折交叉验证（见图 2-2）进行训练和测试。所谓 5 折交叉验证，是指将数据平均分成 5 份，用 1 份轮流作为验证集，用剩下 4 份作为训练集。 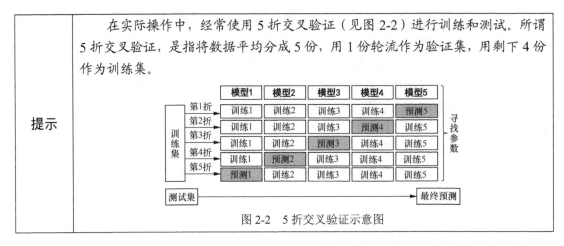 图 2-2　5 折交叉验证示意图

最常用的是第 4 种方式——交叉验证，既能避免数据窥探误差，又能最大限度地利用训练数据。

2. 特征缩放——归一化、标准化、中心化

在机器学习领域，大家经常使用一些特征缩放（feature scaling）方法先对数据进行预处理，再进行模型训练。其中比较常见的特征缩放方法包括**归一化、标准化**和**中心化**。

（1）**归一化**（min-max normalization）：将一列数据变化到某个固定区间（通常为[0,1]）中，也可以继续映射到其他范围，例如，图像数据可能会映射到[0,255]，其他情况可能映射到[−1,1]。归一化的表达式为

$$X_{new} = \frac{X_i - X_{min}}{X_{max} - X_{min}}$$

（2）**标准化**（standardization）：将数据变换为均值为 0、标准差为 1 的分布，但不一定是正态分布。标准化的表达式为

$$X_{new} = \frac{X_i - \mu}{\sigma}$$

（3）**中心化**（mean normalization，又称为零均值处理）：将数据变换成均值为 0，且固定在区间[−1,1]内。中心化的表达式为

$$X_{new} = \frac{X_i - mean(x)}{X_{max} - X_{min}}$$

注意	特征放缩一般指 standardization（*Z-score normalization*）、mean normalization、min-max normalization、unit vector normalization/scaling to unit length。 为避免因翻译对标准化和归一化这两个术语造成阐释偏差，这里强调一下，本书中的"标准化"对应"standardization（*Z-score normalization*）"，"归一化"对应"min-max normalization"。

　　为什么要对数据进行归一化、标准化和中心化处理？第一，统计建模中，以回归模型为例，自变量 X 的量纲不一致会导致回归系数无法直接解读或者错误解读，因此需要将 X 处理到统一的量纲下，这样才可以比较；第二，机器学习任务和统计学任务中有很多地方要用到"距离"的计算，例如 PCA、kNN 等，不同维度量纲不同可能会导致距离的计算依赖于量纲较大的那些特征，进而得到不合理的结果；第三，参数估计时使用梯度下降方法，在使用此方法求解最优化问题时，数据归一化、标准化后可以加快梯度下降的求解速度，即提升模型的收敛速度。

　　实际使用时，该如何选择归一化和标准化呢？对此目前还没有非常明确的说法，经验之谈是，根据数据的边界性和数据的具体分布选择归一化和标准化。特征缩放还有其他的方法，如 log 变换、sigmoid 变换、Box-Cox 变换等。

　　3. 鲁棒性、健壮性、泛化能力

　　"鲁棒"是 robust 一词的音译，是指控制系统在一定的参数（结构，大小）摄动下，维持其他某些性能的特性。在机器学习中，鲁棒性一般指模型具有较高的精度或有效性，即对噪声数据或者偏差数据具有较高的精度或有效性。健壮性的含义和鲁棒性相同。

　　泛化能力是指学习到的模型对未知数据的预测能力。也就是说，训练好的模型在预测相似的数据或者未参与训练的测试集数据时，能保持训练时的正确性的能力。泛化能力始终是机器学习的目标。

　　4. 经验误差、泛化误差

　　机器学习的基本问题是利用模型对数据进行拟合，学习的目的并非要对有限训练集进行正确预测，而是要对未曾在训练集中出现的样本进行正确预测。

　　经验误差是指模型对训练集数据的误差；泛化误差则是指模型对测试集数据的误差。

　　5. 过拟合、欠拟合

　　过拟合（overfitting）和欠拟合（underfitting）是导致模型泛化能力不高的两种常见原因，都是模型学习能力与数据复杂度之间失配的结果。

　　欠拟合是指模型学习能力较弱，在数据复杂度较高时出现，此时模型学习能力不足，无法学习到数据集中的"一般规律"，从而导致模型泛化能力弱；过拟合则是指模型学习能力过强，训练集单个样本自身的特点都能捕捉到，并将其认为是"一般规律"，从而导致模型泛化能力下降。

　　过拟合与欠拟合的区别在于：欠拟合在训练集和测试集上的性能都较差，而过拟合往往能较好地学习训练集数据的性质，但在测试集上的性能较差。在神经网络训练的过程中，欠拟合主要表现为输出结果的高偏差，而过拟合主要表现为输出结果的高方差。欠拟合、较好拟合和过拟合如图 2-3 所示。

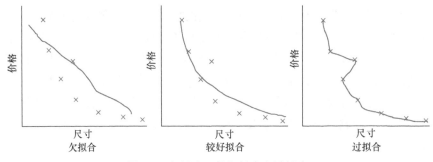

图 2-3　欠拟合、较好拟合和过拟合

之所以出现欠拟合的情况，一般是因为模型复杂度过低和特征量过少。欠拟合的情况比较容易纠正，常用的解决方法如下。

- 增加新特征。考虑加入特征组合、高次特征，来增大假设空间。
- 添加多项式特征。这个方法在机器学习算法里面用得很普遍，例如，通过添加二次项或者三次项使线性模型泛化能力更强。
- 减少正则化参数。正则化是用来防止过拟合的，但是模型出现了欠拟合，则需要减少正则化参数。
- 使用非线性模型。例如，核支持向量机、决策树、深度学习等模型。
- 调整模型的容量。通俗来讲，模型的容量是指其拟合各种函数的能力，容量低的模型可能很难拟合训练集。
- 使用集成学习方法。如 Bagging，对多个弱学习器进行 Bagging。

出现过拟合的原因如下。

- 建模样本选取有误，如样本数量太少、选样方法错误、样本标签错误等，导致选取的样本数据不足以代表预定的分类规则。
- 样本噪声干扰过大，使得机器将部分噪声认为是特征从而扰乱了预设的分类规则。
- 假设的模型无法合理存在，或者说假设成立的条件实际并不成立。
- 参数太多，模型复杂度过高。

过拟合的解决方案如下。

- 正则化（regularization）（L1 和 L2）。
- 数据扩增，即增加训练数据样本。
- Dropout。
- Early stopping。

6. 正则化、数据扩增、Dropout 和 Early stopping

正则化是指在模型训练的过程中，需要降低误差（loss）以达到提高精度的目的，但是一味地追求降低误差容易导致过拟合，通过在误差中加入模型结构的复杂程度参数来平衡降低误差和防止过拟合的情况，这种方法叫作正则化。

正则化方法包括 L0 正则化、L1 正则化、L2 正则化，这些方法和范数息息相关。在机器学习中一般使用的是 L2 正则化。

| 提示 | 范数：设 X 是数域 K 上的线性空间，则称||·||为 X 上的范数。范数是具有"长度"概念的函数。在向量空间内，为所有向量赋予非零的长度或者大小。不同的范数，所求的向量的长度或者大小是不同的。图 2-4 所示是常见的范数及其解释。其中，L0 正则化对应 L0 范数、L1 正则化对应矩阵范数 L1 范数、L2 正则化对应矩阵范数 L2 范数。正则化和范数的联系是，模型结构参数矩阵的范数决定了模型正则化项的大小。

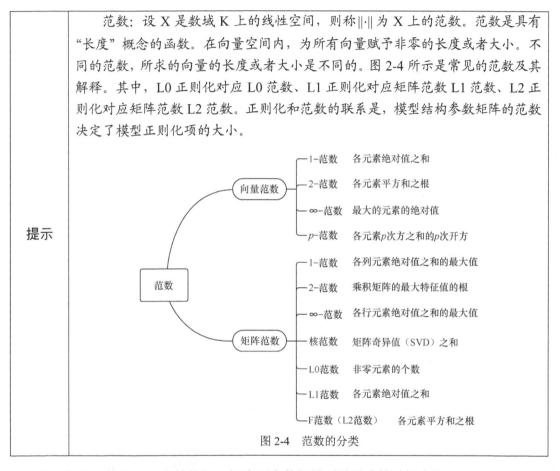

图 2-4 范数的分类 |

数据扩增是指增加更多的数据，解决因为数据量不足导致的过拟合问题。

要获取更多数据，可以采用如下方法。

● 从数据源头获取更多数据。

● 根据当前数据集估计出数据分布参数，使用该分布产生更多数据（不常用）。

● 数据增强（data augmentation）：通过一定规则扩充数据。如在物体分类问题里，物体在图像中的位置、姿态、尺寸，以及整体图片明暗度等都不会影响分类结果。我们就可以通过图像平移、翻转、缩放、切割等手段将数据库成倍扩充。

Dropout 是指在训练时，每次随机（如 50%概率）丢弃隐含层的某些节点。在神经网络中，经常使用 Dropout 防止过拟合。

Early stopping 是一种通过迭代次数截断来防止过拟合的方法,即在模型对训练数据集迭代收敛之前停止迭代来防止过拟合。具体做法是,在每次训练迭代结束时,计算验证集的精度,当精度不再提高时,就停止训练。

均方根误差(root mean squared error)用来评价回归预测的准确度,尤其可避免较大的误差。因为要对每个误差取平方,所以大误差会被放大,进而使得该指标对异常值极其敏感。

提示	均方根误差是最常见的计算损失的方法之一,也被称为 L2 损失。具体计算公式如下: $$\mathrm{MSE} = \frac{\sum_{i=1}^{n}(y_i - \hat{y}_i)^2}{n}$$ 此外,计算损失还有 L1 损失/平均绝对误差、平均偏差误差、Hinge Loss/多分类支持向量机损失等,这里不一一列举了。选择合适的计算损失的方法有助于判断模型性能的优劣。

2.2　机器学习的分类

对于初学者来说,弄清楚机器学习的分类情况有助于后续的学习,能够更好地理解机器学习理论。机器学习最常见的分类方式为**按任务类型分类**和**按学习方式分类**。

2.2.1　按任务类型分类

按任务类型分类,机器学习可以分为回归问题、分类问题、聚类问题和降维问题等。

1. 回归问题

回归问题是指标签为连续值的机器学习问题。例如,预测一只股票的价格、下雨的时间和明天的室外气温等问题,这些问题的标签都是连续值。常见的回归算法有线性回归、逻辑回归和岭回归等。

回归示例:根据房子的面积、楼层、卧室个数、学区与否预测房价。如表 2-1 所示,通过前 6 套房子的信息预测最后两套房子的房价。

表 2-1　房价预测信息表

序号	面积/m²	楼层	卧室个数	学区与否	房价/万
0	88	8	3	是	65
1	90	5	3	是	71.6
2	65	16	2	否	56

续表

序号	面积/m²	楼层	卧室个数	学区与否	房价/万
3	120	31	4	是	150.3
4	75	5	2	否	88.5
5	99	2	3	是	110
6	101	6	3	是	?
7	85	7	3	是	?

2. 分类问题

分类问题是指标签为有限个离散值的机器学习问题。例如，预测明天是否下雨、足球比赛哪一队会胜和一张图片是猫还是狗等问题，这些问题的标签都存在有限个离散值。常见的分类算法有 kNN、决策树、随机森林、支持向量机、逻辑回归等。

举个例子，小时候，家长会教我们识物，告诉我们某个动物是猫、是狗或是猪，然后在我们的大脑里就会形成或猫或狗或猪的印象（相当于模型构建），面前来了一条"新"小狗，如果你能叫出来"这是一只小狗"，那么恭喜你，标签分类成功！但如果你回答说"这是一头小猪"。这时家长就会纠正你的偏差，"乖，不对，这是一只小狗"，这样一来二去地进行训练，不断更新你大脑的认知体系，下次再遇到这类新的"猫、狗、猪"等，你就能给出正确的"预测"分类。分类问题和回归问题都属于监督学习。

3. 聚类问题

聚类问题是将数据集划分成若干个不相交的子集或族，每个子集内的元素尽量相似的问题。简单来说，就是希望利用模型将数据集划分成几类。其主要的思路是"物以类聚，人以群分"，算是分类问题的一种特殊情况。例如，市场的划分、社群分析和消费人群的习惯分析等。常见的聚类算法有 K 均值、DBSCAN 算法和 EM 算法等。

小时候我们在认识狗时，可能不清楚狗代表什么意思，但是因为狗的相似性，我们能够将其归为一类，并且可以将没见过的狗的图片归为狗这一类，这样的思路就是聚类。

4. 降维问题

降维问题是指采用某种映射方法将高维空间的数据映射到低维空间。数据降维的目的：直观地看，维度降低了，便于计算和可视化，其更深层次的意义在于有效信息的提取、综合及无用信息的摈弃。

常见的降维算法有主成分分析（PCA）、线性判别分析（LDA）、LE 和 LLE 等。

2.2.2　按学习方式分类

1. 监督学习

监督学习（supervised learning）的输入是由输入特征和标签组成的数据。例如，训练集有 10 000 条数据，但是只有 1000 条数据是带标签（已标记好）的，这时我们可以用监督学习，先输入 1000 条标记好的数据，让机器学习模型去学习，然后利用学习到的信息对剩余的 9000 条数据进行分类。换个说法，监督学习就是让模型根据训练集中的题目（特征）和答案（标签）去学习，对测试集中的题目，预测出最有可能的答案。

监督学习根据标签的情况可以分为回归和分类。

事实上，整个机器学习就是在干一件事，即通过训练、学习得到某个模型，然后期望这个模型也能很好地适用于"新样本"（即预测）。这种模型适用于新样本的能力，也称为"泛化能力"，是机器学习算法非常重要的特点。

2. 无监督学习

与监督学习相反，无监督学习（unsupervised learning）的输入是只有特征值没有标签的数据，主要适用于聚类问题和降维问题。

3. 半监督学习

在半监督学习（semi-supervised learning）中，训练集同时包含带标签的样本数据和不带标签的样本数据，也就是说，训练过程中，既会用到标签数据，也会用到不带标签的数据。半监督学习包含大量未标注数据和少量标注数据，主要是利用未标注数据中的信息，辅助标注数据进行监督学习。

4. 强化学习

强化学习是将学习看作由一连串动作组成的集合，学习过程的每一个动作。在此期间，我们不会简单、生硬地告诉机器它所做出的动作是对的还是错的。这就好比训练宠物，我们会告诉小狗去拿一个苹果，如果小狗拿回来一串香蕉，而香蕉恰好是我最爱吃的水果，那么我不能说小狗的这个学习动作在 t 时间段内是错误的，而只能说在 t 时间段内，小狗的这个学习动作是好的，并给予它奖励。小狗得到奖励后，可能在下次我们想要苹果时，继续拿回香蕉，我们就会因为它做出错误的"反馈"而"批评"——在 $t+1$ 时间段内，取回香蕉这样的动作是"不好"的。由此可见，不同于前 3 类的学习，强化学习的标签不是固定的，而需要根据当时的情况（也可以加上历史情况）给出一个好坏的奖惩结果。

2.3　机器学习与药物研发

传统药物研发面临研发周期长、经费投入大、临床批准成功率低等挑战，同时药物研发人员需要处理和分析海量信息。随着计算机软硬件的进步、人工智能理论的发展和药理学数据的积累，机器学习作为一种强大的数据挖掘工具已应用于药物研发的各个子领域，如靶点识别、药物设计和结构优化、药物重新利用、性质评估和临床试验等。本节将从机器学习重要算法、药物设计基本理论和机器学习在基于配体和受体虚拟筛选中的应用方面进行阐述。

早在 20 世纪 90 年代，神经网络、支持向量机和随机森林等方法已开始应用于抗癌药物筛选、蛋白序列设计和药物设计。21 世纪以来，基于人工智能在药物研发领域的快速发展和药理学数据的大量积累，制药公司开始与人工智能公司开展密切合作，促进该领域的快速发展。

2.3.1　药物设计方法

药物设计方法主要分为两种：一种是从小分子结构出发，通过改造、修饰等方法得到活性更好、毒性更低的新化合物，称为**间接药物设计**；另一种是从生物靶标大分子结构出发，寻找、设计能够与它发生相互作用并调节其功能的小分子，称为**直接药物设计**。间接药物设计包括定量构效关系（QSAR）和三维药效基团模型方法；直接药物设计分为分子对接和全新药物设计两种方法。

QSAR 是一种根据分子的结构来直接预测分子活性的间接方法。其基本假设是分子的物理化学性质和活性变化依赖于其结构的变化，而且分子的结构可以用反映分子结构的各种参数来描述（分子结构描述符），通过对分子的实验性质进行统计，构建分子结构与分子活性之间的模型。在通过支持向量机对 131 种皮肤敏感性化合物的分类研究中，支持向量机模型对训练集和测试集的准确率分别是 89.77% 和 72.09%。QSAR 是最主要的先导化合物优化方法。

三维药效基团通常是指那些可以与受体结合位点形成氢键相互作用、静电相互作用、范德华相互作用和疏水相互作用的原子或官能团以及它们之间特定的空间排列方式。三维药效基团模型可用于先导化合物的发现，其主要思路是对一组具有生物活性的化合物进行化学结构分析和比较，找出它们的共同特征，构建药效基团模型。这种方法通常用于分子对接前的初筛，能够减少分子对接的工作量，提高分子对接发现化合物之间存在较高分子活性的准确率。

分子对接方法通过将化合物三维结构数据库中的分子逐一与靶点分子进行"对接"，通过不断优化小分子化合物的位置、方向以及构象，寻找小分子与靶点生物大分子作用的最佳构象，计算其与生物大分子的相互作用能。利用分子对接对化合物数据库中所有的分子排序，即可从中找出可能与靶点分子结合的分子。并行化的分子对接方法又被称为高通量虚拟筛选，可以在几天内完成包含数十万甚至数百万化合物的数据库的筛选。分子对接已成为一种与高通量筛选互为补充的寻找先导化合物的方法。

全新药物设计方法根据靶点生物大分子的活性位点（又称为"结合口袋"）的几何形状和化学特征，设计出与其相匹配的具有新颖结构的药物分子。全新药物设计的方法目前主要有两种。一种方法称为**碎片连接法**，该方法首先根据靶点分子活性部位的特征，在其"结合口袋"空腔中的相应位点上放置若干与靶点分子相匹配的基团或原子，然后用合适的连接片段将其连接成一个完整的分子。另一种方法称为**碎片生长法**，该方法首先从靶点分子的结合空腔的一端开始，逐渐"延伸"药物分子的结构。在"延伸"过程中，每一步都要对其延伸片段（基团或原子）的种类及其方位进行计算比较，选择最优的结果，再向下一步延伸，直至完成。

2.3.2　药物设计中常见的机器学习方法

随着人工智能的不断发展，许多机器学习方法在药物设计中起到了关键性的作用，推动药物设计进入新的发展阶段。

1. 支持向量机

支持向量机（SVM）是 1995 年由 Vapnik 和 Cortes 提出的一种统计学习算法，最初用于二分类问题，现在也用于多分类和回归问题。支持向量机的核心思路是找到一个最优超平面，将二分类的数据尽可能地分开。对于测试集的数据，根据样本和最优超平面的相对位置判断样本的类别。

赵春燕等研究者应用支持向量机算法预测了 126 种常用药物在哺乳期母体的乳汁和血清中的浓度比率。用线性判别分析（LDA）算法和支持向量机算法构建了两个分类模型，这两个模型对测试集（30 种药物）的分类准确率分别是 76.7% 和 90%。

Deeb 分别用支持向量机和偏最小二乘（PLS）方法开发 QSAR 模型，以预测非肽 HIV-1 蛋白酶抑制剂的抑制活性，并对用支持向量机获得的结果与 PLS 的结果加以比较，最终发现支持向量机模型比 PLS 模型要好得多。支持向量机模型训练集和测试集的均方根误差分别为 0.202 7 和 0.275 1，决定系数（R^2）分别为 0.980 0 和 0.935 5。

Shahid 等人应用了基于支持向量机的递归特征消除（SVM-RFE）方法。该方法可以用于预测治疗复杂神经退行性疾病（NDD）的药物的药理学特性，还可用于解决 NDD 药物与其他药物的二元分类问题。Shahid 等人将 SVM-RFE 模型应用于一组药物，成功地将 NDD 药物与非 NDD 药物进行了分类，并用从 314 个描述符中选出的 40 个排名靠前的分子描述符进行了 10 倍交叉验证，模型的总体准确率为 80%。

支持向量机算法常用于药物设计。在上述 3 个例子中，研究者均使用基于支持向量机的机器学习方法来解决药物设计中的相关问题。

2. 决策树和随机森林

决策树（Decision Tree，DT）是一种非参数的机器学习算法，可以根据几个简单变量的输入建立简单的规则，并据此预测目标值，进而解决分类问题。

随机森林（Random Forest，RF）是决策树算法的集成形式，如图 2-5 所示，它是通过训练多棵决策树来预测分类问题的一种算法，其中每棵决策树都会给出相应的预测结果，根据"少数服从多数"的原则确定最后的分类。这样可以合理降低偶然性，同时为了让每棵决策树的输出有一定的差异，往往会在输入的特征中随机选择一定的比例，以避免过拟合问题和提高泛化能力。

Qiumei 等人在包含约 160 000 个样本的特定药物设计问题的亲和力预测中，使用基于决策树的机器学习方法进行亲和力预测。最终，与传统方法相比，这种方法可以提取更多的蛋白质-配体结合信息，并将药物设计的筛选效率提高 200～1000 倍。

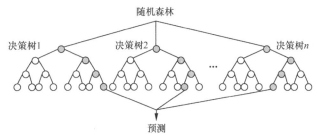

图 2-5　随机森林示意图

Costa 等人构建了一个基于决策树的元分类器，并在数据集上对其进行训练，对于每个病态和可成药基因，网络拓扑特征、组织表达谱和亚细胞定位数据作为学习属性。最终得到以 66% 的精度正确恢复了 65% 的已知病态基因，并以 75% 的精度正确恢复了 78% 的已知可成药基因。

3. k 近邻法

k 近邻法（kNN）最初由 Cover 和 Hart 于 1967 年提出，这种方法的核心思路是：如果一个样本在特征空间中的 k 个最相邻的样本中的大多数属于某一分类，则该样本也属于这一分类，并具有这一分类中样本的特性。在进行分类决策时，样本数据只和少量的相邻样本相关，所以可以很好地解决样本不均衡问题。k 近邻法的不足之处是计算量较大，需要样本和剩余样本的距离，才能求得 k 个近邻点。

4. 朴素贝叶斯分类器

朴素贝叶斯分类器（NBC）是基于独立假设的贝叶斯定理的简单概率分类器，有着坚实的数学基础和稳定的分类效率，是机器学习中应用非常广泛的分类器方法之一。同时，NBC 模型所需估计的参数很少，对缺失数据不太敏感，算法也比较简单。

罗文舒等人通过查询电子处方集系统筛选出应用量最大的 3 种中成药（分别为灯盏生脉胶囊、银杏叶滴丸和力天麻杜仲胶囊），共使用了 203 例受试者数据，构建了常用中成药适宜人群的朴素贝叶斯分类器，并分析了模型对不同人群的预测能力——对 3 种中成药测试集进行预测，模型的总判别正确率为 80.20%。

2.3.3　预测模型的构建

本节将介绍预测模型的构建，具体步骤如下。

1. 数据收集

全面而准确的数据集是构建预测模型的关键。首先根据问题，我们可以通过各种途径搜寻相关数据集（包括各种数据库、相关网站、已发表的文献和图书等），同时需要对缺失、重复、异常值等异常数据进行处理，以提升数据的质量，并按一定的比例随机划分训练集、验证集和测试集。

2．数据描述

收集到的数据通常不能直接用于模型的学习，为此我们需要对数据做进一步处理。在药物设计中，我们往往通过分子描述符（如分子量、原子个数和亲疏水性等）、分子指纹等方式将分子结构、蛋白质序列等数据转化成特征供模型学习。这是基于机器学习设计药物的关键之处。

3．特征选择

在数据收集和数据描述阶段，特征往往是冗余和无关的，要保证模型的预测能力，我们需要在训练模型前将无关和重复的特征去除。这样做的目的有两个：一是减少特征数量、降维，使模型的泛化能力更强，避免过拟合；二是增强对特征和特征值之间的理解。特征选择这一过程不是必需的，可以省略，通常用在特征数量过多或者特征之间重叠太多的数据中。

4．模型构建

在模型构建阶段，我们需要确定要解决的是回归问题还是分类问题，还要根据问题和数据类型及其数量选择合适的算法并设置合理的初始值。对于回归预测任务，应多使用逻辑回归算法；对于分类区分任务，应多使用支持向量机、决策树、随机森林和人工神经网络等算法；而对于生成性任务，则深度学习网络更为适用。

按照上述步骤，我们可以解决药物设计中大多数的问题。但是，目前机器学习在药物领域的应用尚处于早期阶段，在部分领域中存在不成熟和不可解释的情况，需要经过进一步的实验验证，才能充分证明机器学习在药物设计领域的可靠性。因此，我们应重视结果的可解释性和可重复性，否则可能会制约机器学习在该领域的进一步发展。

随着人工智能的不断发展，采用机器学习和深度学习的方法解决药物设计的问题（药物设计和优化）的示例已有很多。采用这种方法虽然可以克服传统药物研发中研发周期长、研发成本高等问题，但是也面临着海量数据挖掘的难题以及不同的药物研发需要采用不同的机器学习模型的问题。

2.4　参考资料

[1] 刘伟. 经典人工智能是一只"瓷制的蛋"？——现象学对人工智能隐喻的批判与反思 [J]. 武汉科技大学学报:社会科学版，2022, 24(1): 5.

[2] 刘常江，黄棕棋，陈晓斌，等. 有监督的人工智能机器学习图片认知分类系统的方法研究[J]. 2019, 20(8).

[3] 刘捷. 计算机视觉与机器学习技术应用于三维人体动画中的效果研究[J]. 美术教育研究，2014, (3).

[4] 骞宇澄，刘昭策. 深度学习的实现与发展——从神经网络到机器学习[J]. 电子技术与软件工程, 2017, (11): 2.

[5] 杨澜. "谷歌大脑"之父吴恩达：让机器认出猫[J]. 法律与生活, 2018, (10): 2.

[6] 杨旭然. 阿尔法狗背后的天才[J]. 英才，2017, (3): 2.

[7] WALTZMAN R, ABLON L, CURRIDEN C, et al. Maintaining the Competitive Advantage in Artificial Intelligence and Machine Learning[M]. Santa Monica, CA: RAND Corporation, 2020.

[8] 周玥，张心苑，毛雪石. 机器学习在创新药物研发中的应用进展[J]. 医学信息学杂志，2020, v.41;No.309(08): 29-32+51.

[9] WEINSTEIN J, KOHN K, GREVER M, et al. Neural computing in cancer drug development: Predicting mechanism of action [J]. Science, 1992, 258(5081): 447-451.

[10] SCHNEIDER G, WREDE P. The rational design of amino acid sequences by artificial neural networks and simulated molecular evolution: de novo design of an idealized leader peptidase cleavage site [J]. Biophysical Journal, 1994, 66(Part 1): 335-344.

[11] 罗小民，蒋华良，沈建华，等. 药物分子设计研究进展[J]. 中国科学院院刊，2003, 18(4): 5.

[12] 雷蓓蕾. 定量结构活性关系及分子模拟方法在药物设计中的应用研究[J]. 兰州大学，2011.

[13] CORTES C, VAPNIK V. Support-Vector Networks [J]. Machine Learning, 1995, 20(3): 273-297.

[14] 赵春燕. QSAR 研究在生命分析化学和环境化学中的应用[D]. 兰州大学，2006.

[15] DEEB O, GOODARZI M . Exploring QSARs for inhibitory activity of non-peptide HIV-1 protease inhibitors by GA-PLS and GA-SVM [J]. Chemical Biology & Drug Design, 2010, 75(5): 506-514.

[16] SHAHID M, SHAHZAD CHEEMA M, KLENNER A, et al. SVM Based Descriptor Selection and Classification of Neurodegenerative Disease Drugs for Pharmacological Modeling [J]. Molecular Informatics, 2013, 32(3): 241-249.

[17] PU Q, LI Y, ZHANG H, et al. Screen efficiency comparisons of decision tree and neural network algorithms in machine learning assisted drug design [J]. Science China(Chemistry), 2019, 62(4): 506-514.

[18] COSTA P R, ACENCIO M L, LEMKE N. A machine learning approach for genome-wide prediction of morbid and druggable human genes based on systems-level data [J]. BMC Genomics, 2010, 12.

[19] COVER T M, HART P E. Nearest neighbor pattern classification [J]. IEEE Trans. inf. theory, 1953, 13(1): 21-27.

[20] 罗文舒，胡湘，杨卓欣，等. 基于 MATLAB 中风病常用中成药适宜人群的朴素贝叶斯分类器构建[J]. 山西中医，2018, 34(7): 3.

第 3 章　支持向量机

支持向量机能根据有限的样本信息在模型的复杂性和学习能力之间寻求最佳折中，进而让模型获得最好的泛化能力。支持向量机在解决小样本、非线性及高维模式识别中表现出许多特有的优势，并广泛应用于函数拟合等其他机器学习问题中。

3.1　支持向量机简介

支持向量机是 Cortes 等人于 1995 年提出的，因在文本分类任务中显示出卓越性能，很快成为机器学习的主流技术，并引发了 2000 年前后的"统计学习"（statistical learning）的高潮。实际上，支持向量机的概念早在 20 世纪 60 年代就已出现，而统计学习理论在 20 世纪 70 年代就已成型。

支持向量机建立在结构风险最小化原则的基础之上，其核心思想之一是引入核函数技术，巧妙地解决在高维特征空间中计算的"维数灾难"等问题。因为核函数决定了支持向量机的非线性处理能力，所以核函数及其参数的选择在支持向量机中占据着相当重要的地位，也是支持向量机的研究热点方向之一。然而，不同的核函数所呈现的特性各异，选择不同的核函数会导致支持向量机的推广性能有所不同。对核函数的研究可以追溯到更早的时候，Mercer 定理可追溯到 1909 年，而再生核希尔伯特空间（Reproducing Kernel Hilbert Space, RKHS）在 20 世纪 40 年代就已经得到研究，但在统计学习兴起后，核函数技术才真正成为机器学习的通用基本技术。

支持向量机是建立在统计学习理论和 VC（Vapnik-Chervonenkis）维理论基础上的一种新型机器学习方法，可以根据有限的样本信息在模型的复杂性和学习能力之间寻求最佳折中，以期获得最好的推广能力。支持向量机可以确保找到的极值解是全局最优解而非局部最小值，这也就决定了它对未知样本有较好的泛化能力，故能良好地应用到模式识别中的手写数字识别、文本分类、图像分类与识别等众多领域。

支持向量机是以分析统计理论为基础，并在此基础上形成的一种模式分类方法，同时也是结构风险最小化（Structural Risk Minimization，SRM）准则的具体实现方式。研究支持向量机最重要的工作就是对支持向量机的本质特征进行分析，它最初是由线性分析问题中的最优分类问题发展而来的，在解决完模式识别的问题之后，被推广到了函数回归以及密度估计的领域。支持向量机算法除了可以应用于模式识别领域，还可以应用于自然语言处理领域。按照不同的模型，支持向量机可分为线性支持向量机、非线性支持向量机。

3.2　间隔与支持向量

给定训练样本集 $D = \{(x_1, y_1), (x_2, y_2), \cdots, (x_m, y_m)\}, y_i \in \{-1, +1\}$，分类学习最基本的想法就是基于训练集 D 在样本空间中找到一个划分超平面，划分超平面是指将训练集分隔开来的直线，它将不同类别的样本分开，但能将训练样本分开的划分超平面可能有很多，如图 3-1 所示。

从图 3-1 可以看出，位于两类训练样本"正中间"的划分超平面（图 3-1 中黑色加粗的直线）就是我们要找的划分超平面，因为该划分超平面对训练样本局部扰动的"容忍"性最好。例如，由于训练集的局限性或噪声因素，训练集外的样本可能比图 3-1 中的训练样本更接近

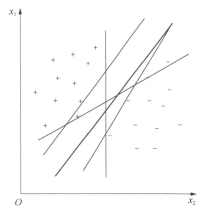

图 3-1　存在多个划分超平面将两类训练样本分开

两个类的分隔界，这将使许多划分超平面出现错误，而黑色加粗的超平面受影响最小。换言之，这个划分超平面所产生的分类结果的鲁棒性最好，对未见示例的泛化能力也最强。

对于一个数据点，离超平面越远，其最后的预测结果越可信，因此需要寻找到一些离超平面最近的点，确保它们离超平面的距离尽可能远，这些点到划分超平面的距离称为**间隔**。离划分超平面最近的那些点称为**支持向量**，因此寻找划分超平面的问题便转化为寻找最大间隔的问题。

在样本空间中，划分超平面可通过式（3-1）的线性方程来描述，即

$$\boldsymbol{\omega}^{\mathrm{T}} x + b = 0 \tag{3-1}$$

其中，$\boldsymbol{\omega}^{\mathrm{T}} = (\omega_1, \omega_2, \cdots, \omega_d)$ 为法向量，决定了超平面的方向；b 为位移项，决定了超平面与原点之间的距离。若将超平面记为 $(\boldsymbol{\omega}, b)$，那么样本空间中任意点 x 到超平面 $(\boldsymbol{\omega}, b)$ 的距离可写为

$$d = \frac{\left| \boldsymbol{\omega}^{\mathrm{T}} x + b \right|}{\|\boldsymbol{\omega}\|} \tag{3-2}$$

假设超平面 $(\boldsymbol{\omega}, b)$ 能将训练样本正确分类，那么对于 $(x_i, y_i) \in D$，若 $y_i = +1$，则有 $\boldsymbol{\omega}^{\mathrm{T}} x_i + b \geqslant 0$；若 $y_i = -1$，则有 $\boldsymbol{\omega}^{\mathrm{T}} x_i + b < 0$。

$$\begin{cases} \boldsymbol{\omega}^{\mathrm{T}} x_i + b \geqslant +1, \ y_i = +1 \\ \boldsymbol{\omega}^{\mathrm{T}} x_i + b \leqslant -1, \ y_i = -1 \end{cases} \tag{3-3}$$

如图 3-2 所示，每个样本点对应一个特征向量，距离超平面最近的这几个训练样本点（支持向量）使式（3-3）的等号成立，两个异类支持向量到超平面的距离之和为

$$\gamma = \frac{2}{\|\boldsymbol{\omega}\|} \tag{3-4}$$

它被称为"间隔"（margin）。

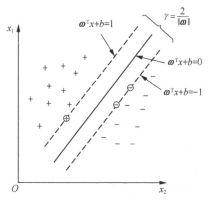

图 3-2　支持向量与间隔

寻找具有"最大间隔"（maximum margin）的划分超平面，就是要找到能满足式（3-3）中约束的参数 $\boldsymbol{\omega}$ 和 b，使得式（3-4）所示的 γ 最大。

$$\max_{\boldsymbol{\omega}, b} \frac{2}{\|\boldsymbol{\omega}\|} \tag{3-5}$$
$$\text{s.t.} \ y_i(\boldsymbol{\omega}^{\mathrm{T}} x_i + b) \geqslant 1, \ i = 1, 2, \cdots, m$$

显然，为了最大化间隔，仅需最大化 $\|\boldsymbol{\omega}\|^{-1}$，这等价于最小化 $\|\boldsymbol{\omega}\|^2$。于是，式（3-5）可以重写为式（3-6），即

$$\min_{\boldsymbol{\omega}, b} \frac{1}{2} \|\boldsymbol{\omega}\|^2 \tag{3-6}$$
$$\text{s.t.} \ y_i(\boldsymbol{\omega}^{\mathrm{T}} x_i + b) \geqslant 1, \ i = 1, 2, \cdots, m$$

这就是支持向量机的基本型。

3.3　核函数

核函数（kernel function）决定了支持向量机与核方法的最终性能，但遗憾的是，核函数

的选择是一个未解决的问题。多核学习（multiple kernel learning）使用多个核函数并通过学习获得其最优凸组合作为最终的核函数，这实际上是借助了集成学习方法。

在之前的讨论中，我们假设训练样本是线性可分的，即存在一个划分超平面能够将训练样本正确分类。然而在现实情况中，原始样本空间内也许并不存在一个能正确划分两类样本的超平面。

对这样的问题，可将样本从原始空间映射到一个更高维的特征空间，使得样本在这个特征空间内线性可分。例如在图 3-3 中，将原本的二维空间映射到三维空间，就能找到一个合适的划分超平面。如果原始空间是有限维，即属性有限，那么一定存在一个高维特征空间使得样本可分。

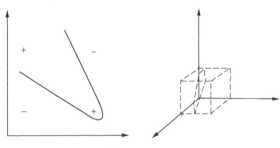

图 3-3　非线性映射

令 $\phi(x)$ 表示将 x 映射后的特征向量，那么在特征空间中划分超平面所对应的模型可表示为

$$f(x) = \boldsymbol{\omega}^{\mathrm{T}} \phi(x) + b \tag{3-7}$$

其中，$\boldsymbol{\omega}$ 和 b 是模型参数，与式（3-6）类似，有

$$\min_{\boldsymbol{\omega}, b} \frac{1}{2} \|\boldsymbol{\omega}\|^2 \tag{3-8}$$
$$\text{s. t. } y_i(\boldsymbol{\omega}^{\mathrm{T}} \phi(x_i) + b) \geqslant 1, \quad i = 1, 2, \cdots, m$$

对式（3-8）使用拉格朗日乘子法可得到其"对偶问题"（dual problem）。具体来说，就是对式（3-8）的每条约束添加拉格朗日乘子 $\alpha_i \geqslant 0$，则该问题的拉格朗日函数可写为

$$L(\boldsymbol{\omega}, b, \alpha) = \frac{1}{2} \|\boldsymbol{\omega}\|^2 + \sum_i^m \alpha_i(1 - y_i(\boldsymbol{\omega}^{\mathrm{T}} \phi(x_i) + b)) \tag{3-9}$$

其中，$\alpha = (\alpha_1, \alpha_2, \cdots, \alpha_m)$，令 $L(\boldsymbol{\omega}, b, \alpha)$ 对 $\boldsymbol{\omega}$ 和 b 的偏导为零，可得

$$\boldsymbol{\omega} = \sum_{i=1}^m \alpha_i y_i \phi(x_i) \tag{3-10}$$

$$0 = \sum_{i=1}^m \alpha_i y_i \tag{3-11}$$

将式（3-10）代入式（3-9），即可将其中的和消去，再考虑式（3-11）的约束，就得到式（3-6）的对偶问题，即

$$\max_{\alpha} \sum_{i=1}^{m} \alpha_i - \frac{1}{2} \sum_{i=1}^{m} \sum_{j=1}^{m} \alpha_i \alpha_j y_i y_j \phi(x_i^{\mathrm{T}}) \phi(x_j)$$

$$\text{s.t.} \sum_{i=1}^{m} \alpha_i y_i = 0 \tag{3-12}$$

$$\alpha_i \geqslant 0, \quad i = 1, 2, \cdots, m$$

此时求解式（3-12）涉及计算 $\phi(x_i^{\mathrm{T}})\phi(x_j)$，这是样本 x_i 和 x_j 映射到特征空间之后的内积。因为特征空间维数可能很高甚至可能是无穷维的，所以直接计算 $\phi(x_i^{\mathrm{T}})\phi(x_j)$ 是十分困难的。为了避开这个障碍，我们可以假设式（3-13）这样一个函数，即

$$\kappa(x_i, x_j) = \left\langle \phi(x_i), \phi(x_j) \right\rangle = \phi(x_i)^{\mathrm{T}} \phi(x_j) \tag{3-13}$$

x_i 与 x_j 在特征空间的内积等于它们在原始样本空间中通过函数 κ 计算的结果。此时，我们就不必直接去计算高维甚至无穷维特征空间中的内积，于是式（3-12）可重写为

$$\max_{\alpha} \sum_{i=1}^{m} \alpha_i - \frac{1}{2} \sum_{i=1}^{m} \sum_{j=1}^{m} \alpha_i \alpha_j y_i y_j \kappa(x_i, x_j)$$

$$\text{s.t.} \sum_{i=1}^{m} \alpha_i y_i = 0 \tag{3-14}$$

$$\alpha_i \geqslant 0, \quad i = 1, 2, \cdots, m$$

求解后，可以得到式（3-15），即

$$\begin{aligned}
f(x) &= \omega^{\mathrm{T}} \phi(x) + b \\
&= \sum_{i=1}^{m} \alpha_i y_i \phi(x_i)^{\mathrm{T}} \phi(x) + b \\
&= \sum_{i=1}^{m} \alpha_i y_i \kappa(x, x_i) + b
\end{aligned} \tag{3-15}$$

这里的函数 κ 就是"核函数"，式（3-15）显示出的模型最优解可通过训练样本的核函数展开，这一展开也可以叫作"支持向量展开式"（support vector expansion）。

显然，若已知合适映射 $\phi(\cdot)$ 的具体形式，则可以写出核函数 κ，但在现实任务中我们通常不知道 $\phi(\cdot)$ 是什么形式，也不知道什么样的函数能作为核函数，因此有以下定理。

定理 3.1（核函数） 令 X 为输入空间，κ 是定义在 $X \times X$ 上的对称函数，则 κ 是核函数当且仅当对于任意数据集 $D = \{x_1, x_2, \cdots, x_m\}$，"核矩阵"（kernel matrix）$\boldsymbol{\kappa}$ 总是半正定的，如式（3-16）所示。

$$\boldsymbol{\kappa} = \begin{bmatrix}
\kappa(x_1, x_1) & \cdots & \kappa(x_1, x_j) & \cdots & \kappa(x_1, x_m) \\
\vdots & \ddots & \vdots & \ddots & \vdots \\
\kappa(x_i, x_1) & \cdots & \kappa(x_i, x_j) & \cdots & \kappa(x_i, x_m) \\
\vdots & \ddots & \vdots & \ddots & \vdots \\
\kappa(x_m, x_1) & \cdots & \kappa(x_m, x_j) & \cdots & \kappa(x_m, x_m)
\end{bmatrix} \tag{3-16}$$

定理 3.1 表明，我们只要一个对称函数所对应的核矩阵半正定，它就作为核函数使用。事实上，对于一个半正定核矩阵，我们总能找到一个与之对应的映射 ϕ。换言之，任意一个核函数都隐式地定义了一个名为"再生核希尔伯特空间"的特征空间。

通过前面的讨论，我们希望样本在特征空间内线性可分，因为特征空间的好坏对支持向量机的性能至关重要。然而，我们并不知道特征映射的形式，因此就不知道什么样的核函数是合适的，而核函数也仅是隐式地定义了这个特征空间。正因如此，"核函数选择"被视作支持向量机的最大变数。若核函数选择得不合适，则意味着将样本映射到了一个不合适的特征空间，这很可能会导致模型性能不佳。

表 3-1 列出了 4 种常用的核函数。线性核是最简单的内核函数，使用线性核的内核算法通常等于它们的非内核对应物。对于文本数据的处理，通常采用线性核，情况不明时可先尝试高斯核。在多项式核函数中，$d=1$ 时退化为线性核。多项式核函数适用于所有训练数据都归一化的问题。高斯核也称为 RBF 核，是径向基函数核的一个例子，可调参数 sigma 在内核的性能中起着主要作用。如果估计过高，则指数几乎呈线性，高维投影将开始失去其非线性功率；如果估计过低，该函数将缺乏正则化，并且决策边界将对训练数据中的噪声高度敏感。拉普拉斯核函数可以构建非线性的决策边界，可以输入样本点映射到一个高维特征空间，使得原本线性不可分的问题在高维空间中变得线性可分。

表 3-1 常用的核函数

名称	表达式与参数
线性核（linear kernel）	$\kappa(x_i, x_j) = x_i^\mathsf{T} x_j$
多项式核（polynomial kernel）	$\kappa(x_i, x_j) = (x_i^\mathsf{T} x_j)^d$，其中，$d \geq 1$，为多项式的次数
高斯核（Gaussian kernel）	$\kappa(x_i, x_j) = \exp\left(-\dfrac{\|x_i - x_j\|^2}{2\sigma^2}\right)$，其中，$\sigma > 0$ 为高斯核的带宽
拉普拉斯核（Laplacian kernel）	$\kappa(x_i, x_j) = \exp\left(-\dfrac{\|x_i - x_j\|}{\sigma}\right)$，其中，$\sigma > 0$

3.4 软间隔与正则化

在前面的讨论中，我们已知假定训练样本在样本空间或者特征空间中是线性可分的，即存在一个超平面能将不同类的样本完全划分开。然而，在现实任务中往往很难确定合适的核函数使得训练样本在特征空间中线性可分。退一步说，即便恰好找到了某个核函数使训练样本在特征空间中线性可分，也很难断定这个貌似线性可分的结果是不是由过拟合造成的。

缓解该问题的方法之一是允许支持向量机在一些样本上出错，为此我们引入"软间隔"

（soft margin）的概念，如图 3-4 所示。

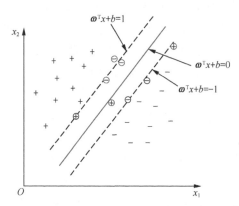

图 3-4 软间隔示意图，圈出的是一些不满足约束的样本

具体来说，前文介绍的支持向量机形式是要求所有样本均满足式（3-3）的约束，即必须正确划分所有样本，这称为"硬间隔"（hard margin），软间隔则是允许某些样本不满足式（3-17）的约束，即

$$y_i(\boldsymbol{\omega}^{\mathrm{T}} x_i + b) \geqslant 1 \tag{3-17}$$

当然，在最大化间隔的同时，不满足约束的样本应尽可能少。于是，优化目标可以写为

$$\min_{\boldsymbol{\omega},b} \frac{1}{2}\|\boldsymbol{\omega}\|^2 + C\sum_{i=1}^{m} \ell_{0/1}(y_i(\boldsymbol{\omega}^{\mathrm{T}} x_i + b) - 1) \tag{3-18}$$

其中，C 是一个大于 0 的常数，$\ell_{0/1}$ 是 "0/1 损失函数"。

$$\ell_{0/1}(z) = \begin{cases} 1, & \text{如果 } z < 0 \\ 0, & \text{其他} \end{cases} \tag{3-19}$$

显然，当 C 为无穷大时，式（3-18）迫使所有样本均满足式（3-17）的约束，于是式（3-18）等价于式（3-6）；当 C 取有限值时，式（3-18）允许一些样本不满足约束。

然而，$\ell_{0/1}$ 非凸、非连续，数学性质不太好，使得式（3-18）不易直接求解。为此，研究者通常用其他一些函数来代替 $\ell_{0/1}$，并将这些函数称为**替代损失**（surrogate loss）**函数**。替代损失函数一般具有较好的数学性质，如它们通常是凸的连续函数且是 $\ell_{0/1}$ 的上界。常用的替代损失函数有下面 3 种，即 hinge 损失函数、指数损失函数和对率损失函数，如式（3-20）所示。

$$\begin{aligned} \ell_{\text{hinge}}(z) &= \max(0, 1-z) \\ \ell_{\exp}(z) &= \exp(-z) \\ \ell_{\log}(z) &= \log(1 + \exp(-z)) \end{aligned} \tag{3-20}$$

若采用 hinge 损失，则式（3-18）变成式（3-21）

$$\min_{\boldsymbol{\omega},b} \frac{1}{2}\|\boldsymbol{\omega}\|^2 + C\sum_{i=1}^{m}\max(0, 1-y_i(\boldsymbol{\omega}^{\mathrm{T}}x_i+b)) \tag{3-21}$$

引入"松弛变量"（slack variable）$\xi_i \geqslant 0$，可将式（3-21）改写为式（3-22）

$$\min_{\boldsymbol{\omega},b,\xi_i} \frac{1}{2}\|\boldsymbol{\omega}\|^2 + C\sum_{i=1}^{m}\xi_i \tag{3-22}$$

这就是常用的"软间隔支持向量机"。

显然，式(3-22)中每个样本都有一个对应的松弛变量,用以表征该样本不满足约束(3-17)的程度。但是，与式（3-6）相似，这仍是一个二次规划（Quadratic Programming, QP）问题。于是，和式（3-9）类似，通过拉格朗日乘子法可以得到式（3-22）的拉格朗日函数，即

$$\begin{aligned} L(\boldsymbol{\omega},b,\alpha,\xi,\mu) = &\frac{1}{2}\|\boldsymbol{\omega}\|^2 + C\sum_{i=1}^{m}\xi_i \\ &+ \sum_{i=1}^{m}\alpha_i(1-\xi_i-y_i(\boldsymbol{\omega}^{\mathrm{T}}x_i+b)) - \sum_{i=1}^{m}\mu_i\xi_i \end{aligned} \tag{3-23}$$

其中，$\alpha_i \geqslant 0$，$\mu_i \geqslant 0$ 是拉格朗日乘子。

令 $L(\boldsymbol{\omega},b,\alpha,\xi,\mu)$ 对 $\boldsymbol{\omega},b,\xi_i$ 的偏导为 0，则可得

$$\boldsymbol{\omega} = \sum_{i=1}^{m}\alpha_i y_i x_i \tag{3-24}$$

$$0 = \sum_{i=1}^{m}\alpha_i y_i \tag{3-25}$$

$$C = \alpha_i + \mu_i \tag{3-26}$$

将式（3-24）～式（3-26）代入式（3-23），即可得到式（3-22）的对偶问题：

$$\begin{aligned} \max_{\alpha} \quad &\sum_{i=1}^{m}\alpha_i - \frac{1}{2}\sum_{i=1}^{m}\sum_{i=1}^{m}\alpha_i\alpha_j y_i y_j x_i^{\mathrm{T}}x_j \\ \text{s.t.} \quad &\sum_{i=1}^{m}\alpha_i y_i = 0 \\ &0 \leqslant \alpha_i \leqslant C, \ i=1,2,\cdots,m \end{aligned} \tag{3-27}$$

对比式（3-27）与硬间隔下的对偶问题（式（3-12））可以看出，两者唯一的差别就在于对偶变量的约束不同：前者是 $0 \leqslant \alpha_i \leqslant C$，后者是 $0 \leqslant \alpha_i$。于是，可采用相同的算法求解式（3-27），在引入核函数后能得到与式（3-15）同样的支持向量展开式。

对于软间隔支持向量机，KKT（Karush-Kuhn-Tucker）条件要求满足式（3-28）所示的约束：

$$
\begin{cases}
\alpha_i \geqslant 0, \quad \mu_i \geqslant 0 \\
y_i f(x_i) - 1 + \xi_i \geqslant 0 \\
\alpha_i (y_i f(x_i) - 1 + \xi_i) = 0 \\
\xi_i \geqslant 0, \quad \mu_i \xi_i = 0
\end{cases}
\tag{3-28}
$$

于是，对任意训练样本 (x_i, y_i)，总有 $\alpha_i = 0$ 或 $y_i f(x_i) = 1 - \xi_i$。若 $\alpha_i = 0$，则该样本不会对 $f(x)$ 有任何影响；若 $\alpha_i > 0$，则必有 $y_i f(x_i) = 1 - \xi_i$，即该样本是支持向量。由式（3-26）可知，若 $\alpha_i < C$，则 $\mu_i > 0$，进而有 $\xi_i = 0$，即该样本恰在最大间隔边界上；若 $\alpha_i = C$，则有 $\mu_i = 0$，此时若 $\xi_i \leqslant 1$ 则该样本落在最大间隔内部；若 $\xi_i > 1$，则该样本被错误分类。由此看出，软间隔支持向量机的最终模型仅与支持向量有关，即通过采用 hinge 损失函数仍保持了稀疏性。

那么，我们能否对式（3-18）使用其他的替代损失函数呢？可以发现，如果使用对率损失函数 $\ell_{\log}$ 来替代式（3-18）中的 0/1 损失函数，则几乎就得到了对率回归模型。实际上，支持向量机与对率回归的优化目标相近，通常情况下，它们的性能也相当。对率回归的优势主要在于其输出具有自然的概率意义，即在给出预测标记的同时也给出了概率，而支持向量机的输出不具有概率意义，欲得到概率输出需进行特殊处理（Platt，2000）。对率回归模型直接用于多分类任务，支持向量机为此则需进行推广（Hsu and Lin，2002）。另外，hinge 损失有一块"平坦"的零区域，这使得支持向量机的解具有稀疏性，而对率损失是光滑的单调递减函数，不能导出类似支持向量的概率，因此对率回归的解依赖于更多的训练样本，其预测开销更大。

我们还可以把式（3-18）中的 0/1 损失函数换成其他替代损失函数，以得到其他学习模型。这些模型的性质与所用的替代函数直接有关，但它们有一个共性：优化目标中的一项用来描述划分超平面的"间隔"大小，另一项 $\sum_{i=1}^{m} \ell(f(x_i), y_i)$ 用来表述训练集上的误差，可写为更一般的形式，如式（3-29）所示：

$$
\min_f \Omega(f) + C \sum_{i=1}^{m} \ell(f(x_i), y_i)
\tag{3-29}
$$

其中，$\Omega(f)$ 称为"结构风险"（structural risk），用于描述模型 f 的某些性质；第二项 $\sum_{i=1}^{m} \ell(f(x_i), y_i)$ 称为"经验风险"（empirical risk），用于描述模型与训练数据的契合程度；C 用于对二者进行折中。从经验风险最小化的角度来看，$\Omega(f)$ 表述了我们希望获得具有核中性质的模型（例如希望获得复杂度较小的模型），这为引入领域知识和用户意图提供了途径。另外，该信息有助于削减假设空间，从而可以降低最小化训练误差的过拟合风险。从这个角度来说，式（3-29）称为"正则化"问题，$\Omega(f)$ 称为正则化项，C 则称为正则化常数。Lp 范数（norm）是常用的正则化项，其中 L2 范数 $\|\boldsymbol{\omega}\|_2$ 倾向于 $\boldsymbol{\omega}$ 的分量取值尽量均衡，即非零分量个数尽量多，而 L0 范数 $\|\boldsymbol{\omega}\|_0$ 和 L1 范数 $\|\boldsymbol{\omega}\|_1$ 则倾向于 $\boldsymbol{\omega}$ 的分量尽量稀疏，即非零分量个数尽量少。

3.5 支持向量回归

现在让我们考虑回归问题。给定训练样本 $D = \{(x_1, y_1), (x_2, y_2), \cdots, (x_m, y_m)\}, y_i \in R$，我们希望学得一个回归模型，使得 $f(x)$ 与 y 尽可能接近，ω 和 b 是待确定的模型参数。

对于样本 (x, y)，传统回归模型通常直接基于模型输出 $f(x)$ 与真实输出 y 之间的差别来计算损失，当且仅当 $f(x)$ 与 y 完全相同时，损失才为零。与此不同，支持向量回归（Support Vector Regression，SVR）假设我们能容忍 $f(x)$ 与 y 之间最多有 ς 的偏差，即仅当 $f(x)$ 与 y 之间的差别绝对值大于 ς 时才计算损失。如图 3-5 所示，这相当于以 $f(x)$ 为中心，构建了一个宽度为 2ς 的间隔带，若训练样本落入此间隔带，则认为是被预测正确的。

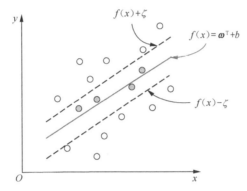

图 3-5　支持向量回归示意图。虚线部分为 ς -间隔带，落入其中的样本不计算损失

于是，SVR 问题可形式化为式（3-30），即

$$\min_{\omega, b} \frac{1}{2}\|\omega\|^2 + C\sum_{i=1}^{m} \ell_\varsigma(f(x_i) - y_i) \tag{3-30}$$

其中，C 为正则化常数，ℓ_ς 是 ς -不敏感损失（ς -insensitive loss）函数，如式（3-31）所示：

$$\ell_\varsigma(z) = \begin{cases} 0, \text{如果} \quad |z| \leqslant \varsigma \\ |z| - \varsigma, \quad \text{其他} \end{cases} \tag{3-31}$$

引入松弛变量 ξ_i 和 $\hat{\xi}_i$，可将式（3-30）重写为式（3-32），即

$$\begin{aligned} &\min_{\omega, b, \xi_i, \hat{\xi}_i} \frac{1}{2}\|\omega\|^2 + C\sum_{i=1}^{m}\left(\xi_i + \hat{\xi}_i\right) \\ &\text{s.t.} \ \ f(x_i) - y_i \leqslant \varsigma + \xi_i \\ &\quad\quad y_i - f(x_i) \leqslant \varsigma + \hat{\xi}_i \\ &\quad\quad \xi_i \geqslant 0, \ \hat{\xi}_i \geqslant 0, \ i = 1, 2, \cdots, m \end{aligned} \tag{3-32}$$

与式（3-23）类似，通过引入拉格朗日乘子，由拉格朗日乘子法可得到式（3-33）的拉格朗日函数，即

$$L\left(\boldsymbol{\omega},b,\alpha,\hat{\alpha},\xi,\hat{\xi},\mu,\hat{\mu}\right)$$

$$=\frac{1}{2}\|\boldsymbol{\omega}\|^2+C\sum_{i=1}^{m}\left(\xi_i+\hat{\xi}_i\right)-\sum_{i=1}^{m}\mu_i\xi_i-\sum_{i=1}^{m}\hat{\mu}_i\hat{\xi}_i \qquad (3\text{-}33)$$

$$+\sum_{i=1}^{m}\alpha_i(f(x_i)-y_i-\varsigma-\xi_i)+\sum_{i=1}^{m}\hat{\alpha}_i\left(y_i-f(x_i)-\varsigma-\hat{\xi}_i\right)$$

将对偶公式代入，再令 $L\left(\boldsymbol{\omega},b,\alpha,\hat{\alpha},\xi,\hat{\xi},\mu,\hat{\mu}\right)$ 对 ω,b,ξ_i 和 $\hat{\xi}_i$ 的偏导为零，可得式（3-34），即

$$\boldsymbol{\omega}=\sum_{i=1}^{m}\left(\hat{\alpha}_i-\alpha_i\right)x_i$$

$$0=\sum_{i=1}^{m}\left(\hat{\alpha}_i-\alpha_i\right) \qquad (3\text{-}34)$$

$$C=\alpha_i+\mu_i$$

$$C=\hat{\alpha}_i+\hat{\mu}_i$$

将式（3-34）代入式（3-33），即可得到 SVR 的对偶问题，如式（3-35）所示：

$$\max_{\alpha,\hat{\alpha}}\sum_{i=1}^{m}y_i(\hat{\alpha}_i-\alpha_i)-\varsigma(\hat{\alpha}_i+\alpha_i)$$

$$-\frac{1}{2}\sum_{i=1}^{m}\sum_{j=1}^{m}(\hat{\alpha}_i-\alpha_i)(\hat{\alpha}_j-\alpha_j)x_i^{\mathrm{T}}x_j \qquad (3\text{-}35)$$

$$\text{s. t. }\sum_{i=1}^{m}(\hat{\alpha}_i-\alpha_i)=0$$

$$0\leqslant\alpha_i,\hat{\alpha}_i\leqslant C$$

上述过程满足 KKT 条件，即要求满足式（3-36）的约束：

$$\begin{cases} \alpha_i(f(x_i)-y_i-\varsigma-\xi_i)=0 \\ \hat{\alpha}_i(y_i-f(x_i)-\varsigma-\hat{\xi}_i)=0 \\ \alpha_i\hat{\alpha}_i=0,\ \xi_i\hat{\xi}_i=0 \\ (C-\alpha_i)\xi_i=0,\ (C-\hat{\alpha}_i)\hat{\xi}_i=0 \end{cases} \qquad (3\text{-}36)$$

可以看出，当且仅当 $f(x_i)-y_i-\varsigma-\xi_i=0$ 时，α_i 能取非零值；当且仅当 $y_i-f(x_i)-\varsigma-\hat{\xi}_i=0$ 时，$\hat{\alpha}_i$ 能取非零值。换言之，仅当样本 (x_i,y_i) 不落入 ς -间隔带中时，相应的 α_i 和 $\hat{\alpha}_i$ 才能取非零值。此外，约束 $f(x_i)-y_i-\varsigma-\xi_i=0$ 和 $y_i-f(x_i)-\varsigma-\hat{\xi}_i=0$ 不能同时成立，因此 α_i 和 $\hat{\alpha}_i$ 中至少有一个为 0。

将式（3-34）中的第一个式子代入对偶公式，则 SVR 的解如式（3-37）所示：

$$f(x) = \sum_{i=1}^{m}(\hat{\alpha}_i - \alpha_i)x_i^{\mathrm{T}}x + b \tag{3-37}$$

能使式（3-37）中的 $(\hat{\alpha}_i - \alpha_i) \neq 0$ 的样本即为 SVR 的支持向量，它们必落在 ς-间隔带之外。显然，SVR 的支持向量仅是训练样本的一部分，即其解仍具有稀疏性。

由式（3-36）所示的 KKT 条件可以看出，对每个样本 (x_i, y_i) 都有 $(C - \alpha_i)\xi_i = 0$ 且 $\alpha_i(f(x_i) - y_i - \varsigma - \xi_i) = 0$。于是，在得到 α_i 后，若 $0 < \alpha_i < C$，则必有 $\xi_i = 0$，进而有

$$b = y_i + \varsigma - \sum_{i=1}^{m}(\hat{\alpha}_i - \alpha_i)x_i^{\mathrm{T}}x \tag{3-38}$$

因此，在求解式（3-35）得到 α_i 后，理论上来说，可任意选取满足 $0 < \alpha_i < C$ 的样本通过式（3-38）求得 b。实践中常采用一种鲁棒性更好的方法：选取多个（或所有）满足条件 $0 < \alpha_i < C$ 的样本求解 b 后取平均值。

若考虑式（3-7）所示的特征映射形式，则式（3-34）中的第一个式子将如式（3-39）所示，即

$$\boldsymbol{\omega} = \sum_{i=1}^{m}(\hat{\alpha}_i - \alpha_i)\phi(x_i) \tag{3-39}$$

将式（3-39）代入式（3-7），则 SVR 可表示为式（3-40），即

$$f(x) = \sum_{i=1}^{m}(\hat{\alpha}_i - \alpha_i)\kappa(x, x_i) + b \tag{3-40}$$

其中，$\kappa(x_i, x_j) = \phi(x_i)^{\mathrm{T}}\phi(x_j)$ 为核函数。

3.6　支持向量机算法

本节将介绍支持向量机算法，涵盖选块算法、分解算法、模糊支持向量机算法和序贯最小优化算法。

3.6.1　选块算法

选块算法最早是由 Boser 等人提出的。其主要思路是：去掉核矩阵中拉格朗日乘子为零的样本对应的行和列，得到与之前经矩阵计算相同的结果，这就使得大型复杂的二次规划问题转换为一系列小的子问题。选块算法的关键点是预测样本集中哪些样本的拉格朗日乘子是零，为零的丢弃，那些非零（支持向量）的则保留下来。然而，实际的支持向量是未知的，于是引入了 KKT 条件进行逐步迭代，最终得到全局最优解。选块算法将矩阵规模由训练样本数目的平方减少到非零拉格朗日乘子的样本数的平方，很大程度上降低了训练过程对存储容量的要求，因此能够大大提高训练速度。不过，这也只是在一定程度上解决了大

数据集的二次规划问题，选块算法的最终目的是找出所有支持向量，因而需要存储相应的核函数矩阵。所以，选块算法在本质上还是会受支持向量数的影响，并未从根本上解决内存不足问题。

3.6.2　分解算法

分解算法最早是由 Osuna 等人提出的，其主要思路也是把大型的 QP 问题分解成一系列小的子问题，但是它与选块算法又是不同的，即它是活动集（active set）方法的一个变形。它的算法过程是：在每次迭代中，把拉格朗日乘子 α_i 分为工作集和非工作集，非工作集在本次迭代中保持不变；工作集为自由变量，在本次迭代中对这些自由变量进行优化，这个过程持续进行，直到满足停止条件为止。这个算法的关键在于选择最优工作集来提高算法的收敛性和收敛速度，但在实际的过程中工作集的选取是随机的，所以其收敛速度会受到限制。

对于上述算法中的不足，Joachims 对 Osuna 的方法进行了一系列的改进，提出了选择工作集的一些策略与技术，并实现了这一算法，最终开发出了软件 SVM^{light}。在选择工作集方面，其思想是从全部变量中挑选出 q 个变量，这些变量应满足下述条件：不等于零且与目标函数可行的最速下降方向对应，这个可以通过求解一个简单的线性优化问题解决。

SVM^{light} 还引入了 shrinking 技术、caching 技术、梯度增量修正技术等，对大规模问题（尤其是支持向量比例较小或者多数支持向量在边界上的情况）效果明显。

3.6.3　模糊支持向量机算法

在进行数据挖掘时，数据集中会存在很多噪声（也称为模糊信息），这会导致在用支持向量机算法进行预测时其性能不能得到好的发挥，甚至是毫无用武之地。鉴于这种情况，Lin 等人提出了模糊支持向量机（Fuzzy Support Vector Machine，FSVM）算法。该算法将模糊数学与支持向量机算法相结合，主要用于处理训练样本中的噪声数据，其核心思路是用异常数据检测方法对训练数据集中的数据进行检测，检测出异常数据（噪声或孤立点）并赋予它很小的隶属度，而对支持向量赋予较大的隶属度——这样做就是为了把噪声或孤立点从有效样本中分离出去。

模糊支持向量机算法既能提高分类精度，又能解决异常数据造成的"过学习"问题，但是在实际的应用中也存在一些不足之处，如异常数据可能会有很多，或者这些异常数据服从某种分布，在这种情况下，如果还按上述算法分离出这些异常数据，就会造成信息的丢失，从而使支持向量机算法的泛化能力受到影响。另外，模糊支持向量机算法还存在核函数计算量大、所需内存大、训练时间长等问题，所以如何优化模糊支持向量机算法的训练速度也是至关重要的。

针对上述问题，有很多学者对模糊支持向量机算法进行了改进，研究者邬啸和魏延针对模糊支持向量机算法普遍存在训练时间过长的难题，提出了使用截集 C-均值聚类的方法对训练样本进行聚类处理，以聚类中心作为新的样本进行训练，并用数值进行了实验。实验结果证明，与一般的模糊支持向量机算法相比，此方法有效提高了分类速度和精度。研究者刘三阳针对 Lin 等人提出的基于类中心距离的模糊隶属度设计方法不能有效区分噪声或孤立点，而且可能降低支持向量的隶属度等问题，引入一个半径控制因子，提出了一种改进的隶属度函数设计方法，在不增加时间复杂度的情况下有效提高了模糊支持向量机算法的分类精度。文献[13]针对传统模糊支持向量机算法对非球形分布数据不合理的现象，使用类内超平面代替类中心，提出了基于样本到超平面距离的新隶属度函数设计方法，该方法克服了传统方法的不足，降低了隶属度函数对样本集几何形状的依赖，提高了模糊支持向量机算法的泛化能力。

隶属度函数的设计直接影响模糊支持向量机算法的分类性能。样本的隶属度随着样本远离类别几何中心程度的增加而不断减小。相当于以类别的几何中心为球心，构造一个能包含类别内所有样本的映射。在此隶属度函数的作用下，所有远离类中心的样本点都视为孤立点。与类中心的距离越大，隶属度就越小。然而，远离类中心但靠近分类面的样本也有可能是支持向量，赋予它们比较低的隶属度会大大削弱支持向量对分类面的作用，影响分类性能。因此，有学者提出新的策略，同样以类别的几何中心为球心，引入一个控制因子控制半径的大小，使得孤立点处于超球之外，并赋予其很小的隶属度。支持向量则在超球内且大体处于超球边缘附近，按照"与类中心的距离越大，隶属度越大"的原则赋予隶属度，使得超球内越靠近超球边缘的样本越具有更大的隶属度。

3.6.4 序贯最小优化算法

分解算法的基本思路就是在每一步迭代中把训练样本集分解为两个子集合 B 和 N，只对 B 中的样本进行迭代，而另一个集合 N 中样本所对应的拉格朗日乘子保持不变，然后将集合 N 中的一部分"情况最糟糕的样本点"与工作集 B 中的一部分样本点进行交换。序贯最小优化（Sequential Minimal Optimization，SMO）算法将分解算法的思路推到极致，将工作集大小限定为 2，即每次迭代仅优化两个样本点的最小子集，进行多次优化，直到所有拉格朗日乘子都满足 KKT 条件，使目标函数达到最小。这时工作集的规模已经减至最小，因为原始问题的对偶问题有约束条件，只要变动一个乘子，就至少必须同时调整另一个乘子来保证不违反该约束。序贯最小优化算法的执行步骤如下：

（1）给定精度 ε，令 k=0，取初始值 $\alpha^0 = (\alpha_1^0, \cdots, \alpha_l^0)^\mathrm{T} = 0$；

（2）根据当前的近似解 α^k 选取集合 $\{1, 2, \cdots, l\}$ 的一个由两个原始组成的子集 $\{i, j\}$ 作为工

作集 B；

（3）求解与工作集 B 对应的最优化问题（式（3-41）），得解 $\alpha_B^* = (\alpha_i^{k+1}, \ \alpha_j^{k+1})^{\mathrm{T}}$，据此更新 α^k 中的第 i 个分量和第 j 个分量，得到新的可行的近似解 α^{k+1}；

（4）若 α^{k+1} 在精度 ε 范围内满足 KKT 条件，即

$$\sum_{i=1}^{l} y_i \alpha_i = 0, \ \ 0 \leqslant \alpha_i \leqslant C$$

$$y_j \left| \sum_{i=1}^{l} y_i \alpha_i K(x_i, x_j) + b \right| \begin{cases} > 1, & \alpha_j = 0 \\ +1, & 0 < \alpha_j < C \\ < 1, & \alpha_j = C \end{cases} \tag{3-41}$$

$$i, j = 1, \cdots, l$$

则得到近似解 $\alpha^* = \alpha^{k+1}$，停止计算；否则，令 $k = k+1$，转到步骤（2）；

（5）得到最优分类规则函数。

序贯最小优化算法存在两个具体问题：一是两个变量的最优化问题的解析求解；二是如何选取工作集 B 中的两个训练样本。求解两个变量的最优化问题的解析，要假设每次迭代过程中只调整相应两个样本点 α_1 和 α_2，这两个乘子定义在 $(0,C)$ 的二维正方形空间中，同时又在 $\alpha_1 + s\alpha_2 = \gamma$ 所确定的对角线上，其中 $s = y_1 y_2$，用于求解一个具有两个变量的最优化问题。

3.7　示例

为了帮助读者深入理解支持向量机的理论知识，我们给出基于支持向量机对激酶抑制剂的分类模型并提供相关源码。

激酶抑制剂是一种抑制激酶活性的化合物。蛋白激酶用于调节细胞的多个功能，自 2001 年以来已有 76 种激酶抑制剂获批上市，例如伊马替尼（Imatinib）已被成功应用于癌症治疗。这里使用的数据集为包含 2013 个激酶抑制剂的四分类数据，每个数据包含 5 个特征，为便于展示，我们进行名词替换，如表 3-2 所示，数据集展示如图 3-6 所示。

数据集在四分类上的分布情况如表 3-3 所示，标签分布存在一定的数据分布不均衡问题。针对数据分布不均衡有许多解决方法，为了简化实战代码，这里没有使用这些方法。

提示	解决数据分布不均衡的方法可以分为简单方法，以及数据层面和算法层面的方法。简单方法有收集数据、将分类任务转换成异常检测、调整权重和阈值等；数据层面的方法有欠采样、过采样和欠采样+过采样等；算法层面的方法有代价敏感和集成学习等。

表 3-2　特征情况

特征名	替换名
r_desc_Average_connectivity_index_chi-2	feature0
r_desc_Maximal_electrotopological_negative_variation	feature1
r_desc_Second_Mohar	feature2
r_desc_Second_Zagreb_index_by_valence_vertex_degrees	feature3
r_qp_ACxDN^.5/SA	feature4

	feature0	feature1	feature2	feature3	feature4
0	0.293245	1.902150	7.867279	611.000000	0.021358
1	0.300698	6.693446	5.678195	347.777778	0.058341
2	0.274048	0.987404	4.915686	401.000000	0.009612
3	0.280079	1.899112	7.295805	650.000000	0.019622
4	0.287003	2.405486	3.201728	481.000000	0.022678
...	...	...	...	...	...
2008	0.283208	5.174158	3.261525	356.000000	0.024340
2009	0.279821	0.861883	3.539995	347.037037	0.008887
2010	0.270120	2.089367	4.400193	509.000000	0.012749
2011	0.269581	1.893247	6.029059	673.000000	0.019620
2012	0.284379	1.861145	4.676438	314.000000	0.008033

2013 rows × 5 columns

图 3-6　数据集展示

表 3-3　标签分布情况

标签	数量
I	1399
I1/2	377
II	190
A	47

具体操作步骤如下。

（1）导入相关的库和创建支持向量机实例，如清单 3-1 所示。

清单 3-1　导入库和创建支持向量机实例

```
1.   from sklearn.ensemble import AdaBoostRegressor, RandomForestRegressor,
                                    RandomForestClassifier
2.   from sklearn.datasets import load_boston
3.   from numpy import array
4.   from pandas import read_csv
5.   from sklearn.model_selection import train_test_split
6.   import pandas as pd
7.   import numpy as np
8.   from sklearn.preprocessing import OneHotEncoder, StandardScaler
9.   from sklearn.svm import SVC
10.  #创建支持向量机实例
11.  estimator = SVC()
```

（2）在清单 3-2 所示的实际代码中，我们使用 sklearn 库直接调用各种机器学习模型并实例化，例如随机森林、决策树等。

清单 3-2 实际代码

```
1.   from sklearn.ensemble import AdaBoostRegressor, RandomForestRegressor,
                                          RandomForestClassifier
2.   from sklearn.datasets import load_boston
3.   from numpy import array
4.   from pandas import read_csv
5.   from sklearn.model_selection import train_test_split
6.   import pandas as pd
7.   import numpy as np
8.   from sklearn.preprocessing import OneHotEncoder, StandardScaler
9.   #读取 data 文件
10.  dataframe = read_csv("kinase_selected.csv", delimiter = ',')
11.
12.  dataset = dataframe.values
13.  X = dataset[:,1:]
14.
15.  scaler = StandardScaler()
16.  X_scaled = scaler.fit_transform(X)
17.  print(X_scaled.shape)
18.  #输出为
19.  #(2013, 5)
20.  #feature_names = dataframe_cat.columns.values[2:]
21.  feature_names = dataframe.columns.values[1:]
22.  features = array(feature_names)
23.  print("All features:")
24.  print(features)
25.  print("length of features", len(features))
26.  #输出为
27.  #All features:
28.  #['r_desc_Average_connectivity_index_chi-2'
29.  # 'r_desc_Maximal_electrotopological_negative_variation'
30.  # 'r_desc_Second_Mohar'
31.  # 'r_desc_Second_Zagreb_index_by_valence_vertex_degrees'
32.  #'r_qp_ACxDN^.5/SA']
33.  #length of features 5
34.  #读取 label 文件
35.  label = pd.read_csv('label_kinase_selected.csv', sep=',', )
36.
37.  from sklearn import preprocessing
38.  from sklearn.preprocessing import OneHotEncoder, StandardScaler
39.
40.  le = preprocessing.LabelEncoder()
41.
42.  y=label.iloc[:,-1]
43.  print(y.shape)
44.  #输出为
45.  #(2013,)
46.  # lable encoder
47.  Y=le.fit_transform(y)
48.  print(Y)
```

```
49.  #输出为
50.  #[3 2 1 ... 2 2 1]
51.  print(label['Binding_Modes'].value_counts())
52.  #输出为
53.  #I        1399
54.  #I1/2      377
55.  #II        190
56.  #A          47
57.  # split into input (X) and output (Y) variables
58.  from sklearn.model_selection import train_test_split
59.
60.  X_train, X_test, Y_train, Y_test = train_test_split(X_scaled, Y, test_size
                        =0.2, random_state=42, stratify=Y)
61.
62.  print("Feature data dimension: ", X_train.shape)
63.  print("Num of classes: ", Y_train.shape)
64.  #输出为
65.  #Name: Binding_Modes, dtype: int64
66.  #Feature data dimension:  (1610, 5)
67.  #Num of classes:  (1610,)
68.
69.  from sklearn.svm import SVC
70.  estimator = SVC()
71.
72.  estimator.fit(X_train, Y_train)
73.  print("train score: ", estimator.score(X_train, Y_train))
74.  print("test score: ", estimator.score(X_test, Y_test))
75.  #输出为
76.  #train score:  0.7521739130434782
77.  #test score:  0.7344913151364765
```

（3）结果分析。通过训练之后，得到表 3-4 所示的最终得分。这里使用的评估函数为 accuracy_score，其计算公式如式（3-42）所示。通过比较训练集和测试集的结果发现，得分差距很小，说明支持向量机算法可以有效地进行分类任务，且不存在过拟合和欠拟合的情况。最终结果是：在 20%样本的测试集中，有 73.449%的样本被正确分类。

$$\text{accuracy\_score} = \frac{\text{TP}}{\text{ALL}} \tag{3-42}$$

其中，TP 代表分类正确的样本个数，ALL 代表所有的样本数。

表 3-4 得分情况

评估函数	train	test
accuracy_score	0.752 17	0.734 49

3.8 参考资料

[1] 杨志民，刘广利. 不确定性支持向量机：算法及应用[M]. 北京：科学出版社，2012.

[2] 赛英，张凤廷，张涛. 基于支持向量机的中国股指期货回归预测研究[J]. 中国管理科学，

2013, 21(3): 35-39.

[3] 危傲. 基于 SVM 算法的分类器设计[J]. 电子科技，2015, 28(4): 23.

[4] 张铃. 基于核函数的 SVM 机与三层前向神经网络的关系[J]. 计算机学报，2002, 25(7): 5.

[5] 李凯，卢霄霞. 一种基于粗糙间隔的模糊支持向量机[J]. 电子学报，2013, 41(006): 1183-1187.

[6] 梁礼明，钟震，陈召阳. 支持向量机核函数选择研究与仿真[J]. 计算机工程与科学，2015, 37(6): 1135-1141.

[7] 奉国和. SVM 分类核函数及参数选择比较[J]. 计算机工程与应用，2011, 47(3): 3.

[8] BOSER B E, GUYON I M, VAPNIK V N. A Training Algorithm for Optimal Margin Classifiers[C]//Proceedings of The Fifth Annual Workshop on Computational Learning Theory. New York: ACM Press, 1992: 144-152.

[9] OSUNA E, FRENUD R, GIROSI F. An improved Training Algorithm for Support Vector Machines[C]//Proceedings of IEEE Workshop on Neural Networks for Signal Processing. New York, USA:[s.n.], 1997: 276-285.

[10] WANG X H, LIU A, ZHANG S Q. New facial expression recognition based on FSVM and KNN [J]. Optik-International Journal for Light and Election Optics, 2015, 126(21): 3132-3134.

[11] 邬啸，魏延，吴瑕. 改进的双隶属度模糊支持向量机[J]. 重庆师范大学学报：自然科学版，2011, (5): 194-196.

[12] 刘三阳，杜喆. 一种改进的模糊支持向量机算法[J]. 智能系统学报，2007, 2(3):30-33.

[13] 刘开旻，吴小俊. 一种基于新隶属度函数的模糊支持向量机[J]. 计算机工程，2016, 42(4): 155-159.

[14] 汪海燕，黎建辉，杨风雷. 支持向量机理论及算法研究综述[J]. 计算机应用研究，2014, 31(5): 1281-1286.

第 4 章　决策树

决策树的基本原理类似于人类在面临抉择时的处理机制，在机器学习和深度学习中都有其应用场景。其中，得到广泛使用的随机森林就是以决策树为基础构建的一种集成学习算法。本章将先以二分类任务为例，阐释决策树的基本原理，然后介绍与决策树划分选择相关的几个核心概念，并在最后给出代码示例，以期帮助读者更好地了解这一知识点。

4.1　决策树简介

以二分类任务为例，我们希望构建一个模型，使之可以基于给定的数据集进行学习，最后能对新的数据进行分类。这个分类任务的本质就是一个"决策"的过程。在现实场景中，二分类任务是我们经常遇到的一类问题。例如，医务人员会根据就诊者的状态按照疾病的程度划分下一步处理分类（急诊和非急诊），通常会测体温，查看就诊者是否发热——如果体温远超正常范围（如 41℃），可由护士直接安排医生诊断；如果体温正常，就进一步询问就诊者是否有既往病史，查看其身体反应，以确定是否有其他需要紧急处理的并发症状。每一次询问，医务人员都会根据紧急情况做出决定，最后根据问诊的情况确定这个病人是否需要提前诊疗。在这个过程中，就出现了一系列的决策行为。

决策过程的结论与我们的判断结果相对应。决策是一个递归过程，中间过程中的多个判断的问题都是根据当前的属性进行尝试（测试）的，每次尝试（测试）的结果与当前属性紧密相关。例如，为就诊者测体温时，医务人员考虑的是当前体温的影响，如果体温处于正常范围内，就需要做进一步判断。也就是说，基于当前的属性给出判断，而不是考虑后续情况的影响。

决策树是一种树形结构，在考虑决策树的结构时，可以用树的结构来比喻。一棵决策树包含一个根节点、若干个内部节点和若干个叶节点。其中，每个内部节点表示一个属性上的测试，每个分支代表一个测试输出，每个叶节点代表一种类别。决策树以树形结构表示分类和回归模型，从根节点开始，根据最优属性从上而下层层划分，最终输出叶节点（分类结果值）。根节点包含了所有的样本集，需要把所有样本都分配到内部节点。每个节点对应一个属性测试，每个节点包含的样本集合根据属性的不同被划分到子节点中，叶节点对应于做出的决策结果。

4.2　决策树划分选择

决策树的划分选择涉及信息熵、信息增益、信息增益率、基尼指数等概念，这也是本节将要介绍的内容。

4.2.1　信息熵

决策树中属性的划分是决策树学习的关键。通常，随着划分的不断进行，我们希望决策树的分支节点所包含的样本尽可能属于同一个类别。为了能够得到最优的划分结果，我们需要定义一个划分的指标。决策树建立的过程就是一个信息处理的过程，在信息处理的过程中往往伴随着不确定性。为了消除不确定性的因素，我们可以用熵来衡量当前信息的不确定性的大小。"信息熵"是度量样本纯度的一个经常使用的指标，熵越大，不确定性越大。为此，我们选择信息熵作为决策树算法中的选择指标。

假定当前有一个包含 D 个样本的集合，其中第 k 类样本所占的比例为 p_k，则 D 的信息熵定义为

$$\text{Entropy}(D) = -\sum_{k=1}^{n} p_k \ln p_k \tag{4-1}$$

注意	为了让读者能更容易地理解本章的概念，我们对所用到的数据集做了适当的修改，数据集中的数值仅用作示例，可能与真实的医学数据有较大区别。也就是说，本数据集仅用于教学目的，不建议用于真实的医疗诊断。

我们以判定给药种类的数据集为例，在治疗过程中，需要根据病人的具体情况进行个体化给药，每个人对药物的治疗反应存在个体的差异，引起差异的原因包括家族遗传、年龄、体重、疾病的种类等。在这种情况下，需要进行个体化给药。Kaggle 比赛中有一个 drug200 的数据集，选取该数据集中的部分数据用于示例。每个人的用药需要综合考虑病人的疾病程度、病人对药物的吸收率、药物的耐受性等因素。在表 4-1 中，我们列举了病人的"年龄""性别""血压""胆固醇""钠钾比"和所对应使用的药物种类。该数据集包含 17 个样本示例，其中{年龄，性别，血压，胆固醇，钠钾比}为样本的属性，给药种类为我们所需要的最终决策。对该数据集进行学习，根据该样本的属性，判断该给病人使用何种药物，在遇到新病人时即可通过决策树对用药的种类进行判定。

表 4-1 用于判定给药种类的数据集

编号	年龄	性别	血压	胆固醇	钠钾比	给药种类
1	43	M	HIGH	HIGH	13.972	drugA
2	72	M	HIGH	NORMAL	9.445	drugA
3	37	F	LOW	HIGH	13.091	drugA
4	64	M	HIGH	NORMAL	9.475	drugA
5	29	M	HIGH	HIGH	12.856	drugA
6	36	F	HIGH	HIGH	11.198	drugA
7	19	F	NORMAL	HIGH	13.313	drugA
8	38	F	HIGH	NORMAL	11.326	drugA
9	31	M	HIGH	NORMAL	11.871	drugA
10	74	M	HIGH	HIGH	9.567	drugB
11	58	F	HIGH	LOW	14.239	drugB
12	68	F	HIGH	NORMAL	10.189	drugB
13	55	M	HIGH	NORMAL	11.34	drugB
14	60	F	NORMAL	HIGH	13.303	drugB
15	70	M	HIGH	HIGH	13.967	drugB
16	60	M	HIGH	HIGH	13.934	drugB
17	59	M	HIGH	HIGH	13.935	drugB

在表 4-1 中，使用 drugA 的比例为 9/17，使用 drugB 的比例为 8/17，所对应的根节点的信息熵为

$$\text{Entropy}(D) = -\sum_{k=1}^{2} p_k \ln p_k = -\left(\frac{9}{17} \ln \frac{9}{17} + \frac{8}{17} \ln \frac{8}{17} \right) = 0.691\,4 \tag{4-2}$$

假设属性 v 有 V 个可能的取值，使用 v 来对样本 D 进行划分，则会产生 V 个节点。每个节点包含 D^v 个样本，每个节点都可以计算本节点的信息熵 $\text{Entropy}(D^v)$。因为不同分支节点包含的样本数目不一样，所以可以根据数目的占比为节点分配不同的权重。

我们需要计算{年龄，性别，血压，胆固醇，钠钾比}5 个属性的信息熵。以"年龄"为例，我们以年龄的平均数作为划分依据，其中年龄低于 50 岁的子集为 D1，年龄大于 50 岁的子集为 D2。D1 包含 7 个样本，分别为{1，3，5，6，7，8，9}；D2 包含 10 个样本，分别为{2，4，10，11，12，13，14，15，16，17}。其中 D1 中使用 drugA 的比例为 7/7，使用 drugB 的比例为 0/7。D2 中使用 drugA 的比例为 2/10，使用 drugB 的比例为 8/10。根据公式所计算出的信息熵为

$$\text{Entropy}(D(\text{Age})^1) = -\left(\frac{7}{7} \ln \frac{7}{7} + \frac{0}{7} \ln \frac{0}{7} \right) = 0.0 \tag{4-3}$$

$$\text{Entropy}(D(\text{Age})^2) = -\left(\frac{2}{10}\ln\frac{2}{10} + \frac{8}{10}\ln\frac{8}{10}\right) = 0.500\ 4 \tag{4-4}$$

类似地，我们可以分别计算其他属性的信息熵。以"性别"属性作为划分依据所带来的信息熵为

$$\text{Entropy}(D(\text{Gender})^1) = -\left(\frac{5}{10}\ln\frac{5}{10} + \frac{5}{10}\ln\frac{5}{10}\right) = 0.693\ 1 \tag{4-5}$$

$$\text{Entropy}(D(\text{Gender})^2) = -\left(\frac{4}{7}\ln\frac{4}{7} + \frac{3}{7}\ln\frac{3}{7}\right) = 0.682\ 9 \tag{4-6}$$

以"血压"属性作为划分依据所带来的信息熵为

$$\text{Entropy}(D(\text{BP})^1) = -\left(\frac{7}{14}\ln\frac{7}{14} + \frac{7}{14}\ln\frac{7}{14}\right) = 0.693\ 1 \tag{4-7}$$

$$\text{Entropy}(D(\text{BP})^2) = -\left(\frac{1}{2}\ln\frac{1}{2} + \frac{1}{2}\ln\frac{1}{2}\right) = 0.693\ 1 \tag{4-8}$$

$$\text{Entropy}(D(\text{BP})^3) = -\left(\frac{1}{1}\ln\frac{1}{1} + \frac{0}{1}\ln\frac{0}{1}\right) = 0.0 \tag{4-9}$$

以"胆固醇"属性作为划分依据所带来的信息熵为

$$\text{Entropy}(D(\text{Chol})^1) = -\left(\frac{5}{10}\ln\frac{5}{10} + \frac{5}{10}\ln\frac{5}{10}\right) = 0.693\ 1 \tag{4-10}$$

$$\text{Entropy}(D(\text{Chol})^2) = -\left(\frac{4}{6}\ln\frac{4}{6} + \frac{2}{6}\ln\frac{2}{6}\right) = 0.636\ 5 \tag{4-11}$$

$$\text{Entropy}(D(\text{Chol})^3) = -\left(\frac{0}{1}\ln\frac{0}{1} + \frac{1}{1}\ln\frac{1}{1}\right) = 0.0 \tag{4-12}$$

以"钠钾比"属性作为划分依据所带来的信息熵为

$$\text{Entropy}(D(\text{NaK})^1) = -\left(\frac{2}{2}\ln\frac{2}{2} + \frac{0}{2}\ln\frac{0}{2}\right) = 0.0 \tag{4-13}$$

$$\text{Entropy}(D(\text{NaK})^2) = -\left(\frac{7}{15}\ln\frac{7}{15} + \frac{8}{15}\ln\frac{8}{15}\right) = 0.690\ 9 \tag{4-14}$$

综上所述，我们以"年龄""性别""血压""胆固醇"和"钠钾比"这 5 个属性计算出了信息熵。可以看到，以"年龄"为属性的信息熵最低。

4.2.2　信息增益

在进行属性划分时，我们希望每个分支节点中的样本尽可能属于同一个性别。因此，我们可以用信息增益来进行决策树的属性划分，一般而言，信息增益越大，使用该属性所获得的纯度提升越大。按照属性 v 划分后所引起的信息熵的变化即是信息增益，用属性 v 对样本

集进行划分所获得的信息增益为

$$\text{Gain}(D, v) = \text{Entropy}(D) - \sum_{v=1}^{V} \frac{D^v}{D} \text{Entropy}(D^v) \tag{4-15}$$

其中，$\dfrac{D^v}{D}$ 为分支节点中样本所占的比例，$\text{Entropy}(D^v)$ 为分支节点的信息熵。

从"年龄"属性中所计算出的信息增益为

$$\begin{aligned}
\text{Gain}(D, \text{Age}) &= \text{Entropy}(D) - \sum_{v=1}^{2} \frac{D^v}{D} \text{Entropy}(D^v) \\
&= 0.691\,4 - \left(\frac{7}{17} \times 0.0 + \frac{10}{17} \times 0.500\,4 \right) \\
&= 0.397\,0
\end{aligned} \tag{4-16}$$

从其他属性中所计算出的信息增益为

$$\text{Gain}(D, \text{Gender}) = 0.691\,4 - \left(\frac{10}{17} \times 0.693\,1 + \frac{7}{17} \times 0.682\,9 \right) = 0.002\,5 \tag{4-17}$$

$$\text{Gain}(D, \text{BP}) = 0.691\,4 - \left(\frac{14}{17} \times 0.693\,1 + \frac{2}{17} \times 0.693\,1 + \frac{1}{17} \times 0.0 \right) = 0.039 \tag{4-18}$$

$$\text{Gain}(D, \text{Chol}) = 0.691\,4 - \left(\frac{10}{17} \times 0.693\,1 + \frac{6}{17} \times 0.636\,5 + \frac{1}{17} \times 0.0 \right) = 0.059 \tag{4-19}$$

$$\text{Gain}(D, \text{NaK}) = 0.691\,4 - \left(\frac{12}{17} \times 0.0 + \frac{15}{17} \times 0.690\,9 \right) = 0.081\,8 \tag{4-20}$$

可以看到，以"年龄"为属性的信息增益最大，故被选为该根节点的划分属性。获得的分支节点的决策树结构图如图 4-1 所示。

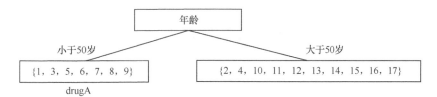

图 4-1　基于"年龄"属性对根节点的划分

随后，我们再依次对每个节点做进一步划分。在本例中，我们继续计算"性别""血压""胆固醇""钠钾比"作为划分属性时的信息增益，发现以"钠钾比"所获得的信息增益最大，因此以"钠钾比"作为分支节点的划分属性。接下来，按照这种方式，我们对每个分支节点依次选择划分属性。把表 4-1 中的样本都划分到不同的节点，最终即可获得决策树。在本例中，最终的决策树如图 4-2 所示。之后，给定一个病人的"年龄"和"钠钾比"，即可确定相应的用药种类。

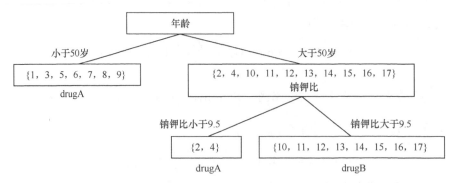

图 4-2 基于"钠钾比"的属性对分支节点进行划分，得到基于信息增益的决策树

4.2.3 信息增益率

信息增益可以用作一般情况下的属性划分。然而需要注意的是，信息增益对取值数目多的属性有所偏好，例如对表 4-1 中的样本，每个样本作为一个分支节点，将根节点分为 17 个分支，这时候每个分支节点的纯度达到了最大。然而，这样的决策树不具有任何应用价值，当有新病人加入样本中的时候，无法基于该决策树进行预测。

为了避免出现这种对较多属性的偏好，我们可以采用信息增益率的方法来选择最优属性。信息增益率的定义为

$$\text{Gain\_ratio}(D,v) = \frac{\text{Gain}(D,v)}{\text{IV}(v)} \tag{4-21}$$

其中，$\text{IV}(v) = -\sum_{v=1}^{V} \frac{D^v}{D} \ln \frac{D^v}{D}$，$\text{IV}(v)$ 称为属性 v 的固有值（intrinsic value）。例如，对年龄的固有值为

$$\begin{aligned}
\text{IV}(v) &= -\sum_{v=1}^{V} \frac{D^v}{D} \ln \frac{D^v}{D} \\
&= -\left(\frac{7}{17} \ln \frac{7}{17} + \frac{10}{17} \ln \frac{10}{17} \right) \\
&= 0.677\ 5
\end{aligned} \tag{4-22}$$

则以年龄作为属性划分的增益率为

$$\begin{aligned}
\text{Gain\_ratio}(D,v) &= \frac{\text{Gain}(D,\text{Age})}{\text{IV}(\text{Age})} \\
&= \frac{0.397\ 0}{0.677\ 5} \\
&= 0.586
\end{aligned} \tag{4-23}$$

著名的 C4.5 算法就是应用了信息增益率来选择最优的划分属性。

4.2.4 基尼指数

在决策树中，除了使用信息熵或者信息增益率，还使用基尼指数。基尼指数是从数据集 D 中随机抽取两个样本，其类别标记不一致的概率。基尼指数的定义为

$$\text{Gini}(D) = 1 - \sum_{i=0}^{m} p_m^2 \qquad (4\text{-}24)$$

以二分类任务为例，当我们用模型对数据进行预测时，预测结果会得到 A 和 B 两个标记类别的数据集，模型预测准确率达不到 100%。所以，预测标记为 A 的数据集会包括实际标记为 B 的样本。此时我们从预测标记为 B 的数据集中随机抽出两个样本，其中实际标记为 A 的占比为 p，实际标记为 B 的占比为 $1-p$，计算出这两个样本标记不同的概率为 $p(1-p)$，但同时我们还有预测标记为 B 的数据集，抽出两个样本，标记不同的概率也是 $p(1-p)$，此时我们就可以得到一个结果为 $p(1-p)+(1-p)p$，这代表了模型预测效果的好坏。以表 4-1 中的数据为例，在样本 D 中，有 9 个病人服用 drugA，8 个病人服用 drugB，则当前样本的基尼指数为

$$\begin{aligned}
\text{Gini}(D) &= 1 - \frac{9}{17} \times \frac{9}{17} - \frac{8}{17} \times \frac{8}{17} \\
&= \frac{9}{17} + \frac{8}{17} - \frac{9}{17} \times \frac{9}{17} - \frac{8}{17} \times \frac{8}{17} \\
&= \frac{9}{17} \times \left(1 - \frac{9}{17}\right) + \frac{8}{17} \times \left(1 - \frac{8}{17}\right) \\
&= 0.498
\end{aligned} \qquad (4\text{-}25)$$

计算出样本的基尼指数后，有一个重要的应用就是计算特征重要性。在构建决策树时，我们会针对每个特征计算其信息熵，而特征重要性就是这个指标减少量的归一化值。在 Scikit-learn 中，默认的特征重要性为 "Gini importance"。基尼的重要性定义为

$$\text{Gini\_importance}(D) = \frac{D^v}{D} \times \left(\text{Gini}(D) - \sum_{m=1}^{N} \frac{D^{v(m)}}{D^v} \text{Gini}(D^{v(m)}) \right) \qquad (4\text{-}26)$$

以表 4-1 中的数据为例，结合图 4-2，我们以年龄将 17 个样本分为两类：年龄小于 50 岁的一组均使用 drugA，对应的基尼系数为 0；另一组再使用 "钠钾比" 作为划分依据，计算以 "钠钾比" 为划分依据时的基尼系数为

$$\text{Gini}(D, \text{NaK}) = 1 - \frac{2}{10} \times \frac{2}{10} - \frac{8}{10} \times \frac{8}{10} = 0.32 \qquad (4\text{-}27)$$

然后，我们可以分别计算 "年龄" 和 "钠钾比" 的基尼重要性的绝对值，即

$$\text{Gini\_import}(\text{Age}) = \frac{17}{17} \times \left(0.498 - \frac{7}{17} \times 0 - \frac{10}{17} \times 0.32 \right) = 0.310 \qquad (4\text{-}28)$$

$$\text{Gini\_import}(\text{NaK}) = \frac{10}{17} \times \left(0.32 - \frac{2}{10} \times 0 - \frac{8}{10} \times 0 \right) = 0.188 \qquad (4\text{-}29)$$

计算出的"年龄"和"钠钾比"的基尼重要性的绝对值分别为 0.310 和 0.188。经过归一化处理，我们可以得到基尼重要性（分别为 0.622 和 0.378），这样就能知道是使用 drugA 还是 drugB 与"年龄"和"钠钾比"具有很强的相关性，而与"性别""血压"和"胆固醇"无关。

特征重要性可以让我们从多个数据特征中获得一些启示，尤其在复杂生物体系中，经常需要从海量数据中抽取最重要的决定因素。在分类问题中，具有较高特征重要性的属性可以用来解释为什么该属性决定了不同的分类。当然我们也要注意如果某个特征的特征重要性很小，并不能说明这个特征没有提供任何信息。这只能说明该特征没有被决策树选中，可能是因为另一个特征也包含了同样的信息。

4.3 示例

本节将给出具体的决策树示例，以帮助读者更好地了解其实际应用。

1. 决策树计算信息熵

首先，按照如下步骤构建决策树。

（1）收集数据：一般需要收集包含属性和目标值的数据，数据来源可以为文献、已有数据库、科研中积累的数据。

（2）准备数据：数据一般转变为数值类型，并且尽量进行标准化处理，即去除异常值。

（3）分析数据：对数据进行分析，确定以哪些数据作为属性，以哪些数据作为目标，以及属性与目标之间是否具有相关性。

（4）训练算法：使用已有的训练集对算法进行训练。

（5）测试算法：在测试集上验证算法的准确性。

（6）使用算法：将算法应用（泛化）到新的数据集上。

决策树的算法已包含在 Scikit-learn 软件包中，在此我们用 Python 编写构建决策树的代码。这里使用的数据集为表 4-1 中的 17 个样本。代码如清单 4-1 所示。

清单 4-1 准备数据

```python
1.   #!/usr/bin/python
2.   #encoding:utf-8
3.   # 将原始数据分为训练数据和测试数据
4.   import numpy as np
5.   from sklearn import tree,metrics
6.   import pydotplus
7.   def gender(s):
8.       it = {'M':0, 'F':1}
9.       return it[s.decode("utf-8")]
10.  def BP(s):
11.      it = {'HIGH':0, 'NORMAL':1, 'LOW':2}
12.      return it[s.decode("utf-8")]
13.  def Cholesterol(s):
```

```
14.         it = {'HIGH':O, 'NORMAL':1, 'LOW':2}
15.         return it[s.decode("utf-8")]
16.     def drug_type(s):
17.         it = {'drugA':O, 'drugB':1}
18.         return it[s.decode("utf-8")]

19.     drug_feature_E = 'Age', 'Gender', 'BP', 'Cholesterol', 'Na_to_K'
20.     drug _class = 'drugA', 'drugB'
21.     # 读入数据,并将原始数据中的数据转换为数字形式
22.     data = np.loadtxt("drug_decision.csv", delimiter=",", dtype=str,
        converters={1:gender, 2:BP, 3:Cholesterol, 5:drug_type})
23.     x, y = np.split(data,(5,),axis=1)
24.     print(x,y)
```

我们会将整个数据集划分为训练集和测试集。这样做是为了测试算法的准确性。当然,也可以不对数据集进行划分——利用整个数据构建决策树。

清单 4-2 划分数据集

```
1.     from sklearn.model_selection import train_test_split
2.     # 拆分训练数据与测试数据,以便进行交叉验证
3.     x_train, x_test, y_train, y_test = train_test_split(x, y, test_size=0.3)
```

接下来,可以对算法加以训练、测试,然后用其实施预测操作(见清单 4-3~清单 4-5)。

清单 4-3 训练算法

```
1.     # 3、使用信息熵作为划分标准,对决策树进行训练
2.     clf = tree.DecisionTreeClassifier(criterion='entropy')
3.     print(clf)
4.     clf.fit(x_train, y_train)
```

清单 4-4 测试算法

```
1.     # 4、使用训练数据预测,验证结果
2.     y_pred = clf.predict(x_train)
3.     y_train = y_train.reshape(-1)
4.     print(y_pred)
5.     print(y_train)
6.     print(np.mean(y_pred == y_train))
```

清单 4-5 使用算法进行预测

```
1.     # 5、对测试数据进行预测
2.     y_pred = clf.predict(x_test)
3.     y_test = y_test.reshape(-1)
4.     print("accuracy:")
5.     print(metrics.accuracy_score(y_test, y_pred))
6.     print(y_test)
7.     print(np.mean(y_pred == y_test))
```

计算出的特征重要性如下所示:

```
feature_importances:
('Age', 0.643312969322477)
('Gender', 0.0)
('BP', 0.0)
('Cholesterol', 0.0)
('Na_to_K', 0.35668703067752305)
```

从特征重要性可以看出，"年龄"和"钠钾比"对分类的结果具有较大的影响。根据该代码所计算出的决策树结构如图 4-3 所示。图 4-3 也验证了该计算结果，可以看到，有了基于清单建立的给药种类决策树，我们通过"年龄"和"钠钾比"就可以将用药种类完全分开。

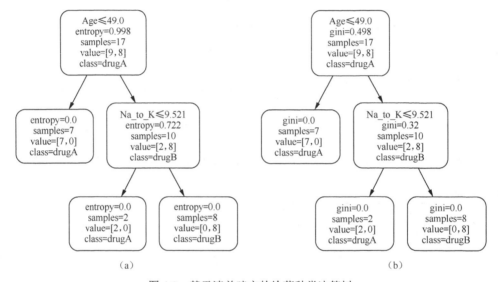

图 4-3　基于清单建立的给药种类决策树

2.　用决策树算法对抑制剂进行分类

决策树是一种典型的机器学习算法，具有广泛的应用场景。例如，可以将该算法应用到激酶抑制剂的分类中。在本节中，我们以激酶抑制剂的数据集对决策树进行分类，根据与激酶结合的结构和位置的不同，激酶抑制剂可以分为 I、I1/2、II 和别构剂 A 共 4 类。这里以计算出的分子描述符作为抑制剂特征，以激酶的种类作为分类标签。随后我们对决策树进行训练，并在测试集上进行模型的验证。代码如清单 4-6 所示。

清单 4-6　使用决策树对抑制剂进行分类

```
1.    # from pandas import read_csv
2.    from sklearn.model_selection import train_test_split
3.    import pandas as pd
4.    import numpy as np
5.    from sklearn.preprocessing import OneHotEncoder, StandardScaler
6.    from sklearn import tree,metrics
7.    dataframe = read_csv("kinase_selected.csv", delimiter = ',')
```

```
8.    dataset = dataframe.values
9.    X = dataset[:,1:]
10.   scaler = StandardScaler()
11.   X_scaled = scaler.fit_transform(X)
12.   print(X_scaled.shape)
13.   #feature_names = dataframe_cat.columns.values[2:]
14.   feature_names = dataframe.columns.values[1:]
15.   features = np.array(feature_names)
16.   print("All features:")
17.   print(features)
18.   print("length of features", len(features))
19.   label = pd.read_csv('label_kinase_selected.csv', sep=',')
20.   from sklearn import preprocessing
21.   from sklearn.preprocessing import OneHotEncoder, StandardScaler
22.   le = preprocessing.LabelEncoder()
23.   y=label.iloc[:,-1]
24.   print(y.shape)
25.   # lable encoder
26.   Y=le.fit_transform(y)
27.   print(label['Binding_Modes'].value_counts())
28.   # split into input (X) and output (Y) variables
29.   X_train, X_test, Y_train, Y_test = train_test_split(X_scaled, Y, test_size=0.2,
                                          random_state=42, stratify=Y)
30.   print("Feature data dimension:", X_train.shape)
31.   print("Num of classes: ", Y_train.shape)
32.   estimator = tree.DecisionTreeClassifier()
33.   estimator.fit(X_train, Y_train)
34.   print("train score: ", estimator.score(X_train, Y_train))
35.   print("test score: ", estimator.score(X_test, Y_test))
```

运行上述代码，计算出分类结果的准确率，如下所示：

```
train score:  1.0
test score:  0.6377
```

可以看到，决策树也可以应用到对激酶抑制剂的四分类任务中，在该任务中训练集的准确率为 1.0，而测试集的准确率为 0.637 7。显然，训练出现了过拟合问题。在该示例中，我们使用了决策树的默认值，实际上，我们可以通过优化参数或者使用集成学习方法进一步提高计算准确率和模型的泛化能力。

3. 对决策树的超参数进行优化

要让模型具备更好的预测性能，需要对模型的超参数进行优化。对于超参数优化，并没有通用的计算方法，而是需要根据具体的问题加以设计。Wolpert 和 Macerday 提出了"没有免费午餐定理"。该定理证明，基于迭代的最优化算法，没有一种算法对所有问题有效，如果一种算法对某些问题有效，那么一定在其他一些问题上比随机搜索的算法表现差。因此，对模型的优化要根据具体的问题做出选择。

超参数优化的方法有多种，例如网格搜索交叉验证（GridSearchCV）、随机采样交叉验证（RandomizedSearchCV）、贝叶斯优化等。下面我们展示如何用网格搜索交叉验证方法优化决策树的参数，如清单 4-7 所示。

清单 4-7　使用网格搜索交叉验证优化决策树的超参数

```
1.   #grid search

2.   from sklearn.model_selection import GridSearchCV

3.   params = {
4.       'max_depth': range(1, 10),
5.       'min_samples_leaf': range(1, 20)
6.   }

7.   grid_search = GridSearchCV(
8.       estimator,
9.       param_grid = params,
10.      scoring = 'accuracy',
11.      cv=5
12.  )

13.  grid_search.fit(X_train, Y_train)
14.  print(grid_search.best_params_)

15.  estimator_opt= tree.DecisionTreeClassifier(max_depth=grid_search.best_params_
16.  ['max_depth'], min_samples_leaf=grid_search.best_params_['min_samples_leaf'])
17.  estimator_opt.fit(X_train, Y_train)
18.  print("train score: ", estimator_opt.score(X_train, Y_train))
19.  print("test score: ", estimator_opt.score(X_test, Y_test))
```

在使用五折交叉验证的情况下，我们对两个参数 max_depth 和 min_samples_leaf 进行了优化，用 max_depth 控制决策树的深度，用 min_samples_leaf 指定每个叶节点包含的最小样本数。通过网格搜索交叉验证计算出的超参数如下：

```
{'max_depth': 7, 'min_samples_leaf': 12}
```

利用该超参数对模型进行重新训练，得到的计算结果如下：

```
train score:  0.7652173913043478
test score:  0.6799007444168734
```

可以看到，在训练集上的打分可能比未优化超参数有所降低，但在测试集上获得了更好的结果。之所以优化参数，是为了获得更好的性能，但是也不能过分追求模型在训练过程中的性能，因为我们还要将训练好的模型应用到其他问题中。如果把模型训练得在某一个问题上表现出最佳性能，即特别擅长处理当前问题，很有可能会影响到该模型的泛化能力。也就是说，需要在模型的预测能力和泛化能力之间进行权衡。在实际应用中，我们应根据具体需求做出取舍。

第 5 章　集成学习

本章将介绍集成学习（ensemble learning）的相关内容，集成学习本身不是一个单独的机器学习算法，而是通过构建并结合多个学习器来完成学习任务。集成学习可以用于分类问题集成、回归问题集成、特征选取集成、异常点检测集成等。毫不夸张地说，所有机器学习领域都可以看到集成学习的身影。

5.1　集成学习简介

在有监督学习算法中，我们想获得一个稳定的且在各个方面表现都较好的模型，但往往没这么理想，甚至可能仅会得到多个有偏好的模型（弱监督模型，即在某些方面表现比较好的模型）。集成学习的思路就是将多个弱监督模型加以组合，以期得到一个性能更好、泛化效果更全面的强监督模型，这意味着即便某一个弱分类器得到了错误的预测，其他弱分类器也可以对错误加以纠正。我们将单个学习器称为**弱学习器**，而将集成学习视为**强学习器**。

集成学习本身不是一个单独的机器学习算法，而是通过构建并结合多个学习器来完成学习任务。集成学习可用于分类问题集成、回归问题集成、特征选取集成、异常点检测集成等。毫不夸张地说，所有机器学习领域都可以看到集成学习的身影。

集成学习是使用一系列学习器进行学习，并按照某种规则把各个学习器的结果进行整合从而获得比单个学习器更好的学习效果的一种机器学习方法。其主要流程如图 5-1 所示。

对于如何得到若干个弱学习器，这里有如下两种选择。

（1）弱学习器都是一个种类的或者说是同质的。弱学习器都是决策树个体学习器，或者都是神经网络个体学习器。例如 Bagging 和 Boosting 系列。

（2）弱学习器不全是一个种类的或者说是异质的。例如，有一个分类问题，对训练集采用支持向量机弱学习器、逻辑回归弱学习器和朴素贝叶斯弱学习器来学习，再通过某种结合策略来确定最终的分类强学习器。这种集成学习称为 Stacking。

按照个体学习器之间是否存在依赖关系可以分为如下两类。

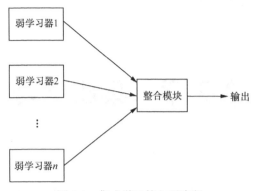

图 5-1 集成学习的主要流程

（1）弱学习器之间存在强依赖关系，一系列弱学习器基本都需要串行生成，代表算法是 Boosting 系列算法。

（2）弱学习器之间不存在强依赖关系，一系列弱学习器可以并行生成，代表算法是 Bagging 系列算法。

5.1.1 Bagging

Bagging 的主要思路如图 5-2 所示，即从数据集中有放回地采样出 T 个数据集，然后基于这 T 个数据集分别训练出基分类器，再将基分类器加以组合，进而做出预测。Bagging 在做预测时，对于分类任务使用简单的投票法，对于回归任务使用简单平均法。若分类预测时出现两个类票数一样的情况，则随机选择一个。

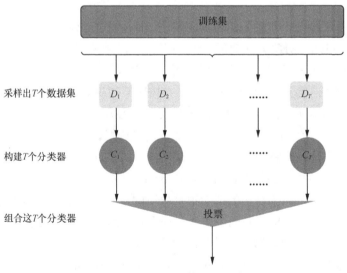

图 5-2 Bagging 的主要思路

从图 5-2 可以看出，Bagging 非常适合并行处理，这对于大数据量的任务非常有好处。之所以从原始数据集里采样出 T 个数据集，是希望能够产生 T 个不同的子集，这样训练出来的基分类器具有较大的差异，具有一定的多样性，有助于提升集成算法的最终性能。但是，不能让基分类器性能太差，如果对初始数据集采样时，采样出来的子集完全不相同，那么训练出来的基分类器性能会比较差，一般会对初始数据集进行有放回的采样。

假如初始数据集包含 m 个样本，每次采样 n 个样本且放回。采样结束后，初始数据集中有的样本在采样集中多次出现，有的样本则未出现。

提示	从偏差-方差分解的角度看，Bagging 主要关注降低方差。

5.1.2 Boosting

与 Bagging 能够并行处理不同，由于在各基学习器之间存在强依赖关系，Boosting 只能串行处理，即 Boosting 实际上是迭代学习的过程。Boosting 的工作机制为先从初始训练集中训练出一个基学习器，再根据基学习器的表现对训练样本分布进行调整（例如，增大被误分样本的权重，减小被正确分类样本的权重），使得先前基学习器做错的样本在后续的训练过程中受到更多关注，然后基于调整后的样本分布来训练下一个基学习器，如此重复，直到基学习器数目达到事先自定的值 T，然后将这 T 个基学习器进行加权结合（例如，错误率小的基学习器权重大，错误率大的基学习器权重小，这样做决策时，错误率小的基学习器影响更大）。Boosting 算法的典型代表有 AdaBoost 和 XGBoost。Boosting 算法可以用图 5-3 简略、形象地描述。

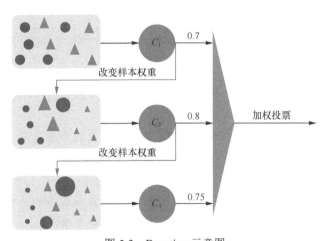

图 5-3 Boosting 示意图

提示	从偏差-方差分解的角度看，Boosting 主要关注降低偏差。

5.2　集成方法

对于集成方法，我们主要从**集成学习的结合策略**和增加**基学习器多样性的方法**两方面加以讲述。

5.2.1　集成学习的结合策略

简单来说，集成学习就是训练一堆基学习器，然后通过某种策略把各基学习器的结果进行合成，从而得到集成学习器的结果。下面我们认识一下常用的结合策略。

集成学习的结合策略一般有 3 种，包括平均法、投票法和学习法。这 3 种结合策略各有优劣，适合不同的集成学习情况。

（1）**平均法**。对于数值型的输出 $o_i(x)$，较为常见的结合策略是简单平均法，即

$$O(x) = \frac{1}{T}\sum_{i=1}^{T}o_i(x) \tag{5-1}$$

在某些特殊情况（通常是指基学习器之间差距过大）下，我们可以使用加权平均法，对若干个基学习器进行权重分配，即

$$O(x) = \sum_{i=1}^{T}w_io_i(x) \tag{5-2}$$

w_i 为各个基学习器的权重，且满足式（5-3），即

$$w_i > 0, \sum_{i=1}^{T}w_i = 1 \tag{5-3}$$

提示	平均法一般用于回归问题。加权平均法不一定会比平均法效果好，要根据具体情况而定。

（2）**投票法**。就分类问题而言，用得最多的是投票法。投票法分为绝对投票法、相对投票法和加权投票法。

- **绝对投票法**是指如果超过一半的基学习器分类输出的分类结果一致，则该结果为整合后的结果。但是这种方法在多分类问题中往往不能达到超过一半的先决条件，所以一般用于二分类任务。
- **相对投票法**是指根据基学习器分类输出的结果，票数最多的为整合后的结果。这种方法解决了绝对投票法的部分缺陷，一般用于多分类情况。
- **加权投票法**是指根据各个基学习器的结果和权重共同决定整合后的结果。这种方法用得较少，一般用于比较复杂的分类情况，且各分类结果往往可以转化成回归问题。

提示	如果投票法出现票数相等的情况，则随机选择一个。

（3）**学习法**。当数据很多时，一种更强大的策略是"学习法"，即与另一个学习器结合起来使用。学习法的典型代表为 Stacking——在 Stacking 中，我们将基学习器称为**初级学习器**，将用于结合的学习器称为**次学习器**或者**元学习器**。

Stacking 的主要思路是先将初始数据集分成训练集和测试集，利用训练集和测试集训练出初级学习器，将初级学习器对验证集的预测结果作为元学习器的训练集，将初级学习器对测试集的预测结果作为元学习器的测试集，将初始数据集的标签作为元学习器的标签，如图 5-4 所示。

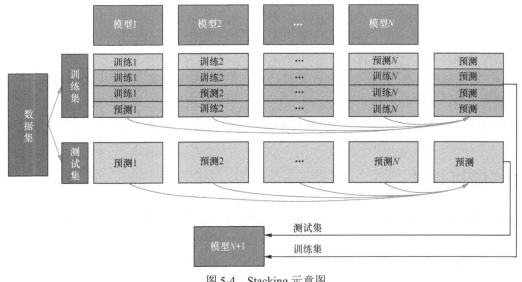

图 5-4　Stacking 示意图

注意	如图 5-4 所示，一般使用多折交叉验证的结果作为元学习器的特征，而不是初级学习器对训练集的预测结果。注意，图 5-4 所示的是四折交叉验证。

5.2.2　增加基学习器多样性的方法

在集成学习中，为了丰富基学习器的多样性，我们会增加模型或数据的多样性，达到提高模型泛化能力的目的。增加基学习器多样性的方法有数据样本扰动、输入属性扰动、输出表示扰动和算法参数扰动等。

（1）**数据样本扰动**。数据样本扰动主要指对数据集进行有选择的采样。例如，在 bagging 中的有放回的随机采样法，数据样本扰动对决策树、神经网络等对数据样本变化非常敏感的学习算法非常有效；但是对支持向量机、朴素贝叶斯、k 近邻这些对数据样本变化不敏感的算法没用，将此类算法作为基学习器进行集成时往往需要使用输入属性扰动等机制。

（2）**输入属性扰动**。输入属性扰动主要是针对数据集的特征进行有选择的采样。就是从样本的特征空间中产生不同的特征子集，这样训练出来的基学习器必然是不同的。在包含大量冗余属性的数据和特征子集中训练基学习器不仅能产生多样性大的个体，还会因属性数的减少而大幅节省时间开销，同时，由于冗余属性多，减少一些冗余属性后训练出来的基学习器性能也不会差。若数据只包含少量属性，或者冗余属性少，则不适合使用输入属性扰动法。

（3）**输出表示扰动**。输出表示扰动的基本思路是对输出表示进行操纵以增强多样性。例如，可对训练样本的标签稍作变动，如用"翻转法"随机改变一些训练样本的标记；也可以对输出表示进行转化，如用"输出调制法"将分类输出转化为回归输出后构建基学习器，这种方法很少见。

（4）**算法参数扰动**。算法参数扰动是指对同一基学习器通过算法参数调整构建若干个相似的基学习器。这种方法在深度学习中很常见，主要是神经网络有很多参数可以设置，不同的参数往往可以产生差别比较大的基学习器。

5.3　随机森林

随机森林是 Bagging 的一种，是在以决策树为基学习器构建 Bagging 集成的基础上，加入了输入属性扰动。随机森林的思想是，首先按照一定的比例随机选择训练集中的属性或者样本，构成新的训练集，对每个训练集利用决策树进行样本划分。最后将若干个决策树得到的结果通过一定的集成方法综合，得到样本的最终计算结果，如图 5-5 所示。这样使得基学习器之间差异程度更大，因此集成后的泛化性能更加强大。

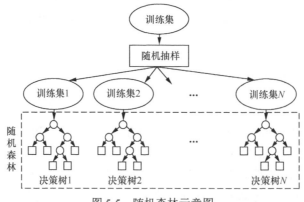

图 5-5　随机森林示意图

随机森林具有代码简单、计算速度快、利于并行、计算开销小、集成效果好和不易过拟合等优点，是集成学习中 Bagging 的代表算法。因为采用的是分类回归树（Classification and Regression Tree，CART），所以随机森林既可以用于分类任务，也可以用于回归任务。在做分类任务时，使用 CART 分类树作为基学习器，一般采用相对投票法的结果作为最终的预测结果；在做回归任务时，一般采用所有 CART 回归树预测结果的均值作为最终的预测结果。

近年来，有不少研究者使用随机森林算法解决医学医药上的问题。范昕等研究者为了预测黑加仑油软胶囊对治疗高血脂的效果，构建了随机森林模型，最终得到交叉验证和外部验证的 ROC 曲线的曲线下面积（AUC）分别为 0.827 和 0.857。再如，Chen 等研究者在中药数据库的基础上，采用基于网络药理学的方法（采用了深度学习方法和随机森林算法），探索了能够很好地与多个靶点对接的中药候选药物。Ru 等研究者为了鉴别细胞呼吸时电子传输的蛋白种类，构建随机森林算法并将其用于电子传递蛋白的识别——在 10 倍交叉验证下，敏感性、特异性和准确率分别超过 85%、80% 和 82%；在测试集中，F-measure、AUC 值和准确率分别超过 74%、95% 和 86%。

5.4　示例

本节将给出一个示例，介绍如何将随机森林算法应用于激酶抑制剂分类任务。

1. 创建随机森林示例

创建随机森林的示例代码如清单 5-1 所示。

清单 5-1　创建随机森林示例

```
1.    #导入库
2.    from sklearn.ensemble import RandomForestClassifier
3.    #实例化随机森林模型
4.    RF = RandomForestClassifier(n_estimators=100,
5.            criterion="squared_error",
6.            max_depth=None,
7.            min_samples_split=2,
8.            min_samples_leaf=1,
9.            min_weight_fraction_leaf=0.0,
10.           max_features="auto",
11.           max_leaf_nodes=None,
12.           bootstrap=True,
13.           oob_score=False,
14.           n_jobs=None,
15.           verbose=0,
16.           max_samples=None,
17.           )
```

上述代码中的参数均采用默认值。在实际的操作中，默认参数可以不定义。

（1）主要参数的作用如下。

- n_estimators：学习器的个数。该参数的默认值为 100。其值若设置得太小，则模型容易欠拟合；若设置得太大，则模型容易过拟合。也就是说，需要根据实际情况设置。
- criterion：CART 决策树进行特征划分时采用的评价标准。该参数通常选择默认评价标准 squared_error，也可以选择 mse、absolute_error、poisson。
- max_depth：树的最大深度。该参数的默认值为 None，表示节点扩展到所有叶子都是纯的或直到所有叶子都含有少于 min_samples_split 个样本。
- min_samples_split：该参数表示内部节点在划分时所需要的最小样本数，其默认值为 2。如果某节点的样本数小于设置的 min_samples_split 值，则不会继续分叉。
- min_samples_leaf：该参数表示叶节点的最小样本数，其默认值为 1。如果某叶节点中的样本数小于 min_samples_leaf 值，则会和兄弟节点一起被剪枝。如果样本数较大，则建议增大这个值。这可能有平滑模型的效果，尤其是在回归中。
- min_weight_fraction_leaf：叶节点所需的总权重的最小加权分数。当叶子的权重小于设置值时，假定分支权重相等。
- max_features：该参数表示划分时考虑的最大特征数，其默认值为 auto。可选项包括 auto、sqrt、log2、int 和 float。如果是 int，则在每次拆分时考虑 max_features 个特征。如果是 auto 或 None，则划分时考虑 n_features 个特征。如果是 sqrt，则划分时最多考虑 sqrt(n_features) 个特征。如果是 log2，则划分时最多考虑 $\log_2 n\_features$ 个特征。
- max_leaf_nodes：该参数表示最大叶节点数，其默认值为 None，即不限制最大叶节点数。如果特征数较多，则可以加以限制，以防过拟合。
- bootstrap：该参数表示是否使用部分数据构建决策树，其默认值为 True，如果设为 False，则使用全部数据构建决策树。
- oob_score：该参数表示是否采用袋外样本来评估模型的好坏，其默认值为 False。因为随机森林采样时可能会重复采样或者遗漏采样，所以遗漏的样本可以用来作为验证集辅助评估模型的好坏。
- n_jobs：该参数表示使用 CPU 核数，其默认值为 None，即使用 CPU 核数为 1。如果将其设置为 -1，则表示适用所有可用的 CPU 核数。
- verbose：该参数表示用于控制拟合和预测时的详细程度，其默认值为 0。
- max_samples: bootstrap。

（2）随机森林代码中属性的作用如下。

- feature_importances_：给出各个特征的重要程度，值越大，表示对应的特征越重要。
- estimators_：存放各个训练好的基学习器情况，是一个列表。
- n_features_：模型训练好时使用的特征数量。
- n_outputs_：模型训练好后输出的数目。

- oob_score_：模型训练好后使用训练集袋外样本验证得到的分数。
- oob_prediction_：训练好的模型对训练集袋外样本预测的结果。

（3）随机森林代码中方法的含义如下。

- apply(X)：获取样本 X 中各个样本在集成模型的各基学习器中的叶节点位置信息。
- fit(X_train，y_train)：在训练集上训练模型。
- score(X_test，y_test)：返回模型在测试集上的预测准确率。
- predict(X)：用训练好的模型预测数据 X，返回数据为预测数据对应的结果标签 y。
- predict_proba(X)：返回一个数组，数组的元素依次是预测数据 X 属于各个类别的概率。
- predict_log_proba(X)：返回一个数组，数组的元素依次是预测数据 X 属于各个类别的对数概率。

2. 在激酶抑制剂分类任务中应用随机森林算法

接下来，我们会采用决策树和随机森林两种算法对同一数据集进行预测，并观察模型的性能。这里用的是一份含有 2013 个样本激酶抑制剂质量情况的数据集。

数据集为 CSV 格式的文件，包含 2014 行 6 列（除去行号、列号，包含 2013 个样本、5 个特征）数据。为便于显示，我们对特征名进行替换，如表 5-1 所示。最终的数据如图 5-6 所示。

表 5-1　特征名的替换

特征名	替换名
r_desc_Average_connectivity_index_chi-2	feature0
r_desc_Maximal_electrotopological_negative_variation	feature1
r_desc_Second_Mohar	feature2
r_desc_Second_Zagreb_index_by_valence_vertex_degrees	feature3
r_qp_ACxDN^.5/SA	feature4

	feature0	feature1	feature2	feature3	feature4
0	0.293245	1.902150	7.867279	611.000000	0.021358
1	0.300698	6.693446	5.678195	347.777778	0.058341
2	0.274048	0.987404	4.915686	401.000000	0.009612
3	0.280079	1.899112	7.295805	650.000000	0.019622
4	0.287003	2.405486	3.201728	481.000000	0.022678
...	...	...	...	...	...
2008	0.283208	5.174158	3.261525	356.000000	0.024340
2009	0.279821	0.861883	3.539995	347.037037	0.008887
2010	0.270120	2.089367	4.400193	509.000000	0.012749
2011	0.269581	1.893247	6.029059	673.000000	0.019620
2012	0.284379	1.861145	4.676438	314.000000	0.008033

2013 rows × 5 columns

图 5-6　激酶抑制剂数据集（部分）

具体的代码如清单 5-2 所示。

清单 5-2　实战代码

```
1. #导入所需要的库
2. import pandas as pd
3. import numpy as np
4. import matplotlib.pyplot as plt
5. import matplotlib as matplot
6. import seaborn as sns
7. from sklearn.ensemble import RandomForestClassifier
8. from sklearn.datasets import fetch_openml
9. import joblib
10. from sklearn.model_selection import train_test_split
11. from sklearn import tree
12. import sklearn
13. #读取数据
14. df = pd.read_csv("kinase_selected.csv", delimiter = ',',header=0,index_col=0)
15. label = pd.read_csv('label_kinase_selected.csv', sep=',', )
16. #查看是否有缺失值
17. print(df.isnull().any())
18. #输出结果
19. # Unnamed: 0                                                    False
20. # r_desc_Average_connectivity_index_chi-2                      False
21. # r_desc_Maximal_electrotopological_negative_variation         False
22. # r_desc_Second_Mohar                                          False
23. # r_desc_Second_Zagreb_index_by_valence_vertex_degrees         False
24. # r_qp_ACxDN^.5/SA                                             False
25. feature_list = ['feature'+str(i) for i in range(5)]
26. feature_list = pd.array(feature_list)
27. #显示统计数据
28. print(df.describe())
29. #输出效果如图 5-7 所示
30. #相关性矩阵
31. corr = df.corr()
32. sns.heatmap(corr,xticklabels=feature_list,yticklabels=feature_list)
33. #输出如图 5-8 所示
34. print(corr)
35. from sklearn import preprocessing
36. from sklearn.preprocessing import OneHotEncoder, StandardScaler
37. le = preprocessing.LabelEncoder()
38. y=label.iloc[:,-1]
39. #print(y.shape)
40. #产生 X, y, 即特征值与目标值
41. dataset = df.values
42. X = dataset[:,:]
43. #lable encoder
44. y=le.fit_transform(y)
45. #将数据分为训练集和测试集
46. X_train, X_test, y_train, y_test = train_test_split(X, y, test_size
                                        =0.2, random_state=123, stratify=y)
47. #实例化
```

```
48. dtree = tree.DecisionTreeClassifier(
49.     criterion='entropy',
50.     max_depth=5, #定义树的深度，可以用来防止过拟合
51.     min_weight_fraction_leaf=0.005 #定义叶节点最少需要包含多少个样本
                                    (使用百分比表达)，防止过拟合
52. #训练
53. dtree = dtree.fit(X_train,y_train)
54. #输出结果
55. print("决策树: train score: ", dtree.score(X_train, y_train))
56. print("决策树: test score: ", dtree.score(X_test, y_test))
57. #获取特征重要性
58. importances = dtree.feature_importances_
59. #获取特征名称
60. feat_names = df.columns
61. #排序
62. indices = np.argsort(importances)[::-1]
63. #绘图
64. plt.figure(figsize=(10,6))
65. plt.title("Feature importances by Decision Tree")
66. plt.bar(range(len(indices)), importances[indices], color='lightblue',
                                            align="center")
67. # plt.step(range(len(indices)), np.cumsum(importances[indices]),
                                where='mid',label='Cumulative')
68. plt.xticks(range(len(indices)), feature_list[indices],fontsize=14)
69. plt.xlim([-1, len(indices)])
70. #输出结果
71. plt.show()
72. #实例化随机森林
73. rf = RandomForestClassifier(
74.     n_estimators=100,
75.     criterion='entropy',
76.     max_depth=7, #定义树的深度，可以用来防止过拟合
77.     min_samples_split=10, #定义至少多少个样本的情况下才继续分叉
78.     #min_weight_fraction_leaf=0.02 #定义叶节点最少需要包含多少个样本
                                    (使用百分比表达)，防止过拟合
79. #模型训练
80. rf.fit(X_train, y_train)
81. #输出结果
82. print("随机森林: train score: ", rf.score(X_train, y_train))
83. print("随机森林: test score: ", rf.score(X_test, y_test))
84. #特征的重要程度
85. importances = rf.feature_importances_
86. #特征名称
87. feat_names = df.columns
88. #排序
89. indices = np.argsort(importances)[::-1]
90. #绘图
91. plt.figure(figsize=(10,6))
92. plt.title("Feature importances by RandomForest")
```

```
93. plt.bar(range(len(indices)), importances[indices], color='lightblue',
                                              align="center")
94. # plt.step(range(len(indices)), np.cumsum(importances[indices]), where='mid',
                              label='Cumulative')
95. plt.xticks(range(len(indices)), feature_list[indices],fontsize=14)
96. plt.xlim([-1, len(indices)])
97. #输出结果
98. plt.show()
99. #保存模型
100. joblib.dump(dtree, "train_model_dtree.m")
101. #调用模型
102. clf = joblib.load("train_model_dtree.m")
103. #保存模型
104. joblib.dump(rf, "train_model_rf.m")
105. #调用模型
106. clf = joblib.load("train_model_rf.m")
```

激酶抑制剂数据集数据分布情况如图 5-7 所示。可以看到，这里显示了最值、中值和平均数等，可以帮助删除异常值、设置模型参数等。

	r_desc_Average_connectivity_index_chi-2	r_desc_Maximal_electrotopological_negative_variation	r_desc_Second_Mohar	r_desc_Second_Zagreb_index_by_valence_vertex_degrees	r_qp_ACxDN^.5/SA
count	2013.000000		2013.000000	2013.000000	2013.000000
mean	0.283138	2.493498	4.484718	421.260555	0.014486
std	0.010504	1.354086	1.353982	98.238761	0.006686
min	0.256289	0.525301	1.111708	114.740741	0.000000
25%	0.275712	1.724460	3.539995	353.000000	0.010305
50%	0.282482	2.022703	4.416706	415.000000	0.013929
75%	0.290212	2.684856	5.303147	477.000000	0.018248
max	0.325655	6.701957	16.528154	1040.666667	0.058340

图 5-7　激酶抑制剂数据集数据分布情况

通过图 5-8，我们可以观察到两个特征之间的关联性程度。利用 sns.heatmap()函数生成特征关联性对称矩阵。其中，主对角线上的值是特征和自身的关联性，值为 1。可以看到，对角线上的颜色块颜色比较浅，颜色最浅的是 feature2 和 feature3，由此可知，feature2 和 feature3 有很强的线性相关性。

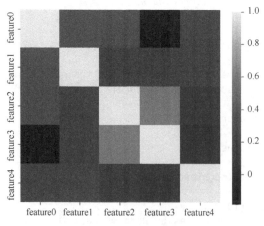

图 5-8　特征相关性图

采用决策树算法获得的特征重要性和采用随机森林算法获得的特征重要性如图 5-9 和图 5-10 所示。

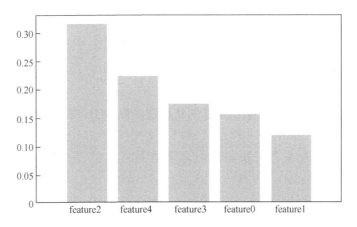

图 5-9 采用决策树算法获得的特征重要性

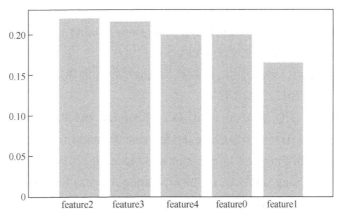

图 5-10 采用随机森林算法获得的特征重要性

对比图 5-9 和图 5-10 可以发现，决策树和随机森林的特征重要性有一些不同，虽然区别很小，但是可以让我们确定激酶抑制剂的分类和哪些特征相关，进而可以手动删除部分特征重要性比较低的特征，以提高模型的预测能力。

决策树和随机森林均能有效地进行激酶抑制剂分类，采取随机森林算法获得的结果比决策树略好（见表 5-2）。同时也说明，集成学习确实可以有效地提高模型的预测能力和泛化能力，能在一定程度上帮助我们训练模型。

表 5-2　损失情况

模型名称/损失	train_score	test_score
决策树（DT）	0.743	0.737
随机森林（RF）	0.808	0.769

5.5　参考资料

[1] 姚登举, 杨静, 詹晓娟. 基于随机森林的特征选择算法[J]. 吉林大学学报: 工学版, 2014, 44(1): 137-141.

[2] 李欣海. 随机森林模型在分类与回归分析中的应用[J]. 应用昆虫学报, 2013, 50(4): 1190-1197.

[3] 方匡南, 吴见彬, 朱建平, 等. 随机森林方法研究综述[J]. 统计与信息论坛, 2011, 26(3): 32-38.

[4] BIAU R, DEVROYE L P, LUGOSI B. Consistency of Random Forests and Other Averaging Classifiers [J]. Journal of Machine Learning Research, 2008, 9(1): 2015-2033.

[5] GEORGEP. Random forests with bagging and genetic algorithms coupled with least trimmed squares regression for soil moisture deficit using smos satellite soil moisture [J]. International Journal of Geo-Information, 2021, 10(8): 507.

[6] 范昕, 赵桂新, 孙萌, 等. 使用随机森林判别分析法预测黑加仑油胶囊治疗高血脂的效果[J]. 中医药信息, 2012, 29(4): 43-46.

[7] CHEN H Y, CHEN J Q, LI J Y, et al. Deep Learning and Random Forest Approach for Finding the Optimal Traditional Chinese Medicine Formula for Treatment of Alzheimer's Disease [J]. Journal of Chemical Information and Modeling, 2019, 59(4): 1605-1623.

[8] RU Xiaoqing, LI Lihong, ZOU Quan. Incorporating distance-based top-n-gram and random forest to identify electron transport proteins [J]. Journal of Proteome Research, 2019, 18(7): 2931-2939.

第 6 章 *k* 近邻算法

本章将介绍一个非常有效且易于掌握的机器学习算法——*k* 近邻算法。首先，探讨 *k* 近邻算法的基本理论，以及如何使用距离测量的方法分类物品；其次，使用 Python 从文本文件中导入并解析数据；最后，针对存在许多数据来源的情况，探索如何避免计算距离时可能碰到的一些常见错误。

6.1 *k* 近邻算法概述

k 近邻算法的工作原理是：存在一个样本数据集合（又称作训练样本集），并且样本集中每个数据都有标签（样本集中每一数据与所属分类的对应关系），输入没有标签的新数据后，将数据的每个特征与样本集中数据对应的特征加以比较，然后提取样本集中特征最相似数据（最近邻）的分类标签。一般来说，我们只选择样本数据集中前 *k* 个最相似的数据，这就是 *k* 近邻算法中 *k* 的出处，通常 *k* 是不大于 20 的整数，最后选择 *k* 个最相似数据中出现次数最多的分类，作为新数据的分类。

简单来说，*k* 近邻算法就是通过测量不同特征值之间的距离的方法进行分类。其优点是精度高、对异常值不敏感、无数据输入假定，其缺点则是计算复杂度高、空间复杂度高。*k* 近邻算法适用于数值型和标称型数据。

6.1.1 *k* 近邻算法

基于实例的学习方法中最基本的是 *k* 近邻算法。这个算法假定所有实例对应于 *n* 维空间 R^n 中的点。一个实例的最近邻是根据标准欧氏距离定义的。更精确地讲，把任意实例 *x* 表示为式（6-1）所示的特征向量，即

$$\left(\alpha_1(x), \alpha_2(x), \cdots, \alpha_n(x)\right) \tag{6-1}$$

其中，$\alpha_r(x)$ 表示实例 *x* 的第 *r* 个属性值。那么两个实例 x_i 和 x_j 间的距离定义为 $d(x_i, x_j)$，即

$$d(x_i, x_j) = \sqrt{\sum_{r=1}^{n} (\alpha_r(x_i) - \alpha_r(x_j))^2} \tag{6-2}$$

在最近邻学习中，目标函数值可以是离散值也可以是实值。先考虑学习一下形式的离散目标函数 $f : R^n \to V$。其中 V 是有限集合 $\{v_1, \cdots, v_s\}$。下面我们将介绍逼近离散目标函数的 *k* 近邻算法。

在训练算法中，对于每个训练样例 $\langle x, f(x) \rangle$，把这个样例加入列表 training_examples。而在分类算法中，给定一个要分类的查询实例 x_q，在 training_examples 中选出最靠近 x_q 的 *k* 个实例，并用 $x_1, \cdots, x_k$ 表示，即

$$\hat{f}(x_q) \leftarrow \mathop{\arg\max}_{v \in V} \sum_{i=1}^{k} \delta(v, f(x_i)) \tag{6-3}$$

如上所述，这个算法的返回值 $\hat{f}(x_q)$ 为对 $f(x_q)$ 的估计，它就是距离 x_q 最近的 *k* 个训练样例中最普遍的 f 值。如果我们选择 $k=1$，那么 "1 近邻算法" 就把 $f(x_i)$ 赋给 $\hat{f}(x_q)$，其中 x_i 是最靠近 x_q 的训练实例。对于较大的 *k* 值，这个算法返回前 *k* 个最靠近的训练实例中最普遍的值。

图 6-1 显示了一种简单情况下的 *k* 近邻算法，其中的实例是二维空间中的点，目标函数具有布尔值。图 6-1 中的左图画出了正反训练样例用 "+" 和 "−" 分别表示，并绘出了一个查询点 x_q。

k 近邻算法隐含考虑的假设空间 H 的特性是什么呢？注意，*k* 近邻算法从来不形成关于目标函数 f 的明确的一般假设 $\hat{f}$。它仅在需要时计算每个新查询实例的分类，然而，我们依然可以问：隐含的一般函数是什么？或者说，如果保持训练样例不变并用 X 中的每个可能实例查询算法，会得到什么样的分类？图 6-1 中的右图画出了 1 近邻算法在整个实例空间上导致的决策面形状。决策面是围绕每个训练样例的凸多边形的合并。对于每个训练样例，多边形指出一个查询点集合，它的分类完全由相应训练样例决定。在这个多边形外的查询点集合，它的分类也完全由相应训练样例决定。在这个多边形外的查询点更接近其他的训练样例。这种类型的图经常被称为这个训练样例集合的 Voronoi 图（Voronoi diagram）。Voronoi 图又称梯森多边形，可以理解为对空间的一种分割方式，一个梯森多边形内的任一点到本梯森多边形中心点的距离都小于到其他梯森多边形中心点的距离。

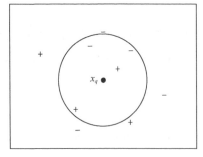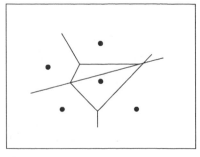

图 6-1　*k* 近邻算法

注意，1 近邻算法把 x_q 分类为正例，而 5 近邻算法把 x_q 分类为反例。

对前面的 k 近邻算法做简单的修改后，它就可被用于逼近连续值的目标函数。为了实现这一点，我们让算法计算 k 个最接近样例的平均值，而不是计算其中的最普通的值。更精确地讲，为了逼近一个实值目标函数 $f : R^n \rightarrow R$，我们只要把算法中的公式替换为

$$\hat{f}(x_q) \leftarrow \frac{\sum_{i=1}^{k} f(x_i)}{k} \qquad (6\text{-}4)$$

6.1.2 距离加权近邻算法

对 k 近邻算法的一个明显的改进是对 k 个近邻的贡献加权，根据它们相对查询点 x_q 的距离，将较大的权值赋给较近的近邻。例如，在前面的逼近目标函数的算法中，我们可以根据每个近邻与 x_q 的距离平方的倒数加权这个近邻的"选举权"。具体方法是用式（6-5）去取代逼近目标函数的算法中的公式，即

$$\hat{f}(x_q) \leftarrow \arg\max_{v \in V} \sum_{i=1}^{k} \omega_i \delta(v, f(x_i)) \qquad (6\text{-}5)$$

其中，$\omega_i \equiv \dfrac{1}{d(x_q, x_i)^2}$。

为了处理查询点 x_q 恰好匹配某个训练样例 x_i，从而导致分母 $d(x_q, x_i)^2$ 为 0 的情况，我们令 $\hat{f}(x_q)$ 等于 $f(x_i)$。如果有多个这样的训练样例，我们使用它们中占多数的分类。

我们也可以用类似的方式对实值目标函数进行距离加权，即用式（6-6）替换式（6-3）：

$$\hat{f}(x_q) \leftarrow \frac{\sum_{i=1}^{k} \omega_i f(x_i)}{\sum_{i=1}^{k} \omega_i} \qquad (6\text{-}6)$$

其中，ω_i 的定义与式（6-5）中相同。注意，式（6-6）中的分母是一个常量，它将不同权值的贡献归一化（例如，它保证如果对所有训练样例 x_i，有 $f(x_i) = c$，那么 $\hat{f}(x_q) \leftarrow c$）。

注意，以上 k 近邻算法的变体都只考虑 k 个近邻用分类查询点。如果使用按距离加权，那么允许所有训练样例影响 x_q 的分类并无不妥，因为非常远的实例对 $\hat{f}(x_q)$ 的影响很小。考虑所有样例的唯一不足是会使分类运行得更慢。如果分类一个新的查询实例时考虑所有的训练样例，我们称它为全局（global）法。如果仅考虑最靠近的训练样例，我们称它为局部（local）法。当式（6-6）的法则被应用为全局法时，它被称为 Shepard 法。

6.1.3　对 k 近邻算法的说明

按距离加权的 k 近邻算法是一种非常有效的归纳推理方法。它对训练数据中的噪声有很好的健壮性，而且当给定足够大的训练集合时也非常有效。注意，通过取 k 个近邻的加权平均，可以消除孤立的噪声样例的影响。

k 近邻算法的归属偏置是什么呢？通过分析图 6-1 中的示例，我们可以很容易地理解这种算法分类新查询实例的依据。它的归纳偏置用于假定：一个实例的分类 x_q 与在欧氏空间中它附近的实例的分类相似。

应用 k 近邻算法的一个实践问题是，实例间的距离是根据实例的所有属性（也就是包含实例的欧氏空间的所有坐标轴）计算的。这与那些只选择全部实例属性的一个子集的方法不同，例如决策树学习系统。为了解这种策略的影响，我们把 k 近邻算法应用到这样一个问题：每个实例由 20 个属性描述，但在这些属性中仅有两个与它的分类有关。在这种情况下，这两个相关属性的值一致的实例可能在这个 20 维的实例空间中相距很远。结果，依赖这 20 个属性的相似度量会误导 k 近邻算法的分类。近邻间的距离会被大量的不相关属性所支配。这种由于存在很多不相关属性所导致的难题，有时被称为维度灾难（curse of dimensionality）。近邻方法对这个问题特别敏感。

解决该问题的一个主要的方法是，当计算两个实例间的距离时，对每个属性加权。这相当于按比例缩放欧氏空间中的坐标轴，缩短对于不太相关的属性的坐标轴，拉长对应于更相关的属性的坐标轴。每个坐标轴应伸展的数量可以通过交叉验证的方法自动决定。具体做法如下：首先假定使用因子 Z_j 伸展（乘）第 i 个根坐标轴，选择 Z_j 的各个值 $z_1, \cdots, z_n$，以使学习算法的真实分类错误率最小化；其次，这个真实错误率可以使用交叉验证来估计。所以，这种算法随机选取现有数据的一个子集作为训练样例，然后决定 $z_1, \cdots, z_n$ 的值使剩余样例的分类错误率最小化。通过多次重复这个处理过程，可以使加权因子的估计更加准确。这种伸展坐标轴以优化 k 近邻算法的过程，提供了一种抑制无关属性影响的机制。

另一种更强有力的方法是从实例空间中完全消除不相关的属性。这等效于设置某个缩放因子 Z_j 为 0。Moore & Lee 讨论了有效的交叉验证方法，为 k 近邻算法选择相关的属性子集。确切来讲，他们探索了基于"留一法"（leave-one-out）的交叉验证。在这种方法中，m 个训练实例的集合以各种可能方式被分为 $m-1$ 个实例的训练集和 1 个实例的测试集。这种方法在 k 近邻算法中是容易实现的，因为每一次重新定义训练集时不需要额外的训练工作。注意，上面的两种方法都可以被看作以某个常量因子伸展坐标轴。另外一种可选的做法是使用一个在实例空间上变化的值伸展坐标轴。这样增加了算法重新定义距离度量的自由度，然而也增加了过拟合的风险。所以，局部伸展坐标轴的方法是不太常见的。

应用 k 近邻算法的另一个实践问题是如何建立高效的索引。因为这个算法推迟所有的处理，直至接收到一个新的查询，所以处理每个新查询可能需要大量的计算。目前已经开发了很多方法用来对存储的训练样例进行索引，以便在增加一定存储开销的情况下更高效地确定近邻。一种索引方法是 k-tree，它把实例存储在树的叶节点内，邻近的实例存储在同一个或附近的节点内。通过测试新查询 x_q 的选定属性，树的内部节点把查询 x_q 排列到相关的叶节点。

在关于近邻法和局部加权回归法的很多文献中，论著者使用了一些来自统计模式识别领域的术语。在阅读这些文献时，了解下列术语是很有帮助的。

- 回归（regression）的含义是逼近一个实数值的目标函数。
- 残差（residual）是逼近目标函数时的误差 $\hat{f}(x) - f(x)$。
- 核函数（kernel function）是一个距离函数，它用来决定每个训练样例的权值。换句话说，核函数就是使 $\omega_i = K(d(x_i, x_q))$ 的函数 k。

6.2　k近邻算法的实现

现在使用 k 近邻算法分类爱情片和动作片，如何确定它是爱情片还是动作片呢？我们可以使用 kNN 算法来解决这个问题。

首先我们需要总结这个未知电影存在多少个打斗镜头和接吻镜头，即使不知道未知电影属于哪种类型，我们也可以通过某种方法计算出来。首先计算未知电影与样本集中其他电影的距离。此处暂时不关心如何计算这些距离值，使用 Python 实现电影分类应用时，会提供具体的计算方法。

根据样本集中所有电影与未知电影的距离，按照距离递增排序，可以找到 k 个距离最近的电影，假定 k=3，k 近邻算法按照距离最近的 3 部电影的类型，决定未知电影的类型。本节主要讲解如何在实际环境中应用 k 近邻算法，同时涉及如何使用 Python 工具和相关的机器学习术语。我们使用 Python 语言开发 k 近邻算法的简单应用，用以检验算法使用的正确性。

k 近邻算法可以按照机器学习的算法进行，其中机器学习算法的一般流程如下。

（1）收集数据：可以使用任何方法。

（2）准备数据：距离计算所需要的数值，最好是结构化的数据格式。

（3）分析数据：可以使用任何方法。

（4）训练算法：此步骤不适用于 k 近邻算法。

（5）测试算法：计算错误率。

（6）使用算法：先输入样本数据和结构化的输出结果，然后运行 k 近邻算法判定输入数据分别属于哪个分类，最后对计算出的分类执行后续的处理。

6.2.1　准备：使用 Python 导入数据

首先，创建名为 KNN.py 的 Python 模块，本章使用的所有代码都在这个文件中。读者可以按照自己的习惯学习代码，既可以按照本书学习的进度，在自己创建的 Python 文件中编写代码，也可以直接从本书的源代码中复制 KNN.py 文件。推荐读者从头开始创建模块，按照学习的进度编写代码。

在构造完整的近邻算法之前，我们还需要编写一些基本的通用函数，在 KNN.py 文件中增加下面的代码：

清单 6-1　导入模块

```
1.    from numpy import *
2.    import operator
3.    def createDataSet ():
4.    group = array ( [ [1.0, 1.1], [1.0, 1.0], [0, 0], [0, 0.1] ] )
5.    labels = ['A', 'A', 'B', 'B']
6.    return group, labels
```

在上面的代码中，我们导入了两个模块：第一个是科学计算包 NumPy；第二个是运算符模块，k 近邻算法执行排序操作时使用这个模块提供的函数，后面我们将进一步介绍。

为了方便使用 createDataSet()函数（它创建数据集和标签），我们需要配置好 Python 环境，同时使用 PyCharm 集成开发环境。PyCharm 是带有一整套可以帮助用户在使用 Python 语言开发时提高其效率的工具。

为了测试创建好的 KNN 模块，打开 PyCharm 集成开发环境，创建 test.py 文件，在 test.py 文件中增加下面的代码：

清单 6-2　创建数据集和标签

```
1.    import KNN
2.    # 导入上面编辑的程序模块 KNN
3.    group, labels = KNN.createDataSet()
4.    print(group)
5.    # 输入变量的名字以检验是否正确地定义变量
6.    print(labels)
```

从得出的结果来看，有 4 组数据，每组数据有两个我们已知的属性或者特征值。上面的 group 矩阵每行包含一个不同的数据，我们可以把它想象为某个日志文件中不同的测量点或者入口。由于人类大脑的限制，我们通常只能可视化处理三维以下的事务。因此为了简单地实现数据可视化，对于每个数据点我们通常只使用两个特征。

向量 labels 包含了每个数据点的标签信息，labels 包含的元素个数等于 group 矩阵的行数。这里我们将数据点(1.0, 1.1)定义为类 A，数据点(0, 0.1)定义为类 B。为了说明方便，例子中的数值是任意选择的，并没有给出轴标签。目前，在坐标轴上有带类标签信息的 4 个数据点。

6.2.2 从文本文件中解析数据

本节使用清单 6-3 的函数运行 *k*NN 算法，为每组数据分类。这里首先给出 *k* 近邻算法的伪代码和实际的 Python 代码，然后详细地解释每行代码的含义。该函数的功能是使用 *k* 近邻算法将每组数据划分到某个类中，其伪代码如下。

对未知类别属性的数据集中的每个点依次执行以下操作：

- 计算已知类别数据集中的点与当前点之间的距离；
- 按照距离递增次序排序；
- 选取与当前点距离最小的 *k* 个点；
- 确定前 *k* 个点所在类别的出现频率；
- 返回前 *k* 个点出现频率最高的类别作为当前点的预测分类。

Python 函数 classify0() 如清单 6-3 所示。请将该清单加入 KNN.py 文件中。

清单 6-3 *k* 近邻算法

```
1.    def classify0(inX, dataset, labels, k):
2.        dataSetSize = dataset.shape[0]
3.        # 距离计算
4.        diffMat = tile(inX, (dataSetSize, 1)) - dataset
5.        sqDiffMat = diffMat**2
6.        sqDistances = sqDiffMat.sum(axis=1)
7.        distances = sqDistances**0.5
8.        sortedDistIndicies = distances.argsort()
9.        classCount = {}
10.       # 选择距离最小的 k 个点
11.       for i in range(k):
12.           voteIlabel = labels[sortedDistIndicies[i]]
13.           classCount[voteIlabel] = classCount.get(voteIlabel, 0) + 1
14.       # 排序
15.       sortedClassCount = sorted(classCount.items(), key=operator.
                            itemgetter(1), reverse=True)
16.       return sortedClassCount[0][0]
```

classify0() 函数有 4 个输入参数：用于分类的输入向量是 inX，输入的训练样本集为 dataset，标签向量为 labels，参数 *k* 表示用于选择近邻的数目，其中标签向量的元素数目和矩阵 dataset 的行数相同。清单 6-3 使用欧氏距离公式计算两个向量点 *xA* 和 *xB* 之间的距离。其数学表达式为

$$d = \sqrt{(xA_0 - xB_0)^2 + (xA_1 - xB_1)^2} \tag{6-7}$$

如果数据集存在 4 个特征值，那么点 (1,0,0,1) 与点 (7,6,9,4) 之间的距离计算为 $\sqrt{(7-1)^2 + (6-0)^2 + (9-0)^2 + (4-1)^2}$。计算完所有点之间的距离后，我们可以把数据按照从小到大的次序排序；然后确定前 *k* 个距离最小元素所在的主要分类，输入的 *k* 总是正整数；最后，在 classCount 字典中提取出一个元组列表，并使用 itemgetter() 方法，按照第二个元素

的次序对元组进行排序。此处的排序为逆序，即按照从最大到最小的次序排序，最后返回发生频率最高的元素标签。

为了测试数据所在的分类，我们可以在 test.py 文件中输入下列命令：

```
>>> print(KNN.classify0([0, 0], group, labels, 3))
```

输出结果应该是 B，你也可以将输入的[0,0]改变为其他值，测试程序的运行结果。

到现在为止，我们已经构造了第一个分类器，使用这个分类器可以完成很多分类任务。从这个实例出发，构造和使用分类算法将会更加容易。

6.2.3 如何测试分类器

上面我们已经使用 *k* 近邻算法构造了第一个分类器，可以用来检验分类器给出的答案是否符合我们的预期。读者可能会问：答案是否总是正确的？回答是否定的，分类器并不会得到完全正确的结果，我们可以使用多种方法检测分类器的正确率，并且不同的算法在不同数据集上的表现可能完全不同。此外分类器的性能也会受到多种因素的影响，如分类器的参数配置、数据集中数据的区分程度等。

为了测试分类器的效果，我们可以使用已知答案的数据，检验分类器给出的结果是否符合预期结果。通过大量的测试数据，我们可以得到分类器的错误率——分类器给出错误结果的次数除以测试执行的总数。错误率是常用的评估方法，主要用于评估分类器在某个数据集上的执行效果。完美分类器的错误率为 0，最差分类器的错误率是 1.0。读者可以在后面章节看到实际的例子。

6.2.2 节介绍的例子已经可以正常运行了，但是并没有太大的实际用处。在 6.3 节和 6.4 节中，我们将在现实世界中使用 *k* 近邻算法。首先，我们将使用 *k* 近邻算法改进约会网站的效果，然后使用 *k* 近邻算法改进手写识别系统。本书将使用手写识别系统的测试程序检测 *k* 近邻算法的效果。

6.3 示例：用 *k* 近邻算法改进约会网站的配对效果

本节将使用 *k* 近邻算法改进约会网站的配对效果。在本示例中，我们使用海伦在约会网站寻找约会对象的经典案例。尽管约会网站会推荐不同的人选，但她没有从中找到喜欢的人。经过一番总结，她发现交往过 3 种类型的人：不喜欢的人、魅力一般的人和极具魅力的人。

尽管发现了上述规律，但海伦依然无法将约会网站推荐的匹配对象归入恰当的分类。她觉得可以在周一到周五约会那些魅力一般的人，而周末则更喜欢与那些极具魅力的人为伴。

海伦希望我们的分类软件可以更好地帮助她将匹配对象划分到确切的分类中。此外，海伦还收集了一些约会网站未曾记录的数据信息，她认为这些数据更有助于匹配对象的归类。

在约会网站上使用 k 近邻算法，具体步骤如下所示。

- 收集数据：提供文本文件。
- 准备数据：使用 Python 解析文本文件。
- 分析数据：使用 Matplotlib 画二维扩散图。
- 测试算法：使用海伦提供的部分数据作为测试样本。测试样本和非测试样本的区别在于，测试样本是已经完成分类的数据，如果预测分类与实际分类不同，则标记为一个错误。
- 使用算法：产生简单的命令行程序，然后海伦可以输入一些特征数据以判断对方是否为自己喜欢的类型。

1. 准备数据：从文本文件中解析数据

海伦收集约会数据已有一段时间，她把这些数据存放在文本文件 datingTestSet.txt 中，每个样本数据占一行，共有 1000 行。海伦收集的样本主要包含以下 3 种特征：每年获得的飞行常客里程数、玩视频游戏所耗时间百分比和每周消费的冰淇淋数量。将这些特征数据输入分类器之前，必须将待处理数据的格式转化为分类器可以接收的格式。她在 KNN.py 中创建了名为 file2matrix() 的函数，以处理输入格式问题。该函数的输入为文件名字符串，输出为训练样本矩阵和类标签向量。将文本记录到转换 NumPy 的解析程序，如清单 6-4 所示。

清单 6-4　将文本记录到转换 NumPy 的解析程序

```
1.    def file2matrix(filename):
2.        fr = open(filename)
3.        arrayOLines = fr.readlines()
4.        #得到文件行数
5.        numberOfLines = len(arrayOLines)
6.        #创建返回的 NumPy 矩阵
7.        returnMat = zeros((numberOfLines, 3))
8.        classLabelVector = []
9.        index = 0
10.       #解析文件数据到列表
11.       for line in arrayOLines:
12.           line = line.strip()
13.           listFromLine = line.split('\t')
14.           returnMat[index,:] = listFromLine[0:3]
15.           classLabelVector.append(int(listFromLine[-1]))
16.           index += 1
17.       return returnMat, classLabelVector
```

从上面的代码可以看到，Python 处理文本文件非常容易。首先我们需要知道文本文件包含多少行——打开文件，得到文件的行数，然后创建以零填充的矩阵 NumPy（实际上，NumPy

是一个二维数组，这里暂时不用考虑其他用途）。为了简化处理，我们将该矩阵的另一维度设置为固定值 3，你可以按照自己的实际需求增加相应的代码以适应变化的输入值。循环处理文件中每行数据，首先使用函数 line.strip() 删除该数据头尾的所有空格和换行符，然后使用 tab 字符（\t）将上一步得到的整行数据分割成一个元素列表。接着，我们选取前 3 个元素，将它们存储到特征矩阵中。Python 语言可以使用索引值-1 表示列表中的最后一列元素，利用这种负索引，我们可以很方便地将列表的最后一列存储到向量 classLabelVector 中。注意，我们必须明确告知解释器列表中存储的元素值为整型，否则 Python 语言会将这些元素当作字符串处理。以前我们必须自己处理这些变量值类型的问题，现在完全可以把这些细节问题交给 NumPy 函数库来处理。

在 test.py 文件中输入下面的命令：

```
>>> from importlib  #可以放到文件开头的位置
>>> importlib.reload(KNN)
>>> datingDataMat, datingLabels = KNN.file2matrix('datingTestSet2.txt')
```

使用函数 file2matrix 读取文件数据，必须确保文件 datingTestSet2.txt 存储在工作目录中。此外，在执行这个函数之前，我们重新加载了 KNN.py 模块，以确保更新的内容可以生效，否则 Python 将继续使用上次加载的 KNN 模块。

成功导入 datingTestSet2.txt 文件中的数据之后，我们可以简单检查一下数据内容。在 test.py 文件中输入下面的代码以进行检查：

```
>>> print(datingDataMat)
>>> print(datingLabels[0:20])
```

完成上述工作后，我们需要了解数据的真实含义。我们可以直接浏览文本文件，但是这种方法不是很便利，为此会采用图形化方式更直观地展示数据。下面我们就用 Python 工具来图形化展示数据内容，以便辨识出一些数据模式。

提示	本章将大量使用 NumPy 数组，既可以直接在 Python 命令行环境中输入 from numpy import array 将其导入，也可以通过直接导入所有 NumPy 库内容来将其导入。NumPy 库提供的数组操作并不支持 Python 自带的数组类型，因此在编写代码时要注意不要使用错误的数组类型。

2. 分析数据：使用 Matplotlib 创建散点图

首先使用 Matplotlib 制作原始数据的散点图，在 test.py 文件中添加清单 6-5 所示的代码：

清单 6-5　制作原始数据的散点图

```
1.    import matplotlib
2.    import matplotlib.pyplot as plt
3.    fig = plt.figure()
```

```
4.    ax = fig.add_subplot(111)
5.    ax.scatter(datingDataMat[:,1], datingDataMat[:,2])
6.    plt.show()
```

运行上述代码，效果如图 6-2 所示。散点图使用 datingDataMat 矩阵的第二列数据、第三列数据分别表示特征值"玩视频游戏所耗时间百分比"和"每周所消费的冰淇淋数量"。

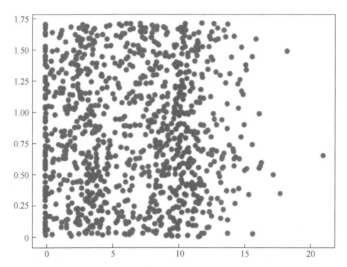

图 6-2　没有样本类别标签的约会数据散点图。难以辨识图中的点究竟属于哪个样本分类

在图 6-2 中，横坐标为玩视频游戏所耗时间百分比，纵坐标则为每周消费的冰淇淋数量。由于没有使用样本分类的特征值，我们很难从图 6-2 中看到任何有用的数据信息。一般来说，我们会采用色彩或其他记号来标记不同样本分类，以便更好地理解数据信息。Matplotlib 库提供的 scatter()函数支持个性化标记散点图上的点。重新输入上面的代码，调用 scatter()函数时使用下列参数：

```
>>> from numpy import *
>>> ax.scatter(datingDataMat[:, 1], datingDataMat[:, 2], 15.0 *array(datingLabels),
    15.0*array(datingLabels))
```

上述代码利用变量 datingLabels 存储的类标签属性，在散点图上绘制了色彩不等、尺寸不同的点。你可以看到一个与图 6-2 类似的散点图。因为图 6-3 利用颜色及尺寸标识了数据点的属性类别，所以我们基本上可以从图 6-3 中看到数据点所属 3 个样本分类的区域轮廓。

在本节中，我们学习了如何使用 Matplotlib 库图形化展示数据。图 6-3 使用了矩阵属性列 0 和 1 展示数据，虽然可以区别，但如果能采用不同的属性值可以得到更好的效果，能够清晰地标识出 3 个不同的样本分类区域，具有不同爱好的人的类别区域也不同。

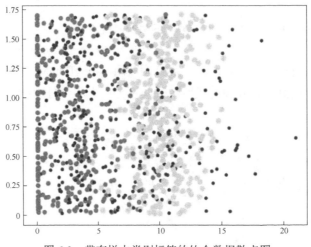

图 6-3 带有样本类别标签的约会数据散点图

3. 数据标准化：归一化数值

表 6-1 给出了提取的 4 组数据，如果想要计算样本 3 和样本 4 之间的距离，则可以通过

$$\sqrt{(0-67)^2+(20\,000-32\,000)^2+(1.1-0.1)^2}$$ 计算出。我们很容易发现，上面方程中数字差值

最大的属性对计算结果的影响最大，也就是说，每年获得的飞行常客里程数对于计算结果的
影响将远远大于表 6-1 中其他两个特征——玩视频游戏所耗时间百分比和每周消费的冰淇淋
数量——的影响。而产生这种现象的唯一原因，仅仅是因为飞行常客里程数远大于其他特征
值。但海伦认为这 3 种特征是同等重要的，因此作为 3 个等权重的特征之一，飞行常客里程
数并不应该如此严重地影响计算结果。

表 6-1 约会网站原始数据改进之后的样本数据

序号	玩视频游戏所耗时间百分比	每年获得的飞行常客里程数	每周消费的冰淇淋数量	样本分类
1	0.8	400	0.5	1
2	12.0	134 000	0.9	3
3	0.0	20 000	1.1	2
4	67.0	32 000	0.1	2

在处理这种不同取值范围的特征值时，我们通常采用的方法是将数值归一化，如将取值范围
处理为 0～1 或者-1～1。我们可以使用式（6-8）将任意取值范围的特征值转化为 0～1 的值：

$$newValue = (oldValue - min) / (max - min) \tag{6-8}$$

其中，min 和 max 分别是数据集中的最小特征值和最大特征值。虽然改变数值取值范围增加
了分类器的复杂度，但为了得到准确结果，我们必须这样做。我们需要在 KNN.py 文件中增加
一个新函数 autoNorm()（见清单 6-6），该函数可以自动将数字特征值转化为 0～1 的区间。

清单 6-6　函数 autoNorm()

```
1.    def autoNorm(dataSet):
2.        minVals = dataSet.min(0)
3.        maxVals = dataSet.max(0)
4.        ranges = maxVals - minVals
5.        normDataSet = zeros(shape(dataSet))
6.        m = dataSet.shape[0]
7.        normDataSet = dataSet - tile(minVals, (m,1))
8.        normDataSet = normDataSet/tile(ranges, (m,1))
9.        return normDataSet, ranges, minVals
```

在函数 autoNorm()中，我们将每列的最小值放在变量 minVals 中，将最大值放在变量 maxVals 中，其中 dataSet.min(0)中的参数 0 使得函数可以从列中选取最小值，而不是选取当前行的最小值。然后，函数计算可能的取值范围，并创建新的返回矩阵。正如前面给出的公式，为了归一化特征值，我们必须使用当前值减去最小值，然后除以取值范围。需要注意的是，特征值矩阵中有 1000×3 个值，而 minVals 和 ranges 的值都是 1×3。为了解决这个问题，我们使用 NumPy 库中的 tile()函数，其功能为以 tile()函数中原始数据为一个单位复制成 m 行 1 列，此时扩增后的矩阵形状与 dataSet 一致。

在 test.py 文件下，重新加载 KNN.py 模块，执行 autoNorm()函数，检测函数的执行结果如下：

```
>>> importlib.reload(KNN)
>>> normMat, ranges, minVals = KNN.autoNorm(datingDataMat)
>>> print(normMat)
>>> print(ranges)
>>> print(minVals)
```

这里我们也可以只返回 normMat 矩阵。

4. 测试算法：作为完整程序验证分类器

我们已经按照需求对数据做了处理，接下来将测试分类器的效果，如果分类器的正确率满足要求，海伦就可以用这个软件来处理约会网站提供的约会名单了。要评估算法的正确率，通常我们只提供已有数据的 90%作为训练样本来训练分类器，而用其余 10%的数据去测试分类器的正确率。注意，10%的测试数据应该是随机选择的，因为海伦提供的数据并没有按照特定的顺序排序，所以我们可以随意选择 10%的数据而不影响其随机性。

前文提到，可以使用错误率来评估分类器的性能。对于分类器来说，错误率就是分类器给出错误结果的次数除以测试数据的总数，完美分类器的错误率为 0，而错误率为 1.0 的分类器不会给出正确的分类结果。我们会在代码里定义一个计数器变量，每次分类器错误地分类数据，计数器就会加 1，程序执行完成之后计数器的结果除以数据点总数得出的结果就是错误率。为了测试分类器的效果，我们在 KNN.py 文件中增加函数 datingClassTest()（见清单 6-7）的代码。该函数是自包含的，在 Python 运行环境中可以随时使用该函数测试分类器的效果。

清单 6-7　制作原始数据的散点图

```
1.    def datingClassTest():
2.        hoRatio = 0.10          #预留出 10%的数据
3.        datingDataMat,datingLabels = file2matrix('datingTestSet2.txt')
                                    #导入文件
4.        normMat, ranges, minVals = autoNorm(datingDataMat)
5.        m = normMat.shape[0]
6.        numTestVecs = int(m*hoRatio)
7.        errorCount = 0.0
8.        for i in range(numTestVecs):
9.            classifierResult = classify0(normMat[i,:],normMat[numTestVecs:m,:],
                          datingLabels[numTestVecs:m],3)#此处使用 k = 3
10.           print("the classifier came back with: %d, the real answer is: %d" %
                  (classifierResult, datingLabels[i]))
11.           if (classifierResult != datingLabels[i]): errorCount += 1.0
12.       print("the total error rate is: %f" % (errorCount/float(numTestVecs)))
13.       print(errorCount)
```

　　函数 datingClassTest()首先使用了 file2matrix()和 autoNorm()函数从文件中读取数据并将其转换为归一化特征值；接着计算测试向量的数量，此步决定了 normMat 向量中哪些数据用于测试，哪些数据用于分类器的训练样本；然后将这两部分数据输入原始 KNN 分类器函数 classify0()；最后，函数计算错误率并输出结果。注意，此处我们使用原始分类器。虽然本章花费了大量的篇幅在讲解如何处理数据，如何将数据改造为分类器可以使用的特征值，但是得到可靠的数据同样重要。

　　在 test.py 文件下重新加载 KNN 模块，并输入 KNN.datingClassTest()，执行分类器测试程序，我们将得到对应的输出结果：

```
>>> print(KNN.datingClassTest())
the classifier came back with: 3, the real answer is: 3
the classifier came back with: 2, the real answer is: 2

......
the classifier came back with: 2, the real answer is: 1
the classifier came back with: 2, the real answer is: 2
the classifier came back with: 1, the real answer is: 1
the classifier came back with: 1, the real answer is: 1
the classifier came back with: 2, the real answer is: 2
```

　　分类器处理约会数据集的完全错误率是 0.6%，这就是一个相当不错的结果。我们可以改变函数 datingClassTest()内的变量 hoRatio 和变量 k 的值，检测错误率是否随着变量值的变化而增加。依赖于分类算法、数据集和程序设置，分类器的输出结果可能有很大的不同。

　　这个例子表明我们可以正确地预测分类，错误率仅仅是 0.6%。海伦完全可以输入未知对象的属性信息，由分类软件来帮助她判定某一对象的可交往程度——讨厌、一般喜欢、非常喜欢。

5. 使用算法：构建完整可用系统

上面我们已经使用数据对分类器进行了测试，现在可以使用这个分类器来对人群进行分类。我们会给海伦一小段程序，通过该程序海伦会在约会网站上找到某个人并输入他的信息。程序会给出她对对方喜欢程度的预测值。

将下列代码加入 KNN.py 并重新载入 KNN。

清单 6-8　约会网站预测函数

```
1.   def classifyPerson():
2.       resultList = ['not at all', 'in small doses', 'in large doses']
3.       percentTats = float(raw_input(\
4.                       "percentage of time spent playing video games?"))
5.       ffMiles = float(raw_input("frequent flier miles earned per year?"))
6.       iceCream = float(raw_input("liters of ice cream consumed per year?"))
7.       datingDataMat, datingLabels = file2matrix('datingTestSet2.txt')
8.       normMat, ranges, minVals = autoNorm(datingDataMat)
9.       inArr = array([ffMiles, percentTats, iceCream])
10.      classifierResult = classify0((inArr - \
11.                      minVals)/ranges, normMat, datingLabels, 3)
12.      print "You will probably like this person: ",\
13.              resultList[classifierResult - 1]
```

上述清单中的大部分代码我们在前面都见过。唯一新加入的代码是函数 raw_input()。该函数允许用户输入文本行命令并返回用户所输入的命令。为了解程序的实际运行效果，输入如下命令：

```
>>> print(KNN.classifyPerson())
```

目前为止，我们已经看到了如何在数据上构建分类器，这里所有的数据看起来都很容易理解。但是如何在人不太容易看懂的数据上使用分类器呢？这是一个需要解决的问题。

6.4　示例：手写识别系统

在本节中，我们将逐步地构造使用 k 近邻分类器的手写识别系统。这里构造的系统只能识别数字 0～9，需要识别的数字已经使用图形处理软件处理成具有相同的色彩和大小，尽管采用文本格式存储图像不能有效地利用内存空间，但是为了方便理解，我们还是将图像转换为文本格式。其中一个样例如图 6-4 所示。

使用 k 近邻算法实现手写识别系统的步骤如下。

● 收集数据：提供文本文件。

● 准备数据：编写函数 classify0()，将图像格式转换为分类器使用的 list 格式。

● 分析数据：在 Python 命令提示符中检查数据，确保它符合要求。

- 测试算法：编写函数使用提供的部分数据集作为测试样本，测试样本与非测试样本的区别在于测试样本是已经完成分类的数据，如果预测分类与实际类别不同，则标记为一个错误。

- 使用算法：本例没有完成此步骤，若你感兴趣，可以构建完整的应用程序，从图像中提取数字，并完成数字识别。

1. 准备数据：将图像转换为测试向量

目录 trainingDigits 包含大约 2000 个例子，每个例子如图 6-4 所示，每个数字大约有 200 个样本，而目录 testDigits 中有大约 900 个测试数据。我们使用目录 trainingDigits 中的数据训练分类器，使用目录 testDigits 中的数据测试分类器。两组数据没有覆盖，你可以检查一下这些文件夹中的文件是否符合要求。

为了使用前面两个例子的分类器，我们必须将图像格式化处理为一个向量。我们首先编写一段函数 img2vector()，将图像转换为向量。该函数创建 1×1024 的 NumPy 数组，然后打开给定的文件，循环读出文件的前 32 行，并将每行的前 32 个字符值存储在 NumPy 数组中，最后返回数组，如清单 6-9 所示。

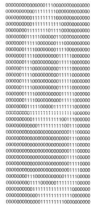

图 6-4　手写数字数据集的例子

清单 6-9　将图像转换为向量

```
1.   def img2vector(filename):
2.       returnVect = zeros((1,1024))
3.       fr = open(filename)
4.       for i in range(32):
5.           lineStr = fr.readline()
6.           for j in range(32):
7.               returnVect[0,32*i+j] = int(lineStr[j])
8.       return returnVect
```

将上述代码输入 KNN.py 文件中，在 test.py 文件中写入下列命令来测试 img2vector()，然后与文本编辑器打开的文件进行比较：

```
>>> testVector = KNN.img2vector('testDigits/0_13.txt ')
>>> print(testVector[0,0:31])
>>> print(testVector[0,32:63])
```

2. 测试算法：使用 *k* 近邻算法识别手写数字

上面我们已经将数据处理成分类器可以识别的格式，这里我们将这些数据输入分类器，检测分类器的执行效果。清单 6-10 所示的自包含函数 handwritingClassTest() 是测试分类器的代码，需要将其写入 KNN.py 文件中。在写入这些代码之前，将代码 from os import listdir 写入文件的起始部分，这段代码的主要功能是从 os 模块中导入函数 listdir，它可以列出给定目录的文件名。

清单 6-10　手写数字识别系统的测试代码

```
1.    def handwritingClassTest():
2.        hwLabels = []
3.        trainingFileList = listdir('trainingDigits')    #导入数据集
4.        m = len(trainingFileList)
5.        trainingMat = zeros((m,1024))
6.        for i in range(m):
7.            fileNameStr = trainingFileList[i]
8.            fileStr = fileNameStr.split('.')[0]          #去除字符.txt
9.            classNumStr = int(fileStr.split('_')[0])
10.           hwLabels.append(classNumStr)
11.           trainingMat[i,:] = img2vector('trainingDigits/%s' % fileNameStr)
12.       testFileList = listdir('testDigits')           #测试集
13.       errorCount = 0.0
14.       mTest = len(testFileList)
15.       for i in range(mTest):
16.           fileNameStr = testFileList[i]
17.           fileStr = fileNameStr.split('.')[0]          #去除字符.txt
18.           classNumStr = int(fileStr.split('_')[0])
19.           vectorUnderTest = img2vector('testDigits/%s' % fileNameStr)
20.           classifierResult = classify0(vectorUnderTest, trainingMat, hwLabels, 3)
21.           print("the classifier came back with: %d, the real answer is: %d" %
                   (classifierResult, classNumStr))
22.           if (classifierResult != classNumStr): errorCount += 1.0
23.       print("\nthe total number of errors is: %d" % errorCount)
24.       print("\nthe total error rate is: %f" % (errorCount/float(mTest)))
```

在清单 6-10 中，将 trainingDigits 目录中的文件内容存储在列表中，然后可以得到目录中有多少文件，并将其存储在变量 m 中。接着，代码创建一个 m 行 1024 列的训练矩阵，该矩阵的每行数据存储一个图像。我们可以从文件名中解析出分类数字。该目录下的文件按照规则命名，如文件 9_45.txt 的分类是 9，它是数字 9 的第 45 个实例。然后我们可以将类代码存储在 hwLabels 向量中，使用前面讨论的 img2vector() 函数载入图像。在下一步中，我们对 testDigits 目录中的文件执行相似的操作，不同之处是我们并不将这个目录下的文件载入矩阵中，而是使用 classify0() 函数测试该目录下的每个文件。因为文件中的值已经在 0 和 1 之间，所以不需要使用之前的 autoNorm() 函数。

我们在 test.py 文件中写入下面的代码，以测试该函数的输出结果。依赖于机器速度，加载数据集可能需要花费很长时间，然后函数开始依次测试每个文件。

```
>>> print(KNN.handwritingClassTest())
```

k 近邻算法识别手写数字数据集的错误率为 1.1%。改变变量 k 的值、修改函数 handwritingClassTest()、随机选取训练样本、改变训练样本的数目，都会对 k 近邻算法的错误率产生影响，感兴趣的读者可以改变这些变量值，观察错误率的变化。

实际使用 k 近邻算法时，其执行效率并不高。因为算法需要为每个测试向量做 2000 次距离计算，每个距离计算包括 1024 个维度的浮点运算，总计要执行 900 次，并且需要为测试向量准备 2 MB 的存储空间。如何减少存储空间和计算时间的开销是一个必须考虑的问题。

虽然 *k* 近邻算法的优点非常明显，但其仍有不可忽视的缺点，例如，当数据集非常庞大的时候，计算会非常耗时，其时间和空间复杂度都很高。针对这一缺点，许多专家、学者都提出了改进的算法，例如模糊 *k* 近邻算法，该方法适用于数据量非常庞大的数据集。它可以正确界定分类问题的实例和类关系表现的机制，基于模糊 *k* 近邻算法两个关键参数的多项选择表示：一个用于隶属函数的定义；另一个用于分类规则。该算法提高了分类的准确性，缩短了分类时间，明显优于传统的 *k* 近邻算法。

k 近邻算法在一些问题的处理和分类上，无法为不可见的实例确定标签集。对于这一缺点的改进，主要有多标签学习 *k* 近邻算法。对于每个看不见的实例，它在训练集中的 *k* 最近的邻居都是第一个被识别的，在此之后，根据这些相邻实例的标签集获得的统计信息，即每个可能类的相邻实例的数量，最大限度地利用后面的 MAP 原则来确定未被发现的实例的标签集。该算法在一些已建立的多标签学习 *k* 近邻算法中取得了十分优异的性能。

k 近邻算法基于支持向量机模型，利用欧氏距离或余弦距离来度量样本的距离，但权重不变，这与实际情况不符。针对这一缺点的改进是使用加权 *k* 近邻算法。该算法根据样本点之间的距离来分配权重，权重的大小随距离的减小而增加。与标准 *k* 近邻算法相比，权重的引入提高了分类性能，因为训练样本更接近对象，所以它们更可能被分在一类中。因此，通常情况下加权 *k* 近邻算法的分类准确度比传统的 *k* 近邻算法要好很多。

传统的 *k* 近邻算法在相似度测量上以及亲和力方面仍有许多不足之处。改进后的 *k* 近邻算法设计了一种基于新的亲和距离函数的相似度测量函数，提出 *k* 近邻算法实现附近水平学习而构建的功能，也就是说，接近的距离和相似度函数，它也可以被归类为一个局部自适应的 *k* 近邻算法。上述修改对算法性能的影响很大，实验结果表明，该方法优于 *k* 近邻算法的一些知名的变体。

在移动的计算环境中，所有的移动用户在网络中的一个指定时间持续监控 *k* 近邻算法的结果是一种空间查询，这就带来了一个问题：一个节点的单个运动可能导致几个用户不得不重新计算他们的 *k* 近邻算法的结果。针对这一点，痛点区域的移动用户使用四叉树索引来对 *k* 近邻算法进行改进，为维护开销，研究人员提出了一种新的反向 *k* 近邻技术，这有助于快速确定这些节点中的每一个合适的搜索半径，便于查询结果的连续检测。

此外，针对不同的实际问题，还有许多 *k* 近邻算法与其他算法相融合的改进，这些改进都提高了传统的 *k* 近邻算法的性能，降低了其时间和空间复杂度，为各种分类问题提供了思路和解决方法，值得学习和研究。

6.5　参考资料

[1]　毋雪雁，王水花，张煜东. K 最近邻算法理论与应用综述[J]. 计算机工程与应用 2017，53(21): 7.

[2] 经海东. 基于 Voronoi 图的空间数据 k-最近邻查询技术的研究[D]. 哈尔滨理工大学, 2016.

[3] GAO Feng. Fast k-Nearest-Neighbors Calculation for Interpolation of Radar Reflectivity Field [J]. Journal of atmospheric and oceanic technology, 2009, 26(7): 1410-1414.

[4] 陆凯, 徐华. 基于最近邻距离权重的 ML-KNN 算法[J]. 计算机应用研究, 2020, 37(4): 4.

[5] 刘海燕. 基于决策树分类算法的学习成绩分析系统的设计与实现[D]. 电子科技大学, 2011.

[6] LIU X, TAO X, DUAN Y, et al. k-NN Based Bypass Entropy and Mutual Information Estimation for Incremental Remote-Sensing Image Compressibility Evaluation [J]. China Communications, 2017, 14(8): 9.

[7] 于化龙, 倪军, 徐森. 基于留一交叉验证的类不平衡危害预评估策略[J]. 小型微型计算机系统, 2012, 33(10):6.

[8] MINDER L, SINCLAIR A. The extended k-tree algorithm[J]. journal of cryptology, 2012, 25(2): 349-382.

[9] 马宏兴. 基于 k 近邻准则的若干模式分类方法研究[D]. 陕西师范大学, 2018.

[10] 霍凯旋. 基于灰度图像和近邻传播算法的变压器局部放电模式识别研究[D]. 山东大学, 2019.

第 7 章　神经网络

人工神经网络（Artificial Neural Network，ANN），以下简称神经网络（Neural Network，NN），这是机器学习的一种重要算法，也是奠定深度学习发展的基础算法。

神经网络的演化之路十分曲折，其中有几个对其影响深远的重要事件。1943 年，生理学家 W. S. McCulloch 和数学家 W. A. Pitts 提出神经元的数学模型 M-P 模型，这是按照生物神经元的结构和工作原理构造出来的一个抽象和简化了的模型。1958 年，计算机科学家 Frank Rosenblatt 提出了一个具有学习算法的人工神经网络——感知机，通过感知机可以解决一些线性可分问题。感知机的理论模型使用了 M-P 模型，并且拥有一套简单可行的学习算法。1982 年，John Hopfield 提出了一种新型的神经网络，这是一种全连接的神经网络，具有自联想和记忆功能，并且易于用硬件实现。这使得几经沉寂的神经网络重获新生。1986 年，Rumelhart 和 McCLelland 提出了 BP 神经网络，这是一种按误差逆传播算法训练的多层前馈网络，是目前应用最广泛的神经网络模型之一。

近年来，随着计算机硬件和大数据的快速发展，神经网络在语音识别、图像识别、模式识别、智慧医疗、药物设计等领域取得了显著的成果。

7.1　生物神经元对人工神经元的启发

生物神经网络是一个由数亿个神经元相互连接组成的复杂网络。人类的思考过程大致可以看成是，人的感知器官接收到的生物信号经过这复杂网络的计算，最终得到人想要的答案并做出反应。神经元又叫神经细胞，是一种高度分化的细胞，是神经系统的基本结构和功能单位之一，具有感受刺激和传导信号的功能。从图 7-1 中可以观察到，神经元由细胞体和突起两部分组成。其中突起分为树突和轴突，用于接收信息的树突较多，用于传递信息的轴突一般只有一条，末端有许多分支，信息的整合处理则是由细胞体来完成。神经元的工作流程为，其他多个神经元传递来的生物电位信号通过树突传入，经过细胞体整合计算，当众多电位整合后达到电位阈值时，触发一定强度的信号经轴突传出该神经元并传递给其他与之相关的神经元，神经元之间的信号传递越频繁则它们之间联系越紧密。若整合后的电位未达到阈值，则无信号从该神经元传出，并且前后神经元之间的联系便因此有所减弱。

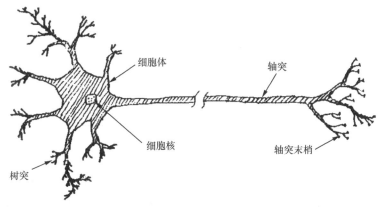

图 7-1　神经元结构示意图

生物神经元各部分的主要功能见表 7-1。

表 7-1　生物神经元各部分的主要功能

名称	主要功能
树突	输入单元：接收生物信号或其他与之相连的多个神经元的传递信号
细胞体	处理单元：整合所有输入树突的信号，如果信号突破兴奋阈值，则输出一个兴奋信号；反之，则输出一个抑制信号
轴突	输出单元：将细胞体输出的一个兴奋或抑制信号通过树状末梢传递给与轴突连接的其他神经元

受到生物神经网络的启发，人工智能研究者们希望构建出类似生物神经网络的算法，旨在模拟人脑学习过程，能从一些特征中学习并总结规律，达到能对熟悉的特征做出较为准确反应的能力。就这样，人工神经网络的概念应运而生。

人工神经网络从信息处理的角度对生物神经网络进行抽象，以人工神经元（简称神经元）为单位按照一定的连接方式建立某种简单的模型。M-P 神经元模型是按照生物神经元的结构和工作原理构造出来的一个抽象和简化了的模型，如图 7-2 所示，由 Warren McCulloch 和 Walter Pitts 于 1943 年提出，表 7-2 为 M-P 神经元模型图中所涉及的符号及含义。

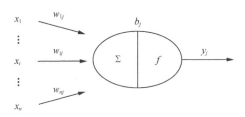

图 7-2　M-P 神经元模型

表 7-2　M-P 神经元模型图中符号及含义

符号	含义
$x_1, x_2, \cdots, x_n$	第 1~n 个输入信号
$w_{1j}, w_{2j}, \cdots, w_{nj}$	第 j 个神经元上与第 1~n 个输入对应的权重值，模拟生物神经元之间的连接强度
Σ	加权信号值的累加求和
b_j	第 j 个神经元上的阈值（偏置），模拟生物神经元的兴奋阈值
$f(\cdot)$	第 j 个神经元的激活函数，调整输出信号强度，具有归一化的作用
y_j	第 j 个神经元最终的输出信号

两边的箭头分别模拟生物神经元的树突（输入单元）和轴突（输出单元），中间的椭圆模拟生物神经元的细胞体（处理单元）。M-P 模型的工作流程：神经元接收其他 n 个神经元的输入信号，这些输入信号经过加权后累加求和，将结果与阈值 b 比较，然后经过激活函数处理得到神经元输出 y_j，其表达式为

$$y_j = f\left(\sum_{i=1}^{n} (w_{ij} x_i + b_j) \right) \tag{7-1}$$

通俗来讲，激活函数的作用是由激活函数计算决定是否从该神经元传出信息和决定传出多少信息。

7.2　生物神经网络与人工神经网络的主要区别

迄今为止，任何一个神经网络的复杂程度都无法与人脑的神经网络相匹敌，更何况科学家们关于生物神经网络仍有许多无法解释的难题。例如，人工神经网络可以像生物神经网络一样用数亿个神经元组成，但它无法模仿生物神经网络那种无规则、难以解释的网络结构，因为难以结合现有的技术手段让那种"杂乱"的结构运行起来。

又如，人脑获取信息一般通过感知器官这种统一的入口汇入神经网络中进行处理，最终让人产生意识和反应。这也就意味着，人一生中大大小小的许多学习任务都是通过这一复杂的神经网络系统实现的，并且能够自主地学会。相比之下，人工神经网络通常难以完成多个学习任务，往往只能对一类学习任务训练出比较理想的效果而很难兼顾实现其他任务，并且在神经网络构造之初，研究员必须将其中的神经元排列和算法配置好。由此可见，人工神经网络的智能明显"底气不足"。

生物神经网络的复杂性还体现在它具有很强的容错能力。每天大脑中会有大量的神经细胞正常死亡，但这并不影响大脑正常的功能，并且大脑因受到局部损伤引发的某些功能衰退，也可能会逐渐恢复。人工神经网络在设计完成后，其中每一个神经元正常情况下在整个神经网络运行中都起着关键作用。一个神经元的失效可能会影响整个神经网络的训练效果，甚至

会导致整个神经网络的崩溃。

此外，生物神经网络与人工神经网络在连接结构和学习方式方面也有着明显的不同。

人类通过训练掌握一门知识，原理是相关学习特征通过感知器官传入神经网络，此时神经网络中的神经元是比较混乱的，有的之间没有联系，有的之间存在或强烈或微弱的联系，神经网络通过学习特征不断地调节神经元之间的联系（如建立新的联系、削弱或加强原有联系、删除联系等），最终让与该学习相关的神经网络部分达到一个稳定的状态，也就是人类此时对该项技能有了比较稳定的认知。人在学习中，不可避免地会对知识产生错误的认知，但生物神经网络的纠错机制在于继续学习相关知识并且继续调节神经网络结构使其重新达到稳定状态。这样，人类对一门知识的学习过程就完成了。当他遇到与这门知识相关的问题时，只要提取问题中与知识相关的关键特征，通过神经网络便能很快做出反应。

人工神经网络在训练一项任务前，研究者必须设计好神经网络的架构和算法。神经网络的架构包括神经元之间的排列方式和连接结构，这与生物神经网络中神经元之间的排列和连接结构的"杂乱"有着显著差别。人工神经网络中神经元一般是按层排列，因此我们将排列在一层的神经元整体叫作"神经网络层"。人们按照网络层的分布位置将其分为 3 种类别：输入层、隐藏层和输出层。神经网络相邻网络层的神经元之间相互连接，同一网络层的神经元一般不连接，不相邻网络层的神经元有时会相互连接。研究者要提前设计好神经网络的算法，包括该神经网络某一网络层选择什么样的激活函数、该神经网络配置哪种优化算法等。

人工神经网络的运行流程是这样的：一组特征通过输入神经元进入神经网络，特征经过网络层的逐层运算最终通过输出神经元输出结果。这个过程只能叫作运行或前向传播，而不能叫作学习或训练，因为整个流程中神经网络内各个参数并没有因为特征数据而改变。

人工神经网络的训练是通过它的"纠错机制"来实现的，叫作"反向传播"。通俗来讲，特征经过神经网络算法输出的结果与真实结果产生误差时，算法会对误差值进行计算，然后通过反向传播将误差值反馈到隐藏层进行参数调整。不断重复此步骤，直到得出与预期相符的结果。

7.3 前馈神经网络

前馈神经网络是人工智能领域中最早发明并使用的简单神经网络类型，也是目前应用广泛、发展较为迅速的神经网络之一。前馈神经网络中各个神经元按照层次结构排列，相邻层之间的神经元相互连接，前一层神经元的输出作为下一层神经元的输入，层内之间的神经元没有任何连接，并且整个神经网络的拓扑结构中不存在环路或者回路。

前馈神经网络的网络结构如图 7-3 所示，它由 3 部分组成。

（1）输入层（input layer）：位于第 1 层，用于输入数据。

（2）隐藏层（hidden layer）：位于输入层与输出层之间，用于处理数据。

（3）输出层（output layer）：位于最后一层，用于输出数据。

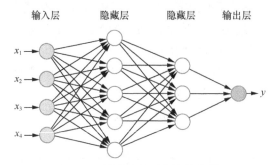

图 7-3　前馈神经网络的结构图

前馈神经网络的符号及含义见表 7-3。

表 7-3　前馈神经网络的符号及含义

符号	含义
L	神经网络的层数
M_l	第 l 层神经元的个数
$f_l(\cdot)$	第 l 层神经元的激活函数
$W^{(l)} \in R^{M_l \times M_{l-1}}$	第 $l-1$ 层到第 l 层的权重矩阵
$b^{(l)} \in R^{M_l}$	第 $l-1$ 层到第 l 层的偏置
$z^{(l)} \in R^{M_l}$	第 l 层神经元的输入值
$a^{(l)} \in R^{M_l}$	第 l 层神经元的输出值

令 $a^{(0)} = \boldsymbol{x}$，前馈神经网络通过不断迭代公式进行信息传播，即

$$z^{(l)} = W^{(l)} a^{(l-1)} + b^{(l)} \tag{7-2}$$

$$a^{(l)} = f_l(z^{(l)}) \tag{7-3}$$

也可以合并为

$$z^{(l)} = W^{(l)} f_{l-1}(z^{(l-1)}) + b^{(l)} \tag{7-4}$$

或者

$$a^{(l)} = f_l(W^{(l)} a^{(l-1)} + b^{(l)}) \tag{7-5}$$

这样，前馈神经网络可以通过逐层的信息传递，得到网络最后的输出 $a^{(L)}$。整个神经网络可以看作一个复合函数 $\Phi(\boldsymbol{x}; W, b)$，将向量 $\boldsymbol{x}$ 作为第 1 层的输入 $a^{(0)}$，将第 L 层的输出 $a^{(L)}$

作为整个函数的输出。

$$x = a^{(0)} \to z^{(1)} \to a^{(1)} \to z^{(2)} \to \cdots \to a^{(L-1)} \to z^{(L)} \to a^{(L)} = \varPhi(x, W, b) \qquad (7\text{-}6)$$

其中，W、b 表示网络中所有层的连接权重和偏置。

前文简单介绍了前馈神经网络的正向传输流程，我们发现一个神经网络的输出好坏是由参数 W、b 决定的，那么训练神经网络其实就是不断地更新这两个参数来得到最好结果的过程，即利用反向传播根据输出值反向逐层调整网络的权值和偏置。

7.4 反向传播算法

反向传播算法可以分为正向传输和反向反馈两部分。正向传输负责将输入特征经各网络层逐层计算最终得到结果，反向反馈是根据输出值反向逐层调整网络的权值和偏置。

假设采用随机梯度下降进行神经网络参数学习，给定一个样本 (x, y)，将其输入神经网络模型中，得到网络输出为 y'。假设损失函数为 $L(y, y')$，要进行参数学习就需要计算损失函数关于每个参数的导数。对第 l 层中的参数权重 $W^{(l)}$ 和偏置 $b^{(l)}$ 计算偏导数。

$$\frac{\partial L(y, y')}{\partial W_{ij}^{(l)}} = \frac{\partial L(y, y')}{\partial z^l} \left(\frac{\partial z^l}{\partial W_{ij}^{(l)}} \right) \qquad (7\text{-}7)$$

$$\frac{\partial L(y, y')}{\partial b^{(l)}} = \frac{\partial L(y, y')}{\partial z^l} \left(\frac{\partial z^l}{\partial b^{(l)}} \right) \qquad (7\text{-}8)$$

其中，$\dfrac{\partial L(y, y')}{\partial z^l}$ 为目标函数关于第 l 层的神经元 $z^{(l)}$ 的偏导数，称为误差项，所以需要计算 3

个偏导数（分别为 $\dfrac{\partial L(y, y')}{\partial z^l}$、$\dfrac{\partial z^l}{\partial W_{ij}^{(l)}}$ 和 $\dfrac{\partial z^l}{\partial b^{(l)}}$），其中权重和偏置的偏导数为

$$\frac{\partial z^l}{\partial W_{ij}^{(l)}} = \frac{\partial (W^{(l)} a^{(l-1)} + b^{(l)})}{\partial W_{ij}^{(l)}} \qquad (7\text{-}9)$$

$$\frac{\partial z^l}{\partial b^{(l)}} = \frac{\partial (W^{(l)} a^{(l-1)} + b^{(l)})}{\partial b^{(l)}} \qquad (7\text{-}10)$$

所以权重矩阵 $W^{(l)}$ 的第 l 层行为 $a^{(l-1)}$，偏置为 1。

因 $\partial z^{(l+1)} = W^{(l+1)} a^{(l)} + b^{(l+1)}$，且 $a^{(l)} = f_l(z^{(l)})$，同时 $f_l(\cdot)$ 为按位计算的函数，故有

$$\frac{\partial z^{(l+1)}}{\partial a^l} = (W^{(l+1)})^{\mathrm{T}} \qquad (7\text{-}11)$$

$$\frac{\partial a^l}{\partial z^l} = \mathrm{diag}(f_l'(z^l)) = \frac{\partial L(y_l, y_l')}{\partial z^l} = \frac{\partial (y_l, y_l')}{\partial z^l} \qquad (7\text{-}12)$$

$$= \frac{\partial(y_l - W^l a^{(l-1)} + b^l)}{\partial z^l} = \frac{\partial(y_l - W^l f_{l-1}(z^{(l-1)}) + b^l)}{\partial z^l} \qquad (7\text{-}13)$$

即得到关于输入的偏导数

$$\frac{\partial L(y_l, y_l')}{\partial z^l} = \frac{\partial L(y, y')}{\partial z^{l+1}} \frac{\partial z^{(l+1)}}{\partial a^l} \frac{\partial a^l}{\partial z^l} \qquad (7\text{-}14)$$

其中，$\mathrm{diag}(x)$ 为对角矩阵，其对角线元素为 x。我们用 δ^l 来定义第 l 层神经元的误差项，那么

$$\delta^l = \mathrm{diag}(f_l'(z^l)) \cdot (W^{(l+1)})^{\mathrm{T}} \cdot \delta^{(l+1)} = f_l'(z^l) \Theta((W^{(l+1)})^{\mathrm{T}} \cdot \delta^{(l+1)}) \qquad (7\text{-}15)$$

其中，Θ 是向量的点积运算符，表示每个元素相乘。

从式（7-15）可以看到，第 l 层的误差项可以通过第 $l+1$ 层的误差项计算得到，这就是误差的反向传播。计算出 3 个偏导之后，公式可以写为

$$\frac{\partial L(y_l, y_l')}{\partial W_{ij}^{(l)}} = \delta_i^{(l)} \prod_i (a_j^{(l-1)})^{\mathrm{T}} = \delta_i^{(l)} a_j^{(l-1)} \qquad (7\text{-}16)$$

因此，关于第 l 层偏置 $W^{(l)}$ 的梯度为

$$\frac{\partial L(y_l, y_l')}{\partial W^{(l)}} = \delta_i^{(l)} (a_j^{(l-1)})^{\mathrm{T}} \qquad (7\text{-}17)$$

同理，关于第 l 层偏置 $b^{(l)}$ 的梯度为

$$\frac{\partial L(y_l, y_l')}{\partial b^{(l)}} = \delta_i^{(l)} \qquad (7\text{-}18)$$

在计算出每一层的误差项之后，我们就可以得到每一层参数的梯度，进而更新参数。按照上述公式，即可完成对权值的更新。反向传播算法的过程实际是完成样本对模型的调参，不断重复正向传输和反向反馈过程，误差会越来越小，权值也会越来越稳定，模型的准确率也会越来越高。

上述即为神经网络每个节点误差的计算和权值更新的方法。从中可以看出计算一个节点的误差值，首先需要计算每个神经元与其相连的下一层节点的误差值，因此误差值的计算顺序必须是从输出层开始，然后反向依次计算每个隐藏层神经元的误差值，直到第一个隐藏层，反向传播算法的含义即为如此。

随着神经网络的发展，更新权值的方式已经比较简单和成熟，归纳起来就是求梯度和梯度下降，梯度的方向指明了误差扩大的方向，因此在更新权值时需要对其取反，从而减少权值导致的误差。在实际工程应用中，权值的更新方式也会根据实际情况调整权值更新策略。

7.5 激活函数

神经网络的本质可以看作"通过参数和激活函数来拟合特征与结果之间的真实函数关系"。单层神经网络只能做线性分类任务，但两层神经网络可以无限逼近任意连续函数。

神经元中的函数由两部分组成，分别是线性函数和非线性函数。线性函数部分就是从上层神经元输入的参数分别加权后累积求和组成的函数，非线性函数部分就是激活函数。倘若神经元不包含非线性部分，那么再多数量神经元组成的神经网络所产生的数值计算效果无非是矩阵相乘，无法拟合非线性变换效果，再多层的神经网络都和单层神经网络产生的效果无异。

此外，引入激活函数能使数据进行归一化处理，这样既能保证神经网络训练的稳定性，又能大大减少神经网络对数据的计算压力。神经网络中常见的激活函数包括 Logistic 函数、Tanh 函数、ReLU 函数、Leaky ReLU 函数和 Swish 函数。

7.5.1 Logistic 函数

Logistic 函数又称 Sigmoid 函数，它能够把输入的连续实值变换为 0 和 1 之间的输出，如果是非常大的负数，输出就是 0；如果是非常大的正数，输出就是 1。这样的特点也和生物神经元类似，对一些输入会产生兴奋（输出为 1），对另一些输入会产生抑制（输出为 0）。Logistic 函数定义为

$$\sigma(x) = \frac{1}{1 + e^{-x}} \tag{7-19}$$

图 7-4 所示为 Logistic 函数的曲线。

Logistic 函数在实际工程模型中很少使用，主要是因为三方面的原因。第一，Logistic 函数趋近 0 和 1 的时候会变得平坦，也就是说，梯度趋近于 0。神经网络使用该激活函数进行反向传播时，当输出值接近 0 或 1 时，这些神经元的权重不会更新，而且与此类神经元相连的神经元的权重也更新得很慢。该问题叫作梯度消失，会让神经网络无法进行反向传播而导致神经网络训

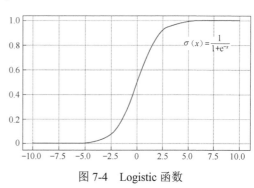

图 7-4 Logistic 函数

练效果很差。第二，该函数的输出并不是以 0 为均值，这不利于下一个网络层的计算。第三，使用该函数会导致神经网络的计算成本较高。

7.5.2 Tanh 函数

Tanh 激活函数又叫作双曲正切激活函数（hyperbolic tangent activation function）。Tanh 函数的表达式为

$$\sigma(x) = \frac{e^x - e^{-x}}{e^x + e^{-x}} \tag{7-20}$$

图 7-5 所示为 Tanh 函数的曲线。

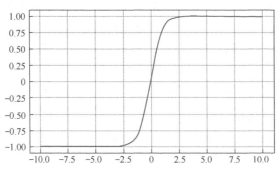

图 7-5　Tanh 函数的曲线

与 Logistic 函数的不同之处在于，Tanh 函数将数据计算值压缩至（-1,1）的区间内，这样有利于下层网络层进一步运算。不过，Tanh 函数也会有梯度消失的问题。接下来，我们将讨论另一个非线性激活函数——修正线性单元（Rectified Linear Unit，ReLU）函数，该函数明显优于前面两个函数，是现在使用很广泛的函数。

7.5.3　ReLU 函数

ReLU 函数是从底部开始半修正的一种函数。ReLU 函数的定义为

$$\sigma(x) = \begin{cases} x & x \geqslant 0 \\ 0 & x < 0 \end{cases} \tag{7-21}$$

图 7-6 所示为 ReLU 函数的曲线。

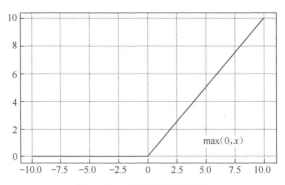

图 7-6　ReLU 函数的曲线

当输入 $x<0$ 时，输出为 0；当 $x \geqslant 0$ 时，输出为 x。该激活函数使网络更快速地收敛。它不会饱和，即它可以对抗梯度消失问题，至少在正区域（$x \geqslant 0$ 时）可以这样，因此神经元至少在一半区域中不会把所有 0 进行反向传播。由于使用了简单的阈值化（thresholding），

ReLU 函数的计算效率很高。但是 ReLU 神经元也存在一些缺点。

（1）不以 0 为中心：和 Logistic 激活函数类似，ReLU 函数的输出不以 0 为中心。

（2）前向传输过程中，如果 $x<0$，则神经元输出值为 0，在反向传播过程中梯度为 0，这样权值无法得到更新，网络无法学习。

为了解决 ReLU 激活函数中的梯度消失问题，研究者设计出了 Leaky ReLU 函数。

7.5.4　Leaky ReLU 函数

Leaky ReLU 函数在输入 $x<0$ 时，保持一个很小的梯度 γ。这样当神经元非激活时也能有一个非零梯度可以更新参数，避免永远不能被激活。Leaky ReLU 函数的表达式为

$$\sigma(x)=\begin{cases} x & x>0 \\ \gamma x & x\leqslant 0 \end{cases} \tag{7-22}$$

$$= \max(0,x)+\gamma\min(0,x)$$

其中，γ 是一个很小的常数，例如 0.1。当 $\gamma<1$ 时，Leaky ReLU 函数也可以写作

$$\sigma(x)=\max(rx,x) \tag{7-23}$$

如图 7-7 所示为 Leaky ReLU 函数的曲线。

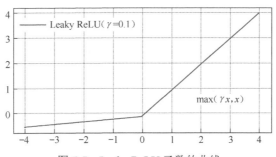

图 7-7　Leaky ReLU 函数的曲线

7.5.5　Swish 函数

Swish 函数又叫作自门控激活函数，Swish 函数定义为

$$\text{Swish}(x)=x\sigma(\beta x) \tag{7-24}$$

其中，$\sigma(\cdot)$ 为 Logistic 函数，β 为可学习参数或一个固定超参数。$\sigma(\cdot)\in(0,1)$ 可以看作一种软性的门控机制。当 $\sigma(\beta x)$ 接近 1 时，门处于"开"状态，激活函数的输出近似 x 本身；当 $\sigma(\beta x)$ 接近 0 时，门处于"关"状态，激活函数的输出近似 0。

如图 7-8 所示为 Swish 函数的曲线。

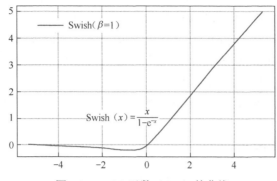

图 7-8　Swish 函数（$\beta=1$）的曲线

7.6　用 Tensorflow 构建神经网络，实现激酶抑制剂分类

本节将使用 Tensorflow 构建神经网络，实现激酶抑制剂的分类功能。神经网络的实现流程一般分为 4 个部分：数据预处理、神经网络构建、模型训练和模型使用。

7.6.1　数据预处理

神经网络一般使用比较规范的数据作为输入参数，因为只有高质量的数据才有可能实现高质量的处理结果。然而在实际的工程实践中，数据往往是不完整的、不规范的、不一致的或是含有杂质的。因此我们需要根据任务需求对数据集进行数据预处理。

在清单 7-1 中，使用 pandas 中的 read_cv() 函数读取 kinase_selected.csv 数据表，并对数据表进行可视化显示，如图 7-9 所示，观察数据表以便于我们对其进行预处理。

清单 7-1　读取特征数据表

```
1.    import pandas as pd
2.    import numpy as np
3.    dataframe = pd.read_csv("kinase_selected.csv")
4.    print(dataframe.head())
```

	Unnamed: 0	r desc Average connectivity index chi-2	r_desc Maximal electrotopological negative variation	r desc Second Mohar	r desc Second Zagreb index by valence vertex degrees	r qp ACxDN^.5/SA
0	0	0.293245	1.902150	7.867279	611.000000	0.021358
1	1	0.300698	6.693446	5.678195	347.777778	0.058341
2	2	0.274048	0.987404	4.915686	401.000000	0.009612
3	3	0.280079	1.899112	7.295805	650.000000	0.019622
4	4	0.287003	2.405486	3.201728	481.000000	0.022678

图 7-9　kinase_selected.csv 数据展示

第一列为序号值，是无关数据，后 5 列为特征数据。因此，提取后 5 列数据作为特征集。然后对特征集中的每一列数据进行标准化处理，使每个数字大小在 0 附近，这样处理不仅不会影响最后的训练效果，还有利于提高神经网络的运行效率。标准化处理后的数据集 X_scaled 作为最终的特征数据集。代码实现如清单 7-2 所示，运行结果如图 7-10 所示。

```
X_scaled.shape: (2013, 5)
```

图 7-10　特征集 X_scaled 的规模

清单 7-2　确定特征数据集

```
1.    dataset = dataframe.values #不含属性标签的数据值列表
2.    X = dataset[:, 1:]
3.    scaler = StandardScaler() #定义标准化方法对象
4.    X_scaled = scaler.fit_transform(X) #将数据传入标准化方法对象中，进行标准化处理
5.    print(X_scaled.shape)
```

在清单 7-3 中，我们读取 label_kinase_selected.csv 文件，选取的是最后一列数据作为结果标签。label_kinase_selected.csv 文件的可视化显示如图 7-11 所示。

清单 7-3　读取并显示 label_kinase_selected.csv 数据表

```
1.    label = pd.read_csv('label_kinase_selected.csv')
2.    print(label.head())
```

	cid	SMILES	Binding_Modes
0	748	Cc1ccc(cc1Nc2nccc(n2)c3cccnc3)NC(=O)c4ccc(cc4)...	II
1	ANK	c1nc(c2c(n1)n(cn2)C3C(C(C(C(O3)COP(=O)(O)OP(=O)(...	I1/2
2	4YV	COC1CCN(CC1)c2nccc(n2)Nc3cc4c(cn3)ncn4C5CCCC5	I
3	P38	Cc1ccc(cc1Nc2c3c(c(cn3ncn2)C(=O)NC(c4ccccc4)...	I1/2
4	G93	CCn1c2c(cnc(c2nc1c3c(non3)N)C#CC(C)(C)O)OCC4CC...	I

图 7-11　label_kinase_selected.csv 数据展示

作为神经网络结果集的数据在 label_kinase_selected.csv 表格中的最后一列，因此将其读取到变量 y 中。检查 y 结果集的规模，y 的数据量与 X_scaled 特征集的一致，均为 2 013 条。最后一条输出语句输出的是对 label 数据表中值的个数的统计，也就是结果集的种类和对应的个数。一共有 4 种标签，I 标签共有 1 399 个，I1/2 标签共有 377 个，II标签共有 190 个，A 标签共有 47 个。代码实现如清单 7-4 所示，输出结果如图 7-12 所示。

```
y.shape: (2013,)
        Binding_Modes
I            1399
I1/2          377
II            190
A              47
```

图 7-12　清单输出结果

清单 7-4　显示 label_kinase_selected.csv 数据表的标签数目

```
1.    label = pd.read_csv('label_kinase_selected.csv')
2.    print(label.head())
3.    y = label.iloc[:, -1]
4.    print('y.shape:',y.shape)
5.    print(pd.DataFrame(label['Binding_Modes'].value_counts()))    #获得各标签的数量
```

在清单 7-5 中，定义标签编码对象 le，将结果标签集进行编码。通过 le.inverse_transform() 函数构建字典 label_encoder_dict 就能够查看编码的具体细节。输出 Y，能够查看到原本的一列结果标签的字符串数据已经转换为一组数字编码。接下来使用 keras.utils.to_categorical() 函数对数字列表进行 One-Hot 编码。因为该神经网络实现的是 4 分类问题，进行 One-Hot 编码后数据集的数值为一组长度为 4 的数组列表，这正好与实现 4 分类的神经网络输出的节点数相匹配。运行结果如图 7-13 所示。

```
label_encoder_dict: {'A': 0, 'I': 1, 'I1/2': 2, 'II': 3}
label_encoder: [3 2 1 ... 2 2 1]
One-Hot_Encoder:
[[0. 0. 0. 1.]
 [0. 0. 1. 0.]
 [0. 1. 0. 0.]
 [0. 0. 1. 0.]
 [0. 1. 0. 0.]]
```

图 7-13　运行结果

清单 7-5　结果数据集处理

```
1.    from sklearn.preprocessing import LabelEncoder
2.    from tensorflow import keras
3.    le = LabelEncoder()
4.    # 标签编码
5.    Y = le.fit_transform(y)
6.    label_encoder_dict = dict(zip(le.inverse_transform([0, 1, 2, 3], [0, 1, 2, 3]))
7.    print('label_encoder_dict:',label_encoder_dict)
8.    print('label_encoder:',Y)
9.    Y = keras.utils.to_categorical(Y)
10.   print('One-Hot_Encoder:\n',Y[:5])
```

在数据预处理阶段，我们处理好的特征集和结果集分别保存在 X_scaled 和 Y 中，接下来利用 train_test_split()函数划分数据集。train_test_split()函数中有 4 个参数，分别是特征集、结果集、数据集划分比例、随机状态。数据集划分比例为 0.2，即训练集占样本总数的 80%，测试集占样本总数的 20%。随机状态参数的设置能保证程序在任何时间、任何设备上运行时返回的数据集划分是一样的。

train_test_split()函数返回 4 个参数，分别是特征训练集、特征测试集、结果训练集、结果测试集，即 X_train、X_test、Y_train 和 Y_test，如清单 7-6 所示。

清单 7-6　数据集划分

```
X_train, X_test, Y_train, Y_test = train_test_split(
    X_scaled, Y, test_size=0.2, random_state=42)
```

7.6.2　神经网络构建

从 keras.layer 模块中导入 Sequential()、Dense()和 Dropout()函数。keras 是一个高层神经网络 API，我们可以使用其中封装好的函数和模型轻松地构建出我们需要的神经网络。首先定义 Sequential 对象 model 并命名为 model-1，Sequential 是 keras 中的序贯模型。接下来，使用 add()方法依次向其中添加神经网络层。

Dense 是全连接层。在该程序中，Dense()有 3 个参数：第一个参数是输出节点数；第二个参数 activation 用于指定激活函数；第三个参数 input_shape 用于指定输入数据维度。Dense层默认使用 bias 偏置项。input_shape 参数一般用于第一层神经网络，因为后续的网络层默认接收上一层的所有输出。添加 Dropout 层是为了防止模型过拟合，它会按一定的比例随机保留部分神经元，将剩余部分输出到下一层。

通过 model.summary()输出模型各层的结构信息和参数状况，第一列显示的是神经网络层，第二列显示的是该层神经网络输出维度的大小，第三列显示的是参数个数。每一层的神经网络参数就是该层神经元计算产生的参数总数，在全连接层 Dense 中，每一个神经元节点带有权重项并且默认使用 bias 偏置项，因此 Param 参数个数的计算公式为：（输入数据维度+1）×神经元个数。例如，第一个 Dense 层，输入数据维度为 5，该层有 128 个神经元，所以 Param=(5+1)×128 = 768。因为 Dropout 层随机选择上层神经网络输出的 80%的数据传递给下层神经网络，所以该层没有产生计算数据，故 Param=0。构建神经网络的代码如清单 7-7所示。图 7-14 所示的是该神经网络的结构信息。

清单 7-7　构建神经网络

```
1.    from keras.layers import Sequential,Dense,Dropout
2.    model = Sequential(name='model-1')
3.    model.add(Dense(128, activation='relu', input_shape=(5,)))
4.    model.add(Dropout(0.2))
5.    model.add(Dense(16, activation='relu'))
6.    model.add(Dropout(0.2))
7.    model.add(Dense(4, activation='softmax'))
8.    model.summary()
```

```
Model: "model-1"
_____
Layer (type)                 Output Shape              Param #
=================================================================
dense (Dense)                (None, 128)               768

dropout (Dropout)            (None, 128)               0

dense_1 (Dense)              (None, 16)                2064

dropout_1 (Dropout)          (None, 16)                0

dense_2 (Dense)              (None, 4)                 68

=================================================================
Total params: 2,900
Trainable params: 2,900
Non-trainable params: 0
_____
```

图 7-14　神经网络的结构信息

7.6.3　模型训练

清单 7-8 配置了该神经网络的优化器、损失函数和评价指标。model.compile()函数的作用是配置创建好的网络模型的学习过程并对模型进行编译。compile()是必要环节，否则在运行模型时会抛出异常。compile()函数中一般需要设置 3 个参数，分别是优化器 optimizer、损失函数 loss 和评价指标 metrics。

参数 optimizer 可以是用字符串的形式给出的优化器的名称，如 sgd、adagrad、adadelta、adam 等；也可以是用 tensorflow.keras.optimizers 模块中提供的函数的形式指定的优化器，使用函数形式可以设置优化器的学习率、动量和超参数等，如 SGD、Adagrad 等。

参数 loss 可以是用字符串形式给出的损失函数的名字，如 categorical_crossentropy、mse、sparse_categorical_crossentropy 等；也可以是用 tensorflow.keras.losses 模块中提供的函数的形式指定的优化器如 MeanSquaredError()、SparseCatagoricalCrossentropy(from_logits = False)等。

参数 metrics 中指定的是模型的评价指标，评价指标用于评估当前训练模型的性能。我们可以选择需要的评价指标以字符串或函数的形式输入 metrics 参数列表中。若真实值和模型预测值均为标量，想要评估其准确度则可以使用 accuracy；若真实值和预测值都是 one-hot 编码或概率分布的形式，想要评估其准确度则可以使用 categorical_accuracy。常用的评价指标还有 mean_square_error、sparse_top_k_categorical_accuracy、mean_absolute_error、binary_accuracy、mean_square_logarithmic_error 等。

清单 7-8　配置优化器、损失函数和评价指标

```
model.compile(optimizer='adam',
              loss='categorical_crossentropy',
              metrics=['accuracy'])
```

清单 7-9 中，使用 model.fit()函数执行神经网络训练，清单中的函数参数分别为用于训练的特征集、用于训练的结果集、每一个 batch 的大小、训练迭代次数。fit()函数返回一个 History 对象，History.history 属性记录了损失函数和其他指标的数值随 epochs 变化的情况。

清单 7-9　训练神经网络

```
history = model.fit(X_train, Y_train,
                    batch_size=16,
                    epochs=100)
```

损失函数和其他评价指标属性以字典的形式存放在 History.history 中，我们可以先通过 history.history.keys()打印其属性，然后选择需要的属性来绘制图像，具体实现代码如清单 7-10 所示，运行结果如图 7-15 所示。

清单 7-10　绘制图像

```
1.    import matplotlib.pyplot as plt
2.    print(history.history.keys())
```

```
3.    plt.plot(history.history['loss'], 'b')
4.    plt.plot(history.history['categorical_accuracy'], 'r')
5.    plt.ylabel("value")
6.    plt.xlabel("epoch")
7.    plt.legend(["loss", "accuracy"])
8.    plt.show()
9.    print('loss--------',history.history['loss'][-1])
10.   print('accuracy----',history.history['categorical_accuracy'][-1])
```

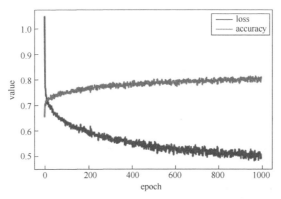

图 7-15　模型训练过程中 loss 和 accuracy 的变化图像

7.6.4　模型使用

通过图像我们可以清晰地观察模型 loss 值和 accuracy 值的变化过程，该模型的训练准确度约为 0.8。接下来，我们就可以利用该模型对测试集数据进行激酶抑制剂的分类预测了。因为神经网络输出的预测值为向量的形式，向量中最大值的坐标即为最有可能的结果，所以我们遍历 y_predict 向量组获得每个向量最大值的坐标并存放到 y_predict_label 列表中。用同样的方法获得 One-Hot 形式的测试集结果值的最大值坐标并存放到 y_test_label 列表中。分别打印 y_predict_label 和 y_test_label，就可以查看结果值的细节，实现代码如清单 7-11 所示，运行结果如图 7-16 所示。

清单 7-11　显示预测值和真实值

```
1.    y_predict = model.predict(X_test)
2.    y_predict_label = [np.argmax(i) for i in y_predict]
3.    y_test_label = [np.argmax(i) for i in Y_test]
4.    print('y_predict_label:\n',y_predict_label)
5.    print('y_test_label:\n',y_test_label)
```

为便于观察，我们可以统计列表中每一个值出现的次数，还可以统计测试集预测的准确率，实现代码如清单 7-12 所示，运行结果如图 7-17 所示。

```
y_predict_label:
 [1, 1, 1, 1, 1, 1, 3, 1, 1, 1, 3, 1, 1, 1, 3, 1, 3, 2, 3, 3, 1, 1, 1, 1, 1, 1, 1, 1,
1, 1, 1, 1, 1, 1, 0, 1, 1, 1, 3, 1, 1, 1, 1, 1, 1, 1, 2, 3, 1, 1, 1, 1, 1, 1, 1, 1,
2, 1, 1, 1, 1, 1, 2, 1, 1, 1, 1, 1, 1, 1, 2, 1, 3, 1, 1, 1, 2, 1, 1, 1, 1, 1, 1, 1,
1, 1, 1, 1, 1, 3, 1, 1, 1, 1, 2, 1, 1, 1, 1, 1, 1, 3, 1, 1, 1, 1, 1, 1, 1, 0, 1,
1, 1, 1, 1, 1, 1, 1, 1, 1, 1, 1, 2, 1, 2, 2, 1, 2, 1, 1, 3, 1, 1, 2, 1, 1,
1, 3, 1, 1, 1, 1, 1, 3, 1, 1, 1, 1, 1, 2, 1, 1, 1, 1, 2, 1, 2, 1, 1, 1, 1, 1,
1, 1, 3, 1, 1, 3, 1, 1, 1, 1, 1, 1, 1, 2, 2, 1, 1, 1, 1, 1, 3, 1, 1, 1, 1, 1, 1]
y_test_label:
 [1, 1, 1, 1, 1, 1, 3, 2, 1, 1, 2, 1, 1, 1, 1, 2, 3, 2, 2, 3, 1, 1, 1, 1, 1, 1, 1, 1,
2, 1, 1, 1, 2, 1, 1, 1, 1, 2, 3, 1, 1, 1, 2, 1, 3, 1, 1, 2, 3, 1, 0, 1, 1, 2, 1, 1, 1, 1,
3, 1, 1, 1, 1, 1, 1, 1, 1, 2, 1, 1, 1, 2, 1, 3, 1, 1, 1, 2, 1, 1, 2, 1, 1, 3,
3, 1, 1, 2, 1, 1, 1, 3, 1, 1, 1, 1, 1, 3, 3, 1, 2, 1, 1, 1, 1, 1, 1, 1, 1,
1, 1, 1, 1, 1, 1, 1, 1, 1, 1, 1, 1, 2, 1, 3, 2, 2, 1, 1, 1, 1, 1, 1, 2, 1, 1,
1, 3, 1, 3, 1, 1, 1, 3, 1, 1, 1, 1, 1, 2, 1, 1, 1, 1, 3, 1, 2, 1, 1, 1, 1, 1,
1, 1, 3, 1, 1, 2, 1, 1, 1, 0, 1, 2, 1, 1, 1, 1, 2, 1, 1, 1, 1, 1, 2, 1, 1, 1, 1, 1]
```

图 7-16　预测值和真实值的显示

清单 7-12　统计数据和计算预测准确率

```
1.    from collections import Counter
2.    print('predict_Results--',Counter(y_predict_label))
3.    print('y_test_label-----',Counter(y_test_label))
4.    correct_prediction = np.equal(y_predict_label, y_test_label)
5.    print('correct_prediction----',np.mean(correct_prediction))
```

```
predict_Results-- Counter({1: 166, 3: 17, 2: 17, 0: 2})
y_test_label----- Counter({1: 146, 2: 33, 3: 21, 0: 2})
correct_prediction---- 0.7871287128712872
```

图 7-17　数据统计和模型预测的准确率

7.7　参考资料

[1]　陈龙鹏. 基于 RFID 技术的室内定位方法研究[D]. 南京：南京邮电大学，2020.

[2]　储琪. 基于深度学习的视频多目标跟踪算法研究[D]. 合肥：中国科学技术大学，2019.

[3]　戴凤智，魏宝昌，欧阳育星，等. 基于深度学习的视频跟踪研究进展综述[J]. 计算机工程与应用，2019, 55(10): 16-29.

[4]　段世豪. 基于神经网络深度学习的智能调度算法研究[D]. 成都：电子科技大学，2020.

[5]　李炳臻，刘克，顾佼佼，等. 卷积神经网络研究综述[J]. 计算机时代, 2021, (4): 8-12.

[6]　陆峰，刘华海，黄长缨，等. 基于深度学习的目标检测技术综述[J]. 计算机系统应用, 2021, 30(3): 1-13.

[7]　邱天宇，申富饶，赵金熙，等. 自组织增量学习神经网络综述[J]. 软件学报, 2016, 27(9): 2230-2247.

[8] 谭俊. 一个改进的 YOLOv3 目标识别算法研究[D]. 武汉：华中科技大学，2018.

[9] 谭潞聃. 面向自然语言处理的深度学习模型优化研究[D]. 长沙：国防科技大学，2017.

[10] 谭秀辉. 自组织神经网络在信息处理中的应用研究[D]. 太原：中北大学，2015.

[11] 汤烨，陆卫忠，陈成，等. 基于 Adam 算法和神经网络的照度计算方法[J]. 照明工程学报，2019, 30(2): 50-54.

[12] 吴森森. 地理时空神经网络加权回归理论与方法研究[D]. 杭州：浙江大学，2018.

[13] 严春满，王铖. 卷积神经网络模型发展及应用[J]. 计算机科学与探索，2021, 15(1): 27-46.

[14] 杨青，王晨蔚. 基于深度学习 LSTM 神经网络的全球股票指数预测研究[J]. 统计研究，2019, 36(3): 65-77.

[15] 杨挺，赵黎媛，刘亚闯，等. 基于深度强化学习的综合能源系统动态经济调度 [J]. 电力系统自动化，2021, 45(5): 39-47.

[16] 张国栋. 基于深度学习的图像特征学习和分类方法的研究及应用 [J]. 网络安全技术与应用，2018, (7): 52-53.

[17] 张顺，龚怡宏，王进军，等. 深度卷积神经网络的发展及其在计算机视觉领域的应用 [J]. 计算机学报，2019, 42(3): 453-482.

第 8 章　卷积神经网络

卷积神经网络（Convolutional Neural Network，CNN），又称为卷积网络，是一种特殊的深层前馈神经网络。近年来，深度学习能在计算机视觉等领域取得突破性成果，得益于卷积神经网络的出现。

在本章中，我们将介绍卷积神经网络的结构和相关计算，然后对部分知识点加以补充，并在最后给出一个示例，展示如何用卷积神经网络预测药物的分子性质。

8.1　卷积神经网络的结构

8.1.1　卷积层

卷积神经网络的运算核心在于它的卷积核（convolution kernel），即算子，还有滤波器（filter）或者神经元（neuron）。卷积核是一个小窗口，在输入矩阵上平移，通过卷积运算的方式来提取特征。

1	0	1
0	0	0
1	0	1

图 8-1　3×3 的卷积核

1. 二维卷积运算

卷积核的结构一般可以看作一个 $n×n$ 的矩阵。我们可以定义一个 3×3 的卷积核，如图 8-1 所示。

注意	为了方便卷积核在卷积运算时定位，通常我们将卷积核的大小设为奇数。

从空间角度来讲，二维卷积即单层卷积。为了直观了解二维卷积运算，我们用一个具体的例子来解释二维卷积的运算，如图 8-2 所示。该示例中，我们使用一个输入为 3×3 的二维数组和一个 2×2 的卷积核。

卷积核在输入矩阵上移动，移动顺序为从左往右、从上往下，每次移动步长为 1。可以看到，卷积核每移动一次都会对应输入矩阵上的 4 个元素，卷积核中的每个元素与输入矩阵中对应的元素值相乘再依次相加求和，于是在输出矩阵中相应的位置就会得到一个新的元素。

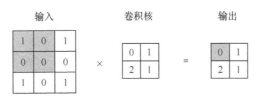

图 8-2 二维卷积运算

提示	步长是指卷积核在输入矩阵上每次移动的单位长度，在纵轴与横轴方向每次移动的步长都是可设定的。在卷积运算中步长的默认值为"1"，即每次移动一个单位长度；在池化运算时步长的默认值等于池化窗口的边长。

二维卷积的示例运算过程如下：

$$1×0+0×1+0×2+0×1=0$$
$$0×0+1×1+0×2+0×1=1$$
$$0×0+0×1+1×2+0×1=2$$
$$0×0+0×1+0×2+1×1=1$$

如上述计算过程，4 个运算结果均可与输出矩阵的 4 个元素一一对应。上述示例中卷积运算后得到一个形状大小为 2×2 的输出矩阵。

提示	卷积运算的符号用"*"来表示，数组大小用"×"表示。

二维卷积运算的代码示例如清单 8-1 所示。

清单 8-1 二维卷积运算的代码

```
1.  tf.keras.layers.Conv2D(
2.      filters,
3.      kernel_size,
4.      strides=(1, 1),
5.      padding='valid',
6.      data_format=None,
7.      dilation_rate=(1, 1),
8.      activation=None
9.  )
```

本段代码中的主要变量解释如下。

- filters：卷积核的个数。
- kernel_size：卷积核尺寸。如果是正方形，则用一个整数表示；如果是长方形，则需要明确指明高用 h 表示，宽用 w 表示，可以用元组或者列表的形式表示两者（如[h, w]）。
- strides：步长。默认横纵向滑动步长均为 1，也可以设置其他步长，例如纵向步长或者横向步长可以设为（1，1）。

- padding：填充。当 padding = 'same'时，全零填充；当 padding = 'valid'时，不需要填充，不区分大小写，在 8.2.3 节中会详细介绍。
- data_format：一个字符串，表示输入维度的顺序。数据格式支持 channels_last（默认）和 channels_first 这两种类型。channels_last 对应具体的数据格式是(batch,height,width,channels)的输入，而 channels_first 对应具体的数据格式是(batch,channels,height,width)的输入。
- dilation_rate：卷积核的膨胀系数。将卷积核进行形状膨胀，新的位置用 0 填充，在 8.2.4 节中会详细介绍
- activation：激活函数。相当于经过卷积输出后，再经过一次激活函数（常见的激活函数有 ReLU、Softmax、Sigmoid），在 8.1.5 节中会详细介绍。

2. 多维卷积运算

上面我们介绍了二维数组的卷积运算，在图像中单通道的二维数组称为灰度图像，但是在实际的图像处理中数组维度会更高。例如，彩色图像会有 RGB（红、绿、蓝）3 个颜色通道，若是彩色图像的高度为 h、宽度为 w，就意味着 RGB 的彩色图像可以表示为 $h \times w \times 3$ 的多维数组。此部分会对多维卷积的运算分成 3 部分进行介绍，分别是多维卷积的常规运算、深度卷积（depth-wise convolution）和逐点卷积（pointwise convolution）。

（1）多维卷积的常规运算。二维卷积的运算如果是单通道输入，则也是单通道输出。多维数组的卷积运算输入为多通道，但是输出可能是单通道也可能为多通道。在做多维卷积的常规运算时，输入数组为多通道但是输出数组为单通道。在多维数组进行卷积运算时，我们需要一个通道数与输入数组通道数相同的卷积核，从而可以完成相应的卷积运算。多维数组的形状大小可以表示为 $h \times w \times c$，其中 h 表示高度，w 表示宽度，c 表示通道数。

如图 8-3 所示，假设输入数组为一个 3×3×3 的多维数组，则卷积核大小可为 2×2×3 的多维数组，输入数组与卷积核的通道数保持相同，我们可以进行多维数组的卷积运算。每一次卷积运算时，每个通道的输入数组对应一个通道的卷积核数组，其运算过程与二维卷积的运算过程一致。每个通道数据卷积运算完成过后再将各个通道结果的对应元素逐一相加，最后的结果变成一个单通道的二维数组。

多维卷积的常规运算过程大致与二维卷积的运算过程相同，此处不再详细讲解，最后的输出结果需要将各个通道输出的二维数组对应位置的元素逐一相加。多维数组输出结果的运算过程如下所示。

位置(1,1)：6＋8＋2＝16

位置(1,2)：4＋8＋5＝17

位置(2,1)：9＋10＋7＝26

位置(2,2)：7＋10＋4＝21

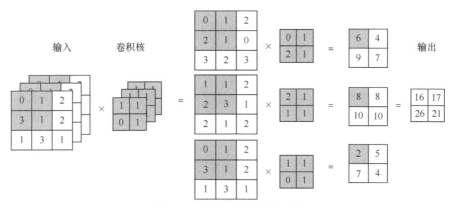

图 8-3 多维卷积的常规运算

多维卷积的运算流程：对于单个卷积核，有 3 个通道，每个通道的卷积核与对应通道的输入数组进行卷积，得到 3 个不同的卷积结果，然后将这 3 个卷积结果按元素的对应位置进行叠加，生成一个单通道的二维数组，该卷积结果再经过激活函数，得到最终的卷积结果。至此，一个 3 通道的输入数组经过一个 3 通道的卷积核卷积运算后，得到了一个单通道的特征图。

提示	（1）在多维数组的卷积运算中，卷积核的通道数要与输入通道保持一致。 （2）不同的卷积核实现的功能有所不同。可以自己指定卷积核，在原图上进行卷积。在真实的卷积神经网络里不需要人工设置，而是通过机器学习的方法，通过反向传播梯度下降的方法自己寻找卷积核，这也体现了卷积神经网络的强大之处。

多维卷积运算的代码示例如清单 8-2 所示。

清单 8-2　多维卷积运算的代码

```
1.   tf.keras.layers.Conv3D(
2.       filters,
3.       kernel_size,
4.       strides=(1, 1),
5.       padding='valid',
6.       data_format=None,
7.       dilation_rate=(1, 1),
8.       activation=None
9.   )
```

提示	应当注意此处的卷积运算是多维卷积的运算，要与上面的二维卷积运算区别开来，清单 8-2 中 kernel_size 的卷积核参数设置时要考虑到多维卷积的通道数目。

（2）深度卷积。多维数组的常规卷积运算是多通道输入、单通道输出，深度卷积与常规卷积运算有所不同，它是多通道输入、多通道输出。

如图 8-4 所示，假设一个输入为三通道的高维数组形状是 3×3×3 与大小为 2×2×3 的卷积核进行深度卷积运算。深度卷积运算不同于常规卷积运算，输出数组的通道数与输入数组的通道数相同，它将每个通道的结果单独输出，所以一个三通道的图像经过深度卷积运算后生成了一个三通道的特征图。

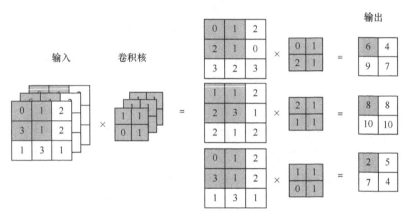

图 8-4　深度卷积运算

（3）逐点卷积。逐点卷积的运算与多维卷积的常规运算非常相似，它的卷积核的尺寸为 1×1×C，C 为输入数组的通道数，最后的输出数组需要将各个通道的结果相互叠加，生成新的特征图。

图 8-5 所示为逐点卷积的运算过程，具体运算过程与常规卷积运算无异，在输出新的特征图时，一个卷积核生成一个新的特征图。

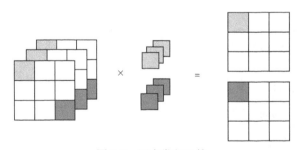

图 8-5　逐点卷积运算

逐点卷积可在深度卷积的基础上进行，它可以有效弥补深度卷积不能有效利用不同通道在相同位置上的特征信息的劣势，将深度卷积的输出结果进行特征提取生成新的特征图。

提示	（1）在卷积运算时，输出新的特征图数量等于卷积核数量（要注意区别卷积核通道数量与卷积核数量）。 （2）卷积核的形状为1×1×输入通道数×输出特征图数量。

逐点卷积的作用	（1）增加非线性：逐点卷积的卷积核的卷积过程相当于全连接层的计算过程，并且加入了非线性激活函数，从而可以增加网络的非线性，使得网络可以表达更加复杂的特征。 （2）特征降维：由卷积核来控制通道数量，从而可以减少网络中的参数量并减轻计算负担。

8.1.2　池化层

卷积后参数量过多，为此我们需要通过数据降维、压缩参数防止过拟合，于是引入了"池化"的概念。池化（pooling）层又名降采样层、下采样层。池化层对卷积层生成的特征进行压缩和提取，在减少参数量降低计算负担的同时还要尽可能地提取主要特征。

池化层在池化操作后可以减少网络的参数量，防止过拟合，为卷积神经网络带来平移不变性。平移不变性是指输入数组经过少量平移，再经过池化操作后，输出数组的多数数据不发生改变，几乎可以得到相同的结果。简而言之，池化层不仅可以减少参数量，还能保留输入的重要特征信息，最大化地输出特征。池化不仅提高了神经网络的计算速度，还提高了特征提取的鲁棒性。

池化操作包括平均池化、最大池化、随机池化等，池化层有一个很明显的作用就是使得特征图变小，也就是可以减少计算量和所需显存。其中平均池化和最大池化为当前使用最多的池化操作。接下来我们会对这3种池化操作逐一展开介绍。

（1）平均池化。与卷积层的卷积操作相仿，池化操作是利用池化函数对池化层的数组进行计算输出，每次池化计算时都有一个类似卷积核的池化窗口（也就是一个数组窗口）在输入数组上平移。池化层的计算区别于卷积层，卷积运算与卷积核中的各个元素值密切相关，而池化运算只取池化窗口的"性质"，根据这种"性质"我们将池化操作进行了分类。平均池化、最大池化、随机池化是常见的3种池化操作，它们的池化运算是分别取池化窗口中所有元素的平均值、最大值，或者取池化窗口中除"0"以外的任意一个随机数。

平均池化的定义公式为

$$y_{kij} = \frac{1}{|R_{ij}|} \sum_{(p,q) \in R_{ij}} x_{kpq}$$

（8-1）

其中，y_{kij} 表示与第 k 个特征图有关的在矩形区域 R_{ij} 的平均池化输出值，x_{kpq} 表示矩形区域 R_{ij} 中位于 (p,q) 处的元素，$|R_{ij}|$ 表示矩形区域 R_{ij} 中元素的个数。

图 8-6 所示为平均池化的计算过程，池化窗口大小为 2×2、步长为 2。右侧为池化操作后生成的特征图，特征图中的每个元素对应着左侧池化窗口中的平均值，例如特征图中的 "1" 是左侧第一个池化窗口中元素的平均值。

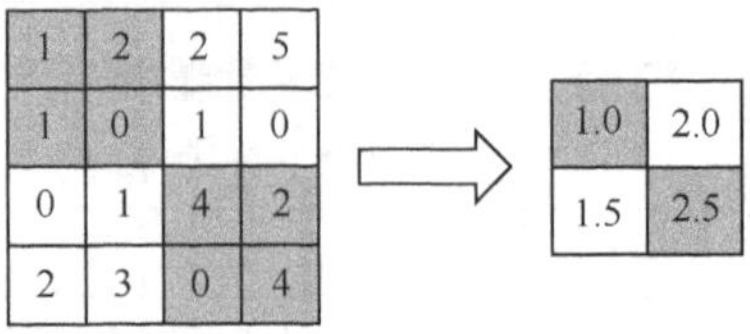

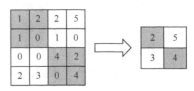

图 8-6　平均池化的计算过程

具体运算过程如下：

$(1+2+1+0)÷4＝1.0$

$(2+5+1+0)÷4＝2.0$

$(0+1+2+3)÷4＝1.5$

$(4+2+0+4)÷4＝2.5$

由上述的运算过程可以看出，特征图中的元素均为池化窗口中元素的平均值，且与之一一对应。

特点	能很好地保留背景，但容易使得图片变模糊。

平均池化的代码示例如清单 8-3 所示。

清单 8-3　平均池化代码

```
1.  tf.keras.layers.AveragePooling2D (
2.      pool_size = (2, 2),
3.      strides = None,
4.      padding = 'valid',
5.      data_format = (None, **kwargs)
6.  )
```

提示	在清单 8-3 中，求平均池化的函数中 4 个参数的赋值都是默认值，这意味着如果一个参数都不更改也是可以运行的。还需要注意的是，池化运算时，池化窗口平移的步长默认值等于池化窗口的尺寸。

（2）最大池化。图 8-7 所示为最大池化的计算过程，池化窗口大小为 2×2、步长为 2，右侧特征图中的元素为每次池化窗口平移时窗口内元素的最大值。

最大池化的定义公式为

$$y_{kij} = \max_{(p,q)\in R_{ij}} x_{kpq} \tag{8-2}$$

图 8-7　最大池化的计算过程

其中，y_{kij} 表示与第 k 个特征图有关的在矩形区域 R_{ij} 的最大池化输出值，x_{kpq} 表示矩形区域 R_{ij} 中位于 (p,q) 处的元素。

特点	能很好地保留纹理特征。

最大池化的代码示例如清单 8-4 所示。

清单 8-4 最大池化的代码示例

```
1.    tf.keras.layers.MaxPool2D(
2.        pool_size = (2, 2),
3.        strides = None,
4.        padding = 'valid',
5.        data_format = (None, **kwargs)
6.    )
```

（3）随机池化。只需要对特征图中的元素按照其概率值大小随机选择，即元素值大的被选中的概率也大，但其他非零元素值也有被选中的可能。最大池化永远只选取最大值的元素，随机池化的取值方式大大提高了泛化能力。

随机池化的运算过程如图 8-8 所示。先将池化窗口中的元素求和，然后每个元素除以元素的和，得到概率数组；按照概率随机选取池化窗口中任意位置的元素；随机池化最后得到特征图的值就是选取位置的值。

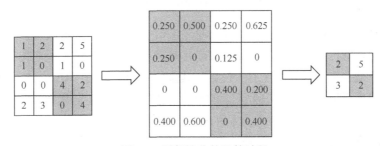

图 8-8 随机池化的计算过程

下面我们以池化窗口第一次运算为例介绍随机池化的具体计算过程。

求和：$1+2+1+0=4$

$1÷4=0.250$

$2÷4=0.500$

$1÷4=0.250$

$0÷4=0$

随机池化的定义公式为

$$p_i = \frac{a_i}{\sum_{k \in R_j} a_k} \tag{8-3}$$

特点	方法简单，带有很强的随机性，但是泛化能力更强。

8.1.3　反池化

在本节中，我们主要介绍反池化，涉及反平均池化和反最大池化两种类型。

（1）反平均池化。平均池化操作是将池化窗口中所有元素进行求和再取平均值来做池化，反平均池化则是将平均池化后结果反向传播到上一层，将平均池化所求的平均值依次分配给每个池化窗口内的相应位置，这样也保证了池化前后的梯度之和不变。图 8-9 所示为反平均池化的计算过程，由此图可以直观地看出，反平均池化时的元素值分配，将平均值所对应的池化窗口的每个位置都分配了相同的元素值。

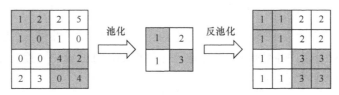

图 8-9　反平均池化的计算过程

（2）反最大池化。最大池化操作是取出池化窗口中的最大的元素值舍弃其他元素值，并将取出的最大元素值传递到下一层。反最大池化是将最大池化的结果反向传播到上一层，将最大池化求出的最大值传递到池化前的位置，其余位置则全部填"0"。反最大池化与反平均池化的区别在于需要记录池化后最大元素的位置，这样才能保证反最大池化时反向传播的正确性。如图 8-10 所示，反最大池化数组中最大元素的位置与最初输入时的位置相同，同时也在其他元素的位置用"0"做了补充。

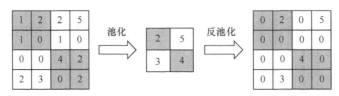

图 8-10　反最大池化的计算过程

提示	（1）池化操作不需要参数学习，所在神经网络的训练中没有梯度的计算，池化层只需要传递残差项即可。 （2）最大池化需要记录最大元素值的位置信息，便于最大池化反向传播时在相应位置填入最大元素，剩余元素的位置用"0"补充；平均池化，在反向传播的时候将平均值填入池化窗口内所有元素的位置。

8.1.4 激活函数层

激活函数是指在多层神经网络中，上层神经元的输出和下层神经元的输入存在一个函数关系，这个函数就是激活函数。激活函数使模型不再以单一的线性方式输出，单一的线性组合输出输入模型和传统感知机无异。加入激活函数可以使模型的输出非线性组合解决更加复杂的问题，同时也使模型的表达能力变强。

常用的激活函数和前馈神经网络中的一样，例如 ReLU、Softmax、Sigmoid 等。

ReLU 函数简称线性整流函数，在神经网络中是常用的激活函数之一。ReLU 函数是分段线性的，当输入为正时，输入与输出相同；当输入为负时，输出均为"0"。

特点 （优点）	（1）函数大于 0 的部分都是常数且梯度总是为 1，不会产生梯度弥散现象。 （2）与 Sigmoid 函数相比，ReLU 函数计算速度更快。 缺点：函数小于 0 时，梯度为 0，此时模型不再进行训练。

Softmax 激活函数用于解决多类分类的问题，它可以预测多个类别的概率，在判定预测结果时选择预测值最高的类别。Softmax 函数将输出数值归一化，使其位于（0，1）的区间范围内。

特点 （缺点）	（1）零点不可微。 （2）当输入为负时，梯度为 0，反向传播时权重不再更新。

Sigmoid 函数又称为 Logistic 函数，返回值位于区间(0,1)。当输入值较大时，Sigmoid 函数返回一个接近 1 的值；当输入值较小时，返回值接近 0。Sigmoid 函数也用来解决二分类问题。

特点	优点：平滑、易于求导。 缺点：当输入逼近正负无穷时（输入非常大或非常小的时候），输出的数值变化会非常小，梯度逼近 0，从而造成梯度弥散现象，导致神经网络无法训练。

8.1.5 全连接层

全连接（Fully Connected，FC）层位于整个神经网络的最后一层，神经网络在经过卷积核池化运算之后已经提取了输入数组的重要特征，在与全连接神经网络连接之后，全连接层就可以对提取的特征进行分类，也可以说全连接层是卷积神经网络的"分类器"。在连接全连接神经网络之前要将上一层网络生成的特征展平变成一维的向量，然后与全连接神经网络的输入层进行全连接。全连接神经网络的每一层都和上一层所有神经元相连，最后变成一个密集的连接。在全连接网络最后输出时还要加入激活函数，输入层输入的是上一层网络的特征，输出层输出的是预测的结果。

全连接层的结构如图 8-11 所示，全连接神经网络的第一层是输入层，最后一层是输出层，中间层都是隐藏层，其中隐藏层可以有许多层，全连接网络的层数（长度）与单层神经元的个数（宽度）可以根据模型需要设定。全连接层中激活函数的选用、长度和宽度的大小都对模型有着很大的影响。无论是宽度不变增加长度，还是长度不变增加宽度，都可以提升模型的复杂度和学习能力。但是过分地增加全连接层的长度和宽度，会造成过拟合，神经元的增多也就意味着数据量陡增，最后它降低了运算效率。

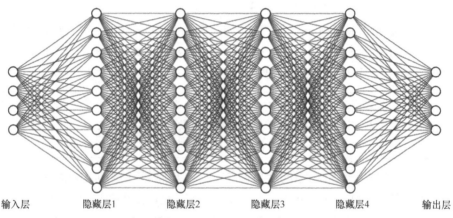

图 8-11　全连接层结构图（图中全连接层有 6 层，输入层和输出层各 1 个，
隐藏层 4 个，可以根据模型需要设定层数）

8.2　卷积神经网络的相关计算

8.2.1　特征图

输入数组在经过卷积运算之后得到输出数组，我们称这样的输出数组为特征图（feature map）。假设输入数组的形状为 $m \times m \times 1$，卷积核的形状为 $n \times n \times 1$，那么特征图就是大小为 $(m-n+1) \times (m-n+1) \times 1$ 的形状。

提示	$m \times m \times 1$ 中的"1"为输入数组的层数，在图像处理中也称之为"通道数"。

特征图的计算公式为

$$\begin{cases} \text{height}_{\text{out}} = \dfrac{\text{height}_{\text{in}} - \text{height}_{\text{kernel}} + 2 \times \text{padding}}{\text{stride}} + 1 \\ \text{width}_{\text{out}} = \dfrac{\text{width}_{\text{in}} - \text{width}_{\text{kernel}} + 2 \times \text{padding}}{\text{stride}} + 1 \end{cases} \qquad (8\text{-}4)$$

其中，$\text{height}_{\text{out}}$、$\text{width}_{\text{out}}$ 分别表示输出特征图的高和宽，$\text{height}_{\text{in}}$、$\text{width}_{\text{in}}$ 分别代表输入数组的高和宽，$\text{height}_{\text{kernel}}$、$\text{width}_{\text{kernel}}$ 是卷积核的高和宽，padding 为填充的外围层数，stride 为步长。

提示	（1）式（8-4）默认 stride 为 1，padding 为 0（在 8.2.3 节中会对 padding 展开介绍）。 （2）卷积运算向下取整，池化运算向上取整。

特征图片代码部分通用格式为[batch_size, height, width, channels]，即为[b, h, w, c]。其中，batch_size 为批大小，即一批数据中有多少张量；height 为行；width 为列；channels 为通道数。例如，$[b,h,w,1]$ 即为单通道的灰色图像；$[b,h,w,3]$ 即为 RGB 三通道的图像；$[b,h,w,c]$，$c \leqslant 4$，即将未知维度抽象化。

8.2.2　感受野

我们将卷积神经网络输出特征图的每个元素在原始图像上所能看到区域的大小称为感受野（receptive field）。感受野与神经网络的空间联系是局部的，就如同人可以通过局部的感受野去感受外部世界，每一个神经元只需要感受一个局部特征，当感受的所有局部特征积累到一定量的时候，我们就可以将这些局部特征的信息相互联系起来，进而得到一个全局信息。例如，人们在对一个物体反复观摩之后，便可以通过物体的某一特征加以判断，反复观摩便是收集了大量的局部特征，最后将这些局部特征相联系得到一个物体的全局信息。

如图 8-12 所示，在卷积神经网络中，输入数组大小为 5×5，卷积核的尺寸均为 3×3，步长均为 1。layer1 是大小为 5×5 的输入数组，其中灰色区域大小为卷积核大小；layer2 中黑色加粗边框的区域大小为 layer1 卷积运算后生成的新的特征图的大小，layer3 中黑色区域为 layer2 经过卷积运算后生成的特征图的大小。layer2 每个神经元可以看到 layer1 上 3×3 大小的区域，layer3 每个神经元可以看到 layer2 上 3×3 大小的区域，layer3 区域又可以看到 layer1 上 5×5 大小的区域。

第一层卷积输出特征图像的感受野大小等于滤波器的大小（dilation=1 时），感受野计算公式：

$$RF_i=(RF_{i+1}-1)\times stride_i+Ksize_i \qquad (8\text{-}5)$$

其中，RF_i 是第 i 层的感受野，RF_{i+1} 是第 $i+1$ 层的感受野，stride 是卷积的步长，$Ksize_i$ 是本层卷积核的大小。

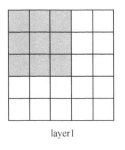 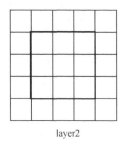 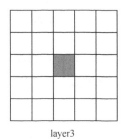

layer1　　　　　　　　　layer2　　　　　　　　　layer3

图 8-12　感受野

提示	（1）用小卷积代替大卷积，减少网络中的参数量、增加网络深度、扩大感受野，网络深度越深，感受野越大，性能越好。 （2）对于分类任务来说，最后一层特征图的感受野大小要大于或等于输入图像大小，否则分类性能会不理想。 （3）对于目标检测任务来说，若感受野很小、目标尺寸很大，或者目标尺寸很小、感受野很大，则模型收敛困难，会严重影响检测性能。 （4）感受野大小的计算不考虑 padding 的大小。

8.2.3　填充

在前面的章节中我们可以发现，输入数组与卷积核进行卷积运算后，产生了数值损失现象，即输入数组的边缘处只检测到部分元素，丢失了许多信息。这是因为数组最外围的元素永远不可能与卷积核中心相交，在进行卷积运算时只能被计算一次，而且卷积核也没法延展到矩阵之外。

该过程会导致特征提取不足，对最后的训练结果产生影响，所以有时我们希望输入和输出的大小保持一致。为解决这个问题，在卷积运算之前，对输入数组的边缘进行数值填充（padding），以此来保证数组的最外围元素不被边缘化。通常用"0"来填充边缘，增加数组的大小，使得边缘元素可以被多次卷积，增强了特征的提取，边缘填充的大小视具体情况而定。

图 8-13 所示为边缘填充的示例图，我们可以清楚地看到，在原数组的边缘区域，我们用"0"进行了填充。

图 8-13　填充

如图 8-14 所示，填充有 Full、Same 和 Valid 3 种模式。

（1）Full 模式。如图 8-14（a）所示，卷积运算的第一步卷积核中只有 1 个输入元素，即从卷积核与数组刚相交时便开始做卷积运算。其余未相交的部分在输入数组的外围做全"0"填充，填充至卷积核内剩余元素与"0"相交。

（2）Same 模式。如图 8-14（b）所示，当卷积核的中心元素与输入数组的第一个元素相交时便开始做卷积运算，这时对输入数组的外围做全"0"填充，填充至卷积核内剩余元素与"0"相交。

（3）Valid 模式。如图 8-14（c）所示，当卷积核的一个元素与输入数组的第一个元素相交时便开始做卷积运算，此时卷积核内所有元素均与输入数组的所有元素相交，没有空间做全"0"填充，也无须填充。

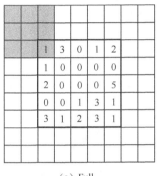 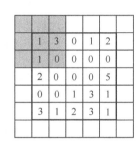 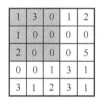

(a) Full　　　　　　　　　　(b) Same　　　　　　　　(c) Valid

图 8-14　填充的 3 种模式

提示	卷积运算在减轻计算负担的同时也产生了一些问题。 （1）卷积运算后图像会缩小，经过若干次卷积运算后，图像的特征可能会缩小。 （2）卷积运算中覆盖边缘和角落的像素点比中间像素点少，导致丢失图像边缘信息。 全"0"填充是为了保证输出特征的大小可以和输入特征的大小保持一致，主要是防止边缘特征被忽略。

8.2.4　膨胀卷积

膨胀卷积是对卷积核进行膨胀的，多出来的空隙用"0"进行填充，用于克服步长中造成的失真问题。膨胀卷积的好处是在不做池化操作损失信息的情况下，加大了感受野，让每个卷积的输出都包含较大范围的信息。

图 8-15 所示的是分别对 2×2 和 3×3 的卷积核进行膨胀操作。

膨胀卷积的计算公式为

$$k_d = (k-1) \times d + 1 \qquad (8\text{-}6)$$

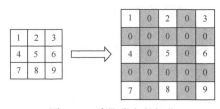

图 8-15　膨胀卷积的操作

其中，k_d 是膨胀后的卷积的尺寸，k 是原始卷积核的尺寸，d 是膨胀系数。对原始卷积核进行 d 倍膨胀之后得到新的 k_d，k 一般是奇数，d 一般是偶数，从而保证了 k_d 也是奇数。使用膨胀卷积的时候，先把原始卷积核膨胀 d 倍后再进行卷积运算，生成下一层的特征图。

提示	当膨胀系数 d 为 0 时，卷积核为 1×1 的数组，并且此时不可以进行填充操作。膨胀系数 d 的默认值为 1，此时卷积核为 $n×n$ 的数组。膨胀后的卷积核大小只可以小于或等于输入数组的大小，否则无法进行卷积运算。因此设置膨胀系数 d 的大小时，需要提前计算好 k_d 的大小。

8.3　示例：用卷积神经网络预测药物分子性质

药物分子的性质预测是人工智能辅助药物筛选的一个非常活跃的研究领域。药物分子结构的多样性，导致我们难以通过普通数学方法建立相关的经验公式去计算药物分子的性质。神经网络具有强大的拟合能力，可以发现分子结构与性质之间的非线性关系。在本节中，我们将介绍如何用卷积神经网络预测药物分子性质。

脂溶性是药物小分子的重要参数，通常用 $\log P$ 表示。$\log P$ 为化合物油水分配系数 P 的对数值。膜水分配系数即表征药物在细胞膜和水溶液中的溶解度之比。服用的药物只有通过细胞膜才能到达细胞内部，因此 $\log P$ 是药物设计中需要考虑的一个重要因素。我们将选用 MoleculeNet 数据集中的 Lipophilicity 数据集，用卷积神经网络来预测药物分子的 $\log P$。

首先导入需要的数据集，代码如清单 8-5 所示。

清单 8-5　导入 Lipophilicity 的数据集

```
1.    #导入模块

2.    import pandas as pd
3.    import tensorflow as tf
4.    from keras import backend as K
5.    from keras.models import Sequential
```

```
6.   from sklearn.model_selection import train_test_split
7.   from keras.constraints import maxnorm

8.   # 导入数据集
9.   dataframe = pd.read_csv("
            ./Lipophilicity/ecfp-Lipop.csv", delimiter = ',', header=None)

10.  dataset = dataframe.values
11.  # 将数据集拆分为输入和输出

12.  X = dataset[:,:]
13.  Y = np.loadtxt("/home/yons/xielx/AlogP/Lipophilicity/Lipop_logP.value")

14.  X_train, X_test, Y_train, Y_test = train_test_split(X, Y, test_size
                              =0.2, random_state=42)

15.  X_train = X_train.reshape(-1, 2048, 1)
16.  X_test = X_test.reshape(-1, 2048, 1)
```

然后，构建一个卷积神经网络，用来预测 log$P$，代码如清单 8-6 所示。

清单 8-6　卷积神经网络预测 log$P$

```
1.   # 构建模型
2.   model = Sequential()
3.   # 卷积层 1
4.   model.add(Conv1D(32, 3, activation='relu', input_shape=(2048, 1),
            padding="same"))
5.   # 池化层 1
6.   model.add(MaxPool1D(pool_size=3, strides=1))
7.   # 卷积层 2
8.   model.add(Conv1D(64, 3, strides=1, activation='relu', padding='same'))
9.   # 池化层 2
10.  model.add(MaxPool1D(pool_size=3, strides=1))
11.  # 神经元随机失活
12.  model.add(Dropout(0.25))
13.  # 拉成一维数据
14.  model.add(Flatten())
15.  # 全连接层 1
16.  model.add(Dense(1024))
17.  # 激活层
18.  model.add(Dense(1))

19.  # 查看定义的模型
20.  model.summary()

21.  model.compile(optimizer='adam', loss='mean_squared_error',
            metrics=['mean_absolute_error', 'accuracy'])

22.  # 训练
23.  history = model.fit(X_train, Y_train, epochs=100, batch_size=64,
                  verbose=1, validation_data=[X_test, Y_test])
```

预测结果如图 8-16 所示。训练集和测试集上的平均绝对误差分别为 0.37 和 0.67。注意，上述代码仅作为示意，具体的参数应按照需求加以优化。

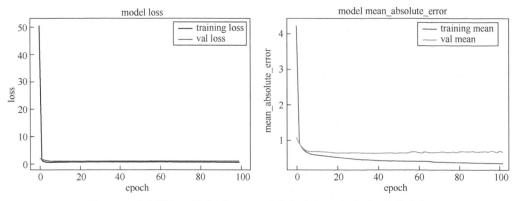

图 8-16   卷积神经网络在预测 $\log P$ 中的损失与平均绝对误差的变化

8.4   参考资料

[1]   常亮，邓小明，周明全，等. 图像理解中的卷积神经网络[J]. 自动化学报，2016, 42(9): 13.

[2]   王晓华. TensorFlow 2.0 深度学习应用实践[M]. 北京：清华大学出版社, 2020.

[3]   GOODFELLOW I, BENGIO Y, COURVILLE A. Deep Learning [M]. Cambridge: MIT press, 2016.

[4]   CHOLLET F. Deep Learning with Python [M]. Zed. New York: Manning Publications, 2021.

[5]   邱锡鹏. 神经网络与深度学习[J]. 中文信息学报 2020, (7): 1.

[6]   ABRAHAMS S, HAFNER D, ERWITT E, et al. TensorFlow for Machine Intelligence [M]. Santa Rosa: Bleeding Edge Press, 2016.

[7]   MINAR M R, NAHER J. Recent Advances in Deep Learning: An Overview [J]. 2018.DOI: 10. 13140/RG. 2020 24831, 10403.

[8]   焦李成. 神经网络系统理论[M]. 西安：西安电子科技大学出版社, 1990.

[9]   卢宏涛，张秦川. 深度卷积神经网络在计算机视觉中的应用研究综述 [J]. 数据采集与处理，2016, 31(1): 17.

[10]   ZEILER M D, FERGUS R. Stochastic Pooling for Regularization of Deep Convolutional Neural Networks [J]. Eprint Arxiv, 2013.

第 9 章　生成式深度学习

9.1　深度学习与 GAN

9.1.1　深度学习

人工智能的目的是让计算机拥有智能，能够自主学习。深度学习是实现这一目标的途径之一，在很多人工智能的应用中，我们可以看到深度学习的身影。深度学习主要是进行归纳和综合的工作，而不是简单演绎，其最常见的操作就是使用算法对数据进行解析并从中学习从而做出决策。

我们熟知的深度学习有 3 种类型，它们分别是无监督学习、监督学习和强化学习。

（1）无监督学习。无监督学习是指给出特定的方向，不需要我们打标签，算法就会自动学习并总结规律。在学习和总结规律的同时，算法还会将目标分为各种类别，这也是我们常说的"聚类问题"。

（2）监督学习。与无监督学习相比，在监督学习中，我们会给模型打上设想的标签。模型会根据标签输入相应的内容，最终得到相应的输出。例如，根据发芽与否判断土豆能否继续食用，土豆发芽代表土豆不能继续食用，未发芽代表还能继续食用。在模型构建并训练完毕后，通过模型识别土豆的外形特征，就能判断土豆是否能食用。

（3）强化学习。与前两类都不同，强化学习是对一些模型的一些控制进行奖励，从而支持模型进行学习、决策和规划的一种学习方式。例如，在教育小孩时，如果小孩不想学习，那么我们可以给予"学习两小时就可以看半小时电视"的奖励，督促小孩形成"想看电视就会主动学习"这一行为。上述例子就是强化学习的一个过程，通过一个回馈机制促进学习。强化学习是目前研究的重要方向之一。

最初的深度学习是利用深度神经网络来解决特征表达的一种学习过程。深度学习在方法上主要采用多层神经网络技术，多层这个概念就是深度学习的深度的体现。深度神经网络也是神经网络的一种，可以将其理解成一个含有多个隐含层的神经网络结构。在实际应用中，可以通过调整激活函数和神经元之间的连接方式来提升模型的训练效果。深度学习主要通过创建能够模拟人脑进行分析学习的神经网络解释和分析数据。

虽然深度学习是机器学习的一部分，但是这两者还是有很大的区别，它们的主要适用场景和目标都不同。两者主要区别体现在数据量、硬件依赖性、特征工程、问题解决方法、执行时间和可解释性这 6 个方面。

（1）数据量。机器学习对各种数据量都能够适应，尤其擅长数据量较小的场景。而深度学习适用于庞大的数据量的场景。

（2）硬件依赖性。因为深度学习算法需要执行大量矩阵乘法运算，所以需要 GPU 等硬件作为支持。传统的机器学习不需要太高端的硬件设施，CPU 就可以运行。

（3）特征工程。特征工程是将特定领域知识以指定特征进行标签化的过程，这么做的目的是减少数据复杂性水平从而生成便于学习算法的模式。例如，在处理图像时，机器学习专注于像素及其他属性，而深度学习则关注图像这一数据的其他高级特征。

（4）问题解决方法。传统机器学习算法是将问题拆分成几个部分，然后分别进行解决，最后将结果结合起来获得所需的答案。深度学习不用对问题进行拆解分析，只进行集中化处理。

（5）执行时间。因为深度学习包含更多参数，所以需要大量时间进行训练，进而训练的时间投入也就更多。相对而言，机器学习算法的执行时间相对较短。

（6）可解释性。可解释性是机器学习与深度学习算法的主要区别之一，很多深度学习算法不具备可解释性。

9.1.2　GAN

2014 年，Ian GoodFellow 等人发表了一篇论文 "Generative Adversarial Nets"，自此生成对抗网络（Generative Adversarial Net，GAN）进入公众视野。从此，人们对它的研究热情也一发不可收拾，关于 GAN 的文章在不断增长。

GAN 是一种深度学习模型，它创造性的生成方式与传统的生成模型有着明显不同。GAN 的生成结果是在博弈学习中产生的，而传统的生成模型是根据人为设定的变量生成的。目前，GAN 除了应用到图像、语音与视频的生成，还在图像翻译、图像着色对抗样本学习、领域自适应及药物分子生成等方面取得了让人印象深刻的成就。

GAN 的构成框架至少包括两个模块，即生成器和判别器。生成器负责生成能够不被判别器判别出来的新数据，而判别器的主要功能是判别输入的数据是来自真实的数据还是来自生成器生成的数据，因此判别器可以说是一个二分类器。GAN 模型的训练过程属于二元极小极大博弈问题，使生成器生成的数据分布和真实数据分布尽可能相同，从而"迷惑"判别器，最终结果便是判别器判别生成器生成的数据为假的概率为 50%。

在原始 GAN 理论中，只要能拟合相应生成和判别的函数就行，因此生成器或者判别器也可以用线性映射，但现实中一般使用深度神经网络作为生成器 G 和判别器 D。

GAN 的一个显著特点是不需要人为地设定一个想要的数据分布。GAN 通过判别器 D 学习真实的数据从而拟合出我们需要的数据区间，再通过这个数据区间训练我们的生成器。而真实数据分布有时候很难找到，这一步大大节省了我们寻找真实数据分布的时间成本和人力成本。判别器一开始也没有完全拟合出我们需要的数据分布，因此需要一步一步训练迭代，直到得到最好的判别器和生成器。

本章接下来的内容重点介绍 GAN 的相关概念、原理和训练过程。

9.2　GAN 的相关概念

在正式介绍 GAN 之前，我们先介绍和 GAN 相关的概念，以帮助你深入理解 GAN。它们是梯度下降法、信息熵、KL 散度、纳什均衡、高斯分布和高斯过程。

9.2.1　梯度下降法

我们知道机器学习只需要将一个数据给到模型，之后模型便会自动"学习"，进而不断优化自身的各种参数，最终得到一组最优参数。在最优参数下，模型与需要学习的任务匹配度最高。这个"学习"的过程就是深度学习算法的关键。而梯度下降法就是我们用来实现该"学习"过程的一种最常见的方法。

想要更好地理解梯度下降法还需要知道梯度下降法的 3 个要素，它们分别是初始点、下降方向、下降步长。

梯度下降法是一阶优化方法，是我们在求解无约束优化问题时采用的简单方法之一。在梯度算法中主要考虑的是 $\min_x f(x)$ 的问题，其中 $f(x)$ 为连续可微函数，并且当形如 $x_0, x_1, x_2 \cdots$ 的序列满足下面条件：

$$f(x_{t+1}) < f(x_t), t=0,1,2,\cdots \tag{9-1}$$

时，就能够不断执行该过程，最后可收敛到局部极小点，计算过程如图 9-1 所示。

收敛到局部极小点有一个最大的问题就是该如何找到下一个点。我们假设有一个形状如图 9-1 所示的函数 $f(x)$，第一步，我们随机找一个点作为初始点，令其为 x_0，下一个点 x_1 就是 x_0 沿着某一方向走出一小步得到的，这一小步我们设为 Δx。对于 $f(x)$ 而言，函数值的变化只和 x 的变化有关，因此一般的 x_{t+1} 都是由 x_t 移动了 Δx 得到的。

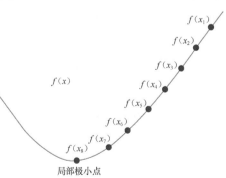

图 9-1　梯度下降法示意图

神经网络中的梯度指的是损失函数有关权重与偏置的梯度,神经网络中的梯度法可用公式表示为

$$\begin{pmatrix} W^{(i)} \\ B^{(i)} \end{pmatrix} = \begin{pmatrix} W^{(i)} - n\dfrac{\partial E}{\partial W^{(i)}} \\ B^{(i)} - n\dfrac{\partial E}{\partial B^{(i)}} \end{pmatrix} \tag{9-2}$$

其中,η 称为神经网络的学习率,在我们在使用梯度法之前需要将 η 确定为某个值,该值决定了更新第 i 层的权重 $W^{(i)}$ 和第 i 层的偏置 $B^{(i)}$;$\dfrac{\partial E}{\partial W^{(i)}}$ 和 $\dfrac{\partial E}{\partial B^{(i)}}$ 表示损失函数 E 相对于第 i 层权重和偏置的偏导,神经网络的梯度就是这些偏导汇总而成的向量。梯度下降法的示例如清单 9-1 所示。

清单 9-1 梯度下降法的实现

```
1.   import numpy as np
2.   import matplotlib.pyplot as plt
3.   def f(x):
4.       return np.power(x, 2)
5.   def d_f_1(x):
6.       return 2.0 * x
7.   def d_f_2(f, x, delta=1e-4):
8.       return (f(x+delta) - f(x-delta)) / (2 * delta)
9.   #绘制函数
10.  xs = np.arange(-10, 11)
11.  plt.plot(xs, f(xs))
12.  plt.show()
13.  learning_rate = 0.1
14.  max_loop = 30
15.  x_init = 10.0
16.  x = x_init
17.  lr = 0.1
18.  for i in range(max_loop):
19.      # d_f_x = d_f_1(x)
20.      d_f_x = d_f_2(f, x)
21.      x = x - learning_rate * d_f_x
22.      print(x)
23.  print('initial x =', x_init)
24.  print('arg min f(x) of x =', x)
25.  print('f(x) =', f(x))
```

9.2.2 信息熵与 KL 散度

信息熵是度量样本纯度的一个经常使用的指标。信息熵用以下方程表示,也就是对分布自信息的期望,单位取决于在计算中使用对数的底。信息熵连续的表达式为

$$H(p) = H(X) = E_{x \sim p(x)}\big[-\log p(x)\big] = -\int p(x)\log p(x)\mathrm{d}x \tag{9-3}$$

信息熵离散的表达式为

$$H(p) = \sum_x p(x)I(x) = \sum_x p(x)\log\left(\frac{1}{p(x)}\right) = -\sum_x P(x)\log(p(x)) \tag{9-4}$$

针对上述公式我们可以看出，当概率均为均匀分布时，熵和变量的不确定性呈现正相关；当熵增大时，我们想要理解变量所需要的信息量就会增大。如 A 队对战 B 队，A 队的胜率为 100%，则我们不需要任何其他信息都知道 A 队肯定赢。但是若 A 队和 B 队的胜率各 50%，则我们需要很大的信息量才能确定哪队获胜。

KL 散度又称交叉熵或相对熵，是两个概率分布之间的差值。两个分布是真实分布与拟合分布，则此时 KL 散度等于拟合分布与真实分布的信息熵之间的差值，意为使用理论分布拟合真实分布时产生的信息损失。我们可以用式（9-5）进行表示，即

$$D_{KL}(p \| q) = \sum_{i=1} [p(x_i)\log p(x_i) - p(x_i)\log q(x_i)] \tag{9-5}$$

其中，真实事件的概率分布表示为 $p(x_i)$，拟合出的概率分布表示为 $q(x_i)$。KL 散度中，KL 散度为 0 就表明拟合分布和真实分布一样。当拟合分布与真实分布不同时，KL 散度大于 0。因此我们要明白 KL 散度没有负数，应该是大于或等于 0 的值。

9.2.3 纳什均衡

纳什均衡是博弈论的一个重要术语，又称为非合作博弈均衡，以约翰·纳什命名。纳什均衡指的是在一个博弈过程中，不管其他方的策略如何，肯定有一方的策略是既定的且策略使己方的期望收益最大；在这样的情况下，其他方在一方确定策略的情况下仍然选择了使自己期望最佳的策略，此时所有方的组合就能被称为纳什均衡。

在一个纳什均衡的组合中，每一方在做出策略时都是倾向于自己的收益最大化，基于这样的情况，在组合中的所有人都是竞争者，都是为了使自己的收益最大。对抗就此产生，每一方都在对抗中不断地调整自己的策略以达到平衡而不是无休止地对抗下去。因此对抗的最终结果就是每个人都得到一个自己满意的结果，至此达到纳什均衡。

9.2.4 高斯分布和高斯过程

高斯函数又称为正态分布，是一个在数学、物理及工程等领域非常重要的概率分布。目前，高斯过程可能不算是机器学习领域的大热门，但它仍然活跃在研究的前沿。

对于函数的分布情况，我们可以使用高斯过程来表示。目前，传统机器学习表示函数分布情况的一般方法是将函数参数化，之后再使用参数来建模表示分布。和传统的计算方法不同，高斯过程能够直接建模同时能生成非参数模型。因此高斯过程可以拟合任何"黑盒"函数，同时还能拟合不确定性。正因为高斯过程能量化不确定性，所以我们能依靠高斯过程在

数据量增大时探索之前不可能实现高效训练的数据分布。高斯过程的应用最知名的当属 AlphaGo，打败当时的中国围棋第一人柯洁的机器人 AlphaGo 就是使用高斯过程进行参数调节。

9.3　GAN 理论基础

9.3.1　什么是 GAN

前面我们简单介绍了纳什均衡的相关概念，深度学习的 GAN 就是基于这一思想产生的，模型的结构以及后续的训练处处都有这一概念的身影。

GAN 包含了两部分：一部分是生成（generator）网络，即 G 网络，G 网络的目的是生成符合真实数据分布的数据；另一部分是判别（discriminator）网络，即 D 网络，D 网络的目的是判别假数据。GAN 的训练过程简述就是 G 和 D 互相对抗，一起学习迭代，一直到谁也奈何不了谁。

下面我们通过一个小故事帮助读者理解 GAN。假设一座城市存在一批造假者，这些造假者的造假水平参差不齐，有的技术很高，有的技术很差。现在警方开展打击造假的活动，那些造假技术很差的人就被警方揪了出来。很快警方发现市面上没有假货了，但是事实上市面上还是充斥着一些高级造假者的假货，但是警方分辨不了，因此警方需要进行学习。警方进行学习升级之后，很快就抓住了那些高级造假者。此时高级造假者为了生存便会不断地迭代自己的技术以骗过警方的检查，而警方为了能够抓到造假者也在不断地学习辨假技术。

随着警方和造假者不断地进行学习，造假者造出来的东西和真的一样，而警方分辨假货的能力也与日俱增。警方和造假者不断地对抗和升级能力，最终将会诞生出最强的警方和最强的造假者。此时造假者造出的东西被警方判定为假的概率为 50%。

我们可用这个例子解释 GAN 的训练过程，其中生成模型就是造假者，判别模型就是警方。图 9-2 所示为最强警方和最强造假者的诞生。

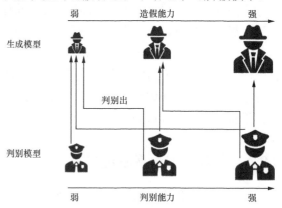

图 9-2　最强警方和最强造假者的诞生

9.3.2　GAN 的原理

下面我们通过一个例子详细介绍一下 GAN 的原理。

先定义一个生成器 G，同时还需要定义一个随机噪声 Z，噪声 Z 是维度设为 100 维且均值为 0、方差为 1 的高斯噪声。生成模型生成数据的原理是通过 Z 去拟合数据分布，同时有一个可以自主学习的参 θ_g，参数 θ_g 用来调节 Z 拟合真实的数据分布。

其次还需要定义一个判别器 D，D 也是一个 MLP，它也有可以自主学习的参数 θd。其作用是在数据输入之后输出一个标量，这个标量用来判别输入的数据 X 是来自 G 生成的数据还是来自真实的数据，如果是来自真实的数据则赋值 1；如果是生成的数据则赋值 0。当判别器被训练得特别好的时候，D(Z) 是 0 这意味着 1−D(G(Z)) 是 1，也就是说，log(1−D(G(Z))) 是 0。当判别器不完美的时候，log(1−D(G(Z))) 就会输出一个大于 0 的值。

GAN 模型的目标就是经过对抗训练后能够生成以假乱真的数据，这意味着生成器 G 生成的数据要逐渐向真实数据靠拢，向量 Z 尽可能地拟合出真实数据分布。图 9-3 所示是生成器 G 生成的数据逐渐向真实数据靠拢的过程。

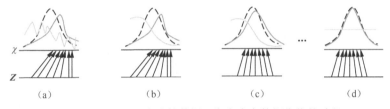

图 9-3　生成器 G 生成的数据逐渐向真实数据靠拢的过程

图 9-3 中的橙色线表示判别模型的概率分布，黑色的虚线表示原始数据的概率分布，绿色实线表示生成模型生成的数据的概率分布。

图 9-3（a）给出的是训练刚开始的情况，其中橙色的波浪线表示判别模型概率分布波动很大，绿线和黑色虚线的差异表示生成的数据概率分布与真实数据概率分布有着很大的差异。图 9-3（b）给出的是通过训练，判别器能够判别出真实数据和生成的数据，此时判别器的概率分布曲线变得光滑，如图中的橙线所示，橙线上点的位置越高表示判别器认为生成器生成的数据是真实数据的概率越高。继续训练一段时间之后，生成器生成的数据概率分布与真实数据概率分布越来越相近，如图 9-3（c）所示，绿线开始往左向黑色虚线靠近。经过相当充足的训练后，出现的最佳结果如图 9-3（d）所示，可以看到，生成器生成的数据概率分布与真实数据概率分布几乎一致，此时判别器判定生成的数据为假的概率为 50%。

我们用 $P_{data}(x)$ 来代表真实图片集的分布，x 代表真实的数据，$P_G(x)$ 代表的是生成器生成的数据分布，一般会加上一个 θ 来控制，一般生成器使用的随机噪声是高斯分布，此时 θ 就是每个高斯分布的平均值和方差，因此生成器的最终概率分布是 $P_G(x;\theta)$。

生成器 G 的主要目的是生成的数据概率分布与真实数据分布一样，即 $P_{data}=P_G$，如图 9-3(d)所示，这意味着 $P_G(x;\theta)$ 随着生成的数据概率分布和真实数据概率分布的接近，期望变得越来越大。此时让生成器生成的数据被判别为真实数据的问题就变成了求生成器的似

然 $L = \prod_{i=1}^{m} P_{\mathrm{G}}(x^i;\theta)$ 的最大似然值。我们可以用一个 θ^* 来最大化似然。具体过程如下：

$$\theta^* = \arg \max_{\theta} \prod_{i=1}^{m} P_{\mathrm{G}}(x^i;\theta)$$

$$= \arg \max_{\theta} \log \prod_{i=1}^{m} P_{\mathrm{G}}(x^i;\theta)$$

$$= \arg \max_{\theta} \sum_{i=1}^{m} \log P_{\mathrm{G}}(x^i;\theta)$$

$$= \arg \max_{\theta} E_{x \sim P_{\mathrm{data}}} \left[\log P_{\mathrm{G}}(x^i;\theta) \right]$$

$$= \arg \max_{\theta} \int_{x} P_{\mathrm{data}}(x) \log P_{\mathrm{G}}(x;\theta)\mathrm{d}x - \int_{x} P_{\mathrm{data}}(x) \log P_{\mathrm{data}}(x)\mathrm{d}x$$

$$= \arg \max_{\theta} \int_{x} P_{\mathrm{data}}(x)(\log P_{\mathrm{G}}(x;\theta) - \log P_{\mathrm{data}}(x))\mathrm{d}x$$

$$= \arg \min_{\theta} \int_{x} P_{\mathrm{data}}(x) \log \frac{P_{\mathrm{data}}(x)}{P_{\mathrm{G}}(x;\theta)}\mathrm{d}x$$

$$= \arg \min_{\theta} \mathrm{KL}(P_{\mathrm{data}}(x) \| P_{\mathrm{G}}(x;\theta))$$

可以看出，在最大化似然时，添加了 log，将结果变成求 x 在生成的数据概率分布中的 log 似然期望。这么做不仅不会影响结果还能够简化计算过程。

通过求概率积分，可以大致求出真实分布中的所有 x 的期望，因此在转换成求 log 似然期望之后便转换成积分运算。又因为 $\int_{x} P_{\mathrm{data}}(x) \log P_{\mathrm{data}}(x)\mathrm{d}x$ 这一项和 θ 不相干，所以在减去这一项之后，结果是等价的。之后进行正常的提取公因式再合并，就得到 $\arg \max_{\theta} \int_{x} P_{\mathrm{data}}(x)\left(\dfrac{\log P_{\mathrm{G}}(x;\theta)}{\log P_{\mathrm{data}}(x)} \right)\mathrm{d}x$，

求最值大，此时将分子、分母对换就能得到 $\arg \min_{\theta} \int_{x} P_{\mathrm{data}}(x) \log \dfrac{p_{\mathrm{data}}(x)}{P_{\mathrm{G}}(x;\theta)}$，也就是 $\arg \min_{\theta} \mathrm{KL}$ $(P_{\mathrm{data}}(x) \| P_{\mathrm{G}}(x;\theta))$。最大化似然问题就变成了求 KL 散度，这次侧面也验证了当 $P_{\mathrm{data}} = P_{\mathrm{G}}$ 时，生成数据的概率分布似然最大。

判别器主要是判别接收数据的真假，判别器的概率分布最大值就是判别器所达成的最佳目标；而生成器希望自己生成的数据被判定成真实数据，也就是 $V(D,G)$ 的值最小。生成器和判别器互相对抗，就能够得到 GAN 最核心的公式，即式（9-6）：

$$\min_{G} \max_{D} V(D,G) = E_{x \sim P_{\mathrm{data}}(x)}[\log D(x)] + E_{2 \sim P_z}[\log(D(G(1-\boldsymbol{Z})))] \tag{9-6}$$

9.4　GAN 的训练过程

GAN 的优化过程是先训练判别器，再用训练好的判别器去训练生成器，当生成器被训

练到能够迷惑判别器时，判别器根据返回的 loss 再优化自己。整个过程不断迭代进行，直到得到最好的生成器和最好的判别器。

之所以选择先训练判别器，是因为如果在没有评判标准的前提下进行生成器的训练，最终生成的也几乎都是噪声并不是目标数据。因此，我们需要先训练判别器，才能保证模型正常运行。

下面我们详细介绍 GAN 的训练过程。

9.4.1 训练判别器 D

在第一阶段，我们先训练判别器，因此需要先固定生成器再训练判别器。我们使用一个随机噪声让生成网络不断地生成假的数据，再利用判别器去判断这些数据是否为真实的数据。起初的向量 Z 拟合的数据分布和真实数据分布差得很远，因此判别器很容易就能将生成器生成的数据分辨出来。

9.4.2 训练生成器 G

第二阶段训练生成器（如清单 9-2 所示）。此时判别器 D 已经训练好了，需要固定判别器进行生成器的训练。经过第一阶段的训练，判别器已经能够很完美地将生成器生成的数据分辨出来，因此再训练判别器 D 已经失去意义，此时需要固定判别器 D，进行生成器的训练，直到判别器不能够分辨出生成器生成的数据是假数据，一次训练过程结束。

清单 9-2　训练生成器

```
1.   # 训练生成器
2.   z = torch.normal(0, 0.02, (num_img, 100), dtype=torch.float32).cuda()
3.   # z = Variable(torch.randn(num_img, z_dimension)).cuda()  # 得到随机噪声
4.   # 随机噪声输入生成器中，得到一幅假的图片
5.   fake_img = G(z)
6.   # 经过判别器得到的结果
7.   output = D(fake_img)
8.   # 得到的假的图片与真实的图片的 label 的损失
9.   g_loss = criterion(output, real_label)
10.  # 定义优化器
11.  # 梯度归 0
12.  g_optimizer.zero_grad()
13.  # 进行反向传播
14.  g_loss.backward()
15.  # step()一般用在反向传播后面,用于更新生成网络的参数
16.  g_optimizer.step()
```

图 9-4 所示的是 GAN 训练过程的一次迭代过程。

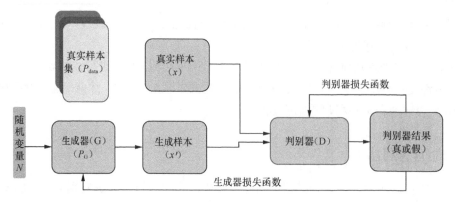

图 9-4　GAN 训练过程的一次迭代过程

9.5　GAN 的应用与代码示例

在本节中，我们选用手写数据集来展示 GAN 的应用。

首先进行库的调用（如清单 9-3 所示），本案例使用的库是 torch、torchvision 和 os。

清单 9-3　库的调用

```
1.    import torch.nn as nn
2.    from torchvision import transforms
3.    from torchvision import datasets
4.    from torchvision.utils import save_image
5.    import torch.autograd
6.    from torch.autograd import Variable
7.    import os
```

创建保存数据的文件夹和导入数据，如清单 9-4 所示。

清单 9-4　创建保存数据的文件夹和导入数据

```
1.    # 创建文件夹
2.    if not os.path.exists('./img'):
3.        os.mkdir('./img')
4.    # 进行图片大小的确认和预处理
5.    def to_img(x):
6.        out = 0.5*(x+1)
7.        # clamp 函数可以将随机变化的数值限制在一个给定的区间[min, max]内
8.        out = out.clamp(0, 1)
9.        # view()函数的作用是将一个多行的 Tensor 拼接成一行
10.       out = out.view(-1, 1, 28, 28)
11.       return out
12.   # 一批 128 个
13.   batch_size = 128
14.   # 总共 100 批
15.   num_epoch = 100
16.   # 噪声维度
```

```
17.    z_dimension = 100
18.    # 图像预处理
19.    img_transform = transforms.Compose([
20.        transforms.ToTensor(),
21.        #归一化处理
22.        transforms.Normalize([0.5], [0.5])
23.    ])
24.
25.    # 加载手写数据集，此处我们是将数据集存放在本地
26.    # 数据集载入
27.    # mnist 数据集下载
28.    mnist = datasets.MNIST(
29.        root='./data/mnist/',
30.        train=True,
31.        transform=img_transform,
32.        download=True)
33.    # 数据载入(批次读取)
34.    dataloader = torch.utils.data.DataLoader(
35.        dataset=mnist,
36.        batch_size=128,
37.        shuffle=True)
```

定义判别器 discriminator（如清单 9-5 所示），判别器使用多层网络。首先我们将图片 28×28 展开成 784，然后通过多层感知器，中间经过 LeakyReLU() 激活函数，最后通过 Sigmoid() 激活函数得到一个 0 和 1 之间的概率进行二分类。

清单 9-5　定义判别器 discriminator

```
1.    class discriminator(nn.Module):
2.        def __init__(self):
3.            super(discriminator,self).__init__()
4.            self.dis = nn.Sequential(
5.                # 输入特征数为 784，输出为 256
6.                nn.Linear(784, 256),
7.                # 进行非线性映射
8.                nn.LeakyReLU(0.2),
9.                # 进行线性映射
10.               nn.Linear(256, 256),
11.               nn.LeakyReLU(0.2),
12.               nn.Linear(256, 1),
13.               # 激活函数，二分类问题中，Sigmoid 可以将实数映射到[0,1]，作为概率值
14.               # 多分类用 Softmax 函数
15.               nn.Sigmoid()
16.           )
17.       def forward(self, x):
18.           x = self.dis(x)
19.           return x.reshape(-1)
```

定义生成器 generator（如清单 9-6 所示），输入一个 100 维的 0～1 的高斯分布，通过第一层线性变换将其映射到 256 维，然后通过激活函数，接着进行一个线性变换，再经过一个激活函数，然后经过线性变换将其变成 784 维，最后经过 Tanh() 激活函数是希望生成假的图片数据分布。

清单 9-6 定义生成器 generator

```
1.    class generator(nn.Module):
2.        def __init__(self):
3.            super(generator, self).__init__()
4.            self.gen = nn.Sequential(
5.                # 用线性变换将输入映射到 256 维
6.                nn.Linear(100, 256),
7.                # ReLU 激活
8.                nn.ReLU(True),
9.                # 线性变换
10.               nn.Linear(256, 256),
11.               # ReLU 激活
12.               nn.ReLU(True),
13.               # 线性变换
14.               nn.Linear(256, 784),
15.               # Tanh 激活使得生成数据分布在 [-1,1]
16.               nn.Tanh()
17.           )
18.       def forward(self, x):
19.           x = self.gen(x)
20.           return x
```

训练判别器（如清单 9-7 所示），我们将其训练分为两部分：其一，真的图像判别为真；其二，假的图像判别为假。首先需要定义损失的度量方式，使用二分类的交叉熵；其次定义优化函数，优化函数的学习率为 0.0003。在此过程中，生成器参数不断更新。

清单 9-7 训练判别器

```
1.    for epoch in range(num_epoch):
2.        for i, (img, _) in enumerate(dataloader):
3.            # print(img.shape)
4.            num_img = img.size(0)
5.            real_img = img.view(num_img, -1).cuda()
6.            real_label = torch.ones(num_img).cuda()
7.            fake_label = torch.zeros(num_img).cuda()
8.            # 计算真实图片的损失
9.            # 将真实图片放入判别器中
10.           real_out = D(real_img)
11.           print(real_out.shape[0])
12.           # 得到真实图片的损失
13.           d_loss_real = criterion(real_out, real_label)
14.           # 得到真实图片的判别值，输出的值越接近 1 越好
15.           real_scores = real_out
16.           # 计算假的图片的损失
17.           # z = Variable(torch.randn(num_img, z_dimension)).cuda()
18.           z = torch.normal(0, 0.02, (num_img, 100), dtype=torch.float32).cuda()
19.           # 随机噪声放入生成网络中，生成一张假的图片
20.           fake_img = G(z)
21.           # 判别器判断假的图片
22.           fake_out = D(fake_img)
23.           # 得到假的图片的损失
24.           d_loss_fake = criterion(fake_out, fake_label)
```

```
25.          # 得到假图片的判别值,对于判别器来说,假图片的损失越接近 0 越好
26.          fake_scores = fake_out
27.          # 损失函数和优化
28.          # 损失包括判真损失和判假损失
29.          d_loss = d_loss_real + d_loss_fake
30.          # 在反向传播之前,先将梯度归 0
31.          d_optimizer.zero_grad()
32.          # 将误差反向传播
33.          d_loss.backward()
34.          # 更新参数
35.          d_optimizer.step()
```

固定判别器,训练生成器(如清单 9-8 所示),目的是使生成的图片被判别器判断为真的。训练时将生成的图片传入判别器的结果和真实的对比,通过反向传播更新的参数来更新生成网络中的参数,以此来训练网络,使得生成的图片被判别器判别为真的。

清单 9-8　训练生成器

```
1.       z = torch.normal(0, 0.02, (num_img, 100), dtype=torch.float32).cuda()
2.          # z = Variable(torch.randn(num_img, z_dimension)).cuda()  # 得到随机噪声
3.
4.          # 随机噪声输入生成器中,得到一幅假的图片
5.          fake_img = G(z)
6.          # 经过判别器得到的结果
7.          output = D(fake_img)
8.          # 得到的假的图片与真实的图片的 label 的损失
9.          g_loss = criterion(output, real_label)
10.         # 梯度归 0
11.         g_optimizer.zero_grad()
12.         # 进行反向传播
13.         g_loss.backward()
14.         # step()一般用在反向传播后面,用于更新生成网络的参数
15.         g_optimizer.step()
16.         # 打印中间的损失
17.         if (i + 1) % 100 == 0:
18.             # 打印的是真实图片的损失均值
19.             print('Epoch[{}/{}],d_loss:{:.6f},g_loss:{:.6f}'
20.                 'D real: {:.6f},D fake: {:.6f}'.format(epoch, num_epoch,
                    d_loss.item(), g_loss.item(), real_scores.data.mean(), fake
                    _scores.data.mean()))
```

保存图片和训练好的模型,如清单 9-9 所示。

清单 9-9　保存图片和训练好的模型

```
1.          if epoch == 0:
2.              real_images = to_img(real_img.cpu().data)
3.              save_image(real_images, './img/real_images.png')
4.          fake_images = to_img(fake_img.cpu().data)
5.          save_image(fake_images, './img/fake_images-{}.png'.format(epoch + 1))
6.
```

```
7.    torch.save(G.state_dict(), './generator.pth')
8.    torch.save(D.state_dict(), './discriminator.pth')
9.    g_optimizer.step()
```

图 9-5 所示的是使用 GAN 生成的手写数字图片示例。

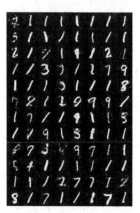

图 9-5　使用 GAN 生成的手写数字图片示例

9.6　GAN 的特点和 GAN ZOO

9.6.1　GAN 的优点

（1）因为 GAN 只用到了反向传播，所以和其他传统的生成模型相比，其不需要用到复杂的马尔可夫链。

（2）GAN 不需要人工去寻找真实的数据分布，而是通过判别器去拟合真实的数据分布，节省了大量的人力和物力成本，同时也减轻了研究人员的压力，减轻了计算的难度，增加了适用性。

（3）GAN 的训练是一种半监督的学习方式的训练，因此 GAN 可以被广泛用在无监督学习和半监督学习领域，从而有更加广阔的前景。

9.6.2　GAN 的缺点

（1）GAN 是通过判别器拟合真实数据，研究人员看不到，因此是一个"黑盒"，会出现一些意外的情况，例如梯度消失。

（2）从 GAN 的算法原理出发，GAN 更加适用于连续的期望，因此 GAN 更加适用于图像处理领域。

（3）如果在训练中，G 生成的数据不是真实的但是却被 D 判别为真实数据，那么 G 会不断往错误的分布靠近，而 D 认为那是真实的数据分布，自此两个模型在错误的情况下互相"欺骗"，这种现象称为模式崩溃。

（4）GAN 要达到纳什均衡的状态，但在实际应用中，很难完美地达到这一状态，GAN 某些时候很难收敛。

9.6.3 GAN ZOO

随着人工智能的发展，研究者们对 GAN 的研究热情高涨，有对 GAN 模型框架、理论的改进，有对 GAN 模型的改造，或结合其他学习方法，使其能应用于更多场景。于是，研究 GAN 就成了学术圈里的一股风潮，几乎每周，都有关于 GAN 的全新论文发表，久而久之就形成了 GAN ZOO。GAN 的基本模型由输入输出、生成器、判别器三大模块按一定原理或思想组合而成。因此，对模型结构进行改进的切入点可以划分为输入输出、生成器、判别器、模型的模块结构和模块结构的组合思想 5 部分。

关于 GAN ZOO 的简要介绍如表 9-1 所示。

表 9-1　关于 **GAN ZOO** 的简要介绍

改进方向	改进方法	GAN 模型的衍生
输入	基于隐变量的改进 基于隐空间的改进 其他的输入改进	cGAN、BiCoGAN、IcGAN DeLiGAN、NEMGAN FCGAN
输出	多分类输出 特征输出	SGAN、AC-GAN InfoGAN
生成器	集成方法 样本模块区别 其他	AdaGAN MADGAN、MGAN MPGAN
判别器	集成方法 样本模块区别 其他	PacGAN、MGAN、DropoutGAN D2GAN、StabilizingGAN EBGAN、BEGAN
多模块组合	多阶段模型 辅助模块模型 其他	RGAN、StackGAN、ProgressGAN TripleGAN、controlGAN SGAN、MemoryGAN
模型交叉	神经网络结构替换 复合生成模型 其他	DCGAN、CapsuleGAN VAEGAN、DEGAN、AAE、BiGAN、Ali SAGAN、KDGAN、IRGAN、LapGAN、QuGAN
分布距离度量	基于 f 散度的方法 基于 IPM 的方法 其他	LSGAN、EBGAN WGAN、WGAN-GP、BWGAN、RWGAN、FisherGAN IGAN、MMGAN、OT-GAN
梯度计算过程		MAGAN、RGAN、LSGAN

　　GAN 包含生成器和判别器，不需要人为去寻找真实的数据分布，因此有着很强的建模能力，进而生成数据的能力很强。图像领域是 GAN 目前主要的应用领域，但是 GAN 在文本处理、声音等领域的应用也在不断增加。尽管 GAN 在各种领域开花结果，但实际上在其他领域的应用效果没有图像领域好，图像领域一直是 GAN 模型应用最好的领域。因此，GAN 的发展方向可以是如何更好地应用于更多领域，同时能够在这些领域取得令人满意的效果。随着人工智能的发展，如何结合深度学习等先进技术来弱化其缺点、提高其应用效果也是其未来的研究方向之一。

9.7　参考资料

[1]　李凌云. 基于神经网络随机梯度下降法的手写数字识别方法[J]. 信息与电脑（理论版），2021, 33(17): 74-76.

[2]　王正龙，张保稳. 生成对抗网络研究综述[J]. 网络与信息安全学报，2021, 7(04): 68-85.

第10章　Python 编程基础与计算环境搭建

Python 是一种简单且高效的编程语言，在人工智能领域得到广泛应用。阅读一个良好的 Python 程序就感觉像是在读英语一样，它使你能够专注于解决问题本身而不是去搞明白语言。另外，Python 拥有丰富的库，当你需要执行部分功能时，只需写几行代码就可以调用相应的功能模块，大大减少了编程的复杂度。Python 拥有简洁的语法和丰富的生态环境，提高开发速度的同时，对 C 的支持也很好。Python 结合了 C 语言的优点，又通过对 C 的高度兼容弥补了其速度慢的缺点，受到了数据科学研究者的青睐。因此，我们首选 Python 编程语言编写代码。

10.1　Python 简介

Python 由荷兰数学和计算机科学研究学会的 Guido van Rossum 于 20 世纪 90 年代初设计，作为 ABC 语言的替代品。Python 提供了高效的高级数据结构，还能简单有效地面向对象编程。Python 语法和动态类型，以及解释型语言的本质，使它成为多数平台上编写脚本和快速开发应用的编程语言，随着版本的不断更新和语言新功能的添加，Python 逐渐成为独立的、大型的项目开发语言。

由于 Python 语言的简洁性、易读性以及可扩展性，在国外用 Python 做科学计算的研究机构日益增多，一些知名大学已经开始教授 Python 程序设计课程。例如，卡内基-梅隆大学的"编程基础"、麻省理工学院的"计算机科学及编程导论"就使用 Python 语言讲授。众多开源的科学计算软件包都提供了 Python 的调用接口，例如，著名的计算机视觉库 OpenCV、三维可视化库 VTK、医学图像处理库 ITK。而 Python 专用的科学计算扩展库就更多了，例如，3 个经典的科学计算扩展库——NumPy、SciPy 和 Matplotlib，它们分别为 Python 提供了快速数组处理、数值运算以及绘图功能。因此 Python 语言及其众多的扩展库所构成的开发环境十分适合工程技术和科研人员处理实验数据、制作图表，甚至开发科学计算应用程序。

Python 语言主要有九大特点，如下所示。

（1）简单易学。Python 极容易上手，因为 Python 有极其简单的说明文档。

（2）面向对象。Python 是完全面向对象的语言。函数、模块、数字、字符串都是对象。并且完全支持继承、重载、派生、多继承，有益于增强源代码的复用性。

（3）可移植性。由于它开源的本质，Python 已经被移植在许多平台上（经过改动，使它能够在不同平台上运行）。这些平台包括 Linux、Windows、FreeBSD、Macintosh、Solaris、OS/2、Amiga、AROS、AS/400、BeOS、OS/390、z/OS、Palm OS、QNX、VMS、Psion、Acom RISC OS、VxWorks、PlayStation、Sharp Zaurus、Windows CE、PocketPC、Symbian 以及 Google 基于 Linux 开发的 Android 平台。

（4）解释性。一个用编译性语言（如 C 或 C++）编写的程序可以从源文件转换为计算机可执行的程序。这个过程通过编译器和不同的标记、选项完成。当运行程序的时候，连接转载器软件把程序从硬盘复制到内存中并运行。而 Python 语言编写的程序不需要编译成二进制代码，可以直接从源代码运行程序。在计算机内部，Python 解释器把源代码转换成被称为字节码的中间形式，然后再把它翻译成计算机使用的机器语言并运行。

（5）开源。Python 是 FLOSS（自由/开放源码软件）之一。使用者可以自由地发布这个软件的副本、阅读它的源代码、对它做改动、把它的一部分用于新的自由软件中。

（6）高层语言。用 Python 语言编写程序的时候无须考虑诸多底层事情，例如，如何管理程序使用的内存一类的底层细节。

（7）可扩展性。如果需要一段关键代码运行得更快或者希望某些算法不公开，可以用 C 或 C++编写，然后在 Python 程序中使用它们。

（8）丰富的库。Python 标准库很庞大，它可以帮助处理各种工作，包括正则表达式、文档生成、单元测试、线程、数据库、网页浏览器、CGI、FTP、电子邮件、XML、XML-RPC、HTML、WAV 文件、密码系统、GUI（图形用户界面）、Tk 和其他与系统有关的操作。这被称作 Python 的"功能齐全"理念。除了标准库，还有许多其他高质量的库，如 wxPython、Twisted 和 Python 图像库等。

（9）规范的代码。Python 采用强制缩进的方式使得代码具有较好的可读性，程序更加清晰美观。

10.2　Python 基本编程

在运行 Python 程序时，我们需要先检查自己的计算机是否安装了较新版本的 Python，如果没有，就需要先安装它。另外，我们还需要一个 Python 编辑器，方便编写和运行 Python 程序。输入 Python 代码时，集成开发环境能够识别它们并突出显示不同的部分，让你能够轻松了解代码的结构。

每种编程语言都会随着新概念和新技术的推出而不断发展，Python 开发者也在一直致力于丰富和强化其功能。本书使用的版本为 Python3，如果你已经安装了 Python2，需要安装更新的版本，以便学习和使用本书的代码。

10.2.1　Anaconda 介绍

当开始使用 Python 时，有很多程序可以用来编写代码。例如，下载 Python，在安装完成之后，就会得到一个具有图形用户界面（GUI）的文本编辑器，即 IDE。另外，可以下载 IPython Notebook，在一种基于 Web 的交互式环境下编写代码。如果你在 Mac OS 系统下工作，或者在 Windows 系统上安装了 Cygwin，那么就可以在终端窗口中使用 Nano、Vim 或 Emacs 等内置文本编辑器编写代码。

但是在本书中，并没有选择直接在 Python 官网上进行 Python 的下载安装，而是选择安装 Anaconda，使用 Anaconda 携带的 Python。因为与其他版本相比，它对于编程新手来说具有很多优点，而且同样适合编程老手。Anaconda 最主要的优点是，它会预先安装部分最流行的 Python 附加模块，所以你无须一个一个地安装这些模块以及它们的依赖模块。

Anaconda 是一个打包的集合，其包含了 700 多个数据科学相关的开源包，在数据可视化、机器学习、深度学习等多方面都有涉及。它是 Python 的一个集成管理工具或系统，它把 Python 相关数据计算与分析所需要的包都集成在了一起，不仅可以做数据分析，甚至可以用在大数据和人工智能领域。另外，安装它以后就默认安装了 Python、IPython、Jupyter Notebook 和集成开发环境 Spyder 等。安装 Anaconda 可以省去大量下载模块包的时间，使用更加方便。

Anaconda 还有一个优点是跨平台性——拥有 Linux、macOS 和 Windows 三个版本。所以，如果你在 Windows 系统下熟悉了它的用法，在转到 macOS 系统时，仍然可以使用熟悉的界面。

如果你已经熟悉了 Python 和所有可用的附加程序包，那么在使用 Anaconda 时需要注意一点，就是安装附加程序包时的语法有些差别。在 Anaconda 中，你需要使用 conda install 命令。举例来说，要安装附加程序包 argparse，你应该输入 conda install argparse。这种语法与通常的 pip install 是不同的。如果你从 Python 官网下载并安装了 Python，那么安装 argparse 包应该使用 python-m pip install argparse。Anaconda 也允许你使用 pip install 语法，在实际使用过程中，可以使用任何一种方式，但是当你学习如何安装附加程序包时，应该知道这一点微小的区别。

10.2.2　安装 Anaconda

（1）下载。因为 Anaconda 官网是国外网站，下载访问时速度非常慢，建议使用清华大学开源软件镜像站，如图 10-1 所示，下载相应的 Anaconda3 版本。

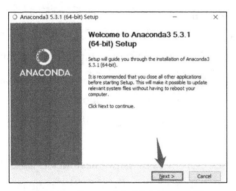

图 10-1　清华大学开源软件镜像站中 Anaconda3 相关版本

（2）安装。打开下载后的软件，按照步骤进行安装。在图 10-2 中单击 Next 按钮；在弹出的 Select Installation Type 对话框中选中 All Users 单选按钮，单击 Next 按钮，如图 10-3 所示；在弹出的 Choose Install Location 对话框中选择安装路径（可以选择 C 盘以外的分区），单击 Next 按钮，如图 10-4 所示；在弹出的 Advanced Installation Options 对话框中选中 Register Anaconda as the system Python 3.7 复选框，单击 Install 按钮，如图 10-5 所示。

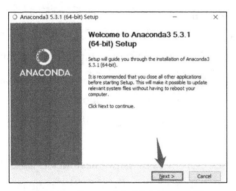

图 10-2　Anaconda3 5.3.1 安装设置

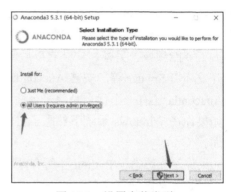

图 10-3　设置安装类型

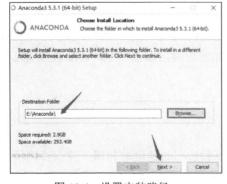

图 10-4　设置安装路径

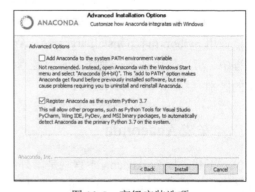

图 10-5　高级安装选项

安装成功界面如图 10-6 所示。单击 Next 按钮，在弹出 Microsoft Visual Studio Code Installation 对话框中单击 Skip 按钮，如图 10-7 所示。

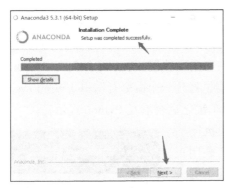

图 10-6 安装成功界面

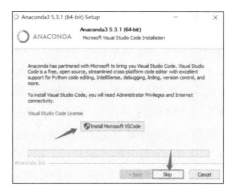

图 10-7 Microsoft Visual Studio 代码安装

（3）配置环境变量。右击"此电脑"图标，在弹出的快捷菜单中选择"属性"，在弹出的窗口中选择"高级系统设置"，在弹出的"系统属性"对话框中单击"环境变量"按钮，在弹出的"环境变量"对话框中选中 Path，单击"编辑"按钮，在打开的"编辑环境变量"对话框中单击"新建"按钮，根据自己安装 Anaconda 时所存放的路径，按照图 10-8 所示的格式进行添加。

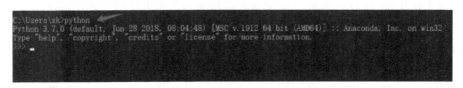

图 10-8 配置环境变量路径

（4）检验是否安装成功。在命令窗口中输入 python，查看是否有 Python 环境，如图 10-9 所示。

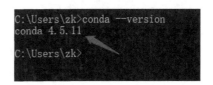

图 10-9 检验 Python 环境

在命令窗口中输入 conda --version，查看是否有 conda 环境，如图 10-10 所示。

图 10-10 检验 conda 环境

如果以上操作都成功了，接下来就可以使用 Anaconda 中的 Python 了。

10.2.3　终端窗口运行 Python 代码片段

Python 自带一个能够在终端窗口中运行的解释器，让你无须保存并运行整个程序就能尝试运行 Python 代码片段。很多关于 Python 的图书和在线教程都展示了如何在 Python shell 中运行代码。要以这种形式运行 Python 代码，需要先打开一个命令行窗口（Windows 系统）或终端窗口（MacOS 系统），输入"python"，按回车键之后会看见 Python 提示符（">>>"）。然后，只需一个一个地输入命令，Python 就会依次执行。

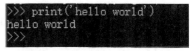

例如图 10-11 所示的代码片段，提示符">>>"表明正在使用终端窗口，">>>"后面的文本表示需要按回车键来执行的代码。

图 10-11　终端运行 Python 代码

这种运行代码的方法简洁有趣，但是当代码的行数不断增加时，就不太合适了。当你的任务需要多行代码才能完成时，一种更简便的方式是将所有的代码写在一个称为 Python 脚本的文本文件中，然后运行这个脚本。下面就介绍创建 Python 脚本的方法。

10.2.4　PyCharm 简介

PyCharm 是一种 Python IDE（Integrated Development Environment，集成开发环境），带有一整套可以帮助用户在使用 Python 语言开发时提高其效率的工具，例如，调试、语法高亮、项目管理、代码跳转、智能提示、自动完成、单元测试、版本控制。此外，该 IDE 提供了一些高级功能，用于支持 Django 框架下的专业 Web 开发。

PyCharm 同时支持 Google App Engine 和 IronPython。这些功能在先进代码分析程序的支持下，使 PyCharm 成为 Python 专业开发人员和刚起步人员使用的有力工具。

熟练掌握了 PyCharm 之后，你便可以继续用它来编写复杂的大型项目。专业版需要付费，但很多开发人员觉得免费的社区版也很好用。

PyCharm 提供了一个 linter，它检查编码是否遵循了普遍接受的 Python 编程约定，并在代码不符合 Python 代码格式设置时提出修改建议。它集成了调试器，旨在帮助你高效地消除错误，还支持各种模式，让你能够高效地使用众多流行的 Python 库。

10.2.5　配置 PyCharm

安装较新的 Python 版本和 PyCharm 后，你就可以编写并运行自己的第一个 Python 程序了。这样做之前，需要配置 PyCharm，确保它使用系统中正确的 Python 版本。之后，你就可以编写并运行程序了。

（1）打开软件，依次单击菜单栏 File→Settings，如图 10-12 所示，在弹出的 Settings 窗口中选择 Project Project1→Python Interpreter，如图 10-13 所示。

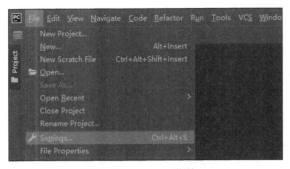

图 10-12　Settings 菜单

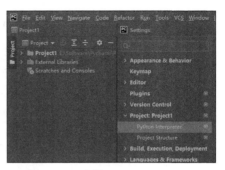

图 10-13　选择 Python Interpreter

（2）单击 Project Interpreter 界面右上角的小齿轮，在弹出的选项中单击 Show All 按钮，然后在弹出的窗口中单击 ➕ 按钮，如图 10-14 所示。

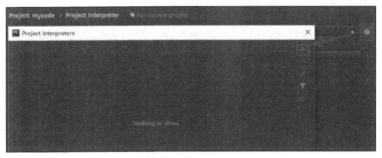

图 10-14　配置界面

（3）在 Add Python Interpreter 界面中选择 New environment 或 Existing environment，建议选中 Existing environment 单选按钮，然后根据自己安装 Anaconda 的路径找到 python.exe，然后选中 Make available to all projects 复选框，将该 Python 环境应用到所有的项目，单击 OK 按钮，如图 10-15 所示。

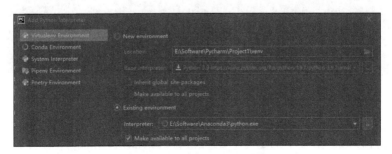

图 10-15　选择 Python 环境

（4）完成设置后，可以在图 10-16 所示的界面中看到当前配置的 Python 环境中包含的库信息，单击 OK 按钮，即可完成 PyCharm 环境配置。

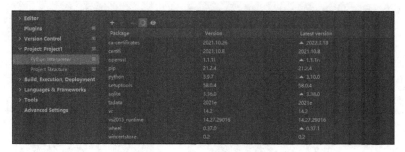

图 10-16　Python 环境中的库信息

（5）将上述步骤配置成功后，就可以在 PyCharm 里面执行 Python 代码了。

10.2.6　在 PyCharm 中编写 Python 脚本

编写第一个程序前，你需要在 PyCharm 中创建一个名为 python_work 的文件夹，用于存储所开发的项目。文件名和文件夹名最好使用小写字母，并用下画线代替空格，这是 Python 的命名约定。

接下来右击新创建的文件夹，在弹出的快捷菜单中选择 New→Python File，将其命名为 hello_world。通过文件扩展名.py 来告诉 PyCharm，文件中的代码是用 Python 编写的，这让它知道如何运行这个程序，并以有效的方式突出其中的代码。

文件创建完成后，即可在里面输入代码，如图 10-17 所示。

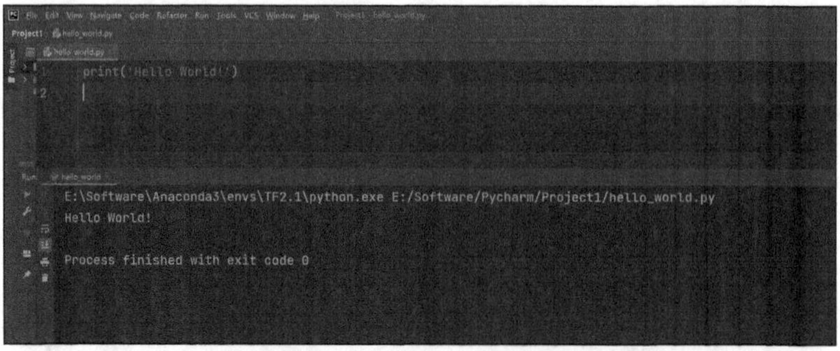

图 10-17　编写 Python 脚本

如果看不到以上界面，那么证明程序出现了一些问题，请检查命名是否使用了大写字母，或者是否忽略了括号中的引号。编程语言的语法是严格的，只要不满足要求，就会报错。

10.3 Python 语言基本要素

想要更深入地学习和使用 Python，还需要了解一下 Python 语言的基本要素。通过掌握更多的基础要素，你会对 Python 有更深入的理解，在后面的章节中就可以综合运用这些知识来完成具体的数据处理任务。

10.3.1 基本数据类型

1. 数值

在编程中，我们经常使用数来记录得分、表示可视化、存储 Web 应用信息等。Python能根据数的用法以不同的方式处理它们。Python 中主要的 4 种数值类型是整数、浮点数、长整数和复数，其中整数和浮点数是最常用的两类。

（1）整数。整数示例如清单 10-1 所示。

清单 10-1　整数示例

```
1.    x = 9
2.    print('#1: {0}'.format(x))                    #打印变量 x,输出 9
3.    print('#2: {0}'.format(3*4))                  #打印 3*4 的计算结果, 输出 12
4.    print('#3: {0}'.format(int(8.3)/int(2.7)))    #通过 int 将小数转换成整数, 并进行除法运算,
                                                       输出 4
```

（2）浮点数。浮点数示例如清单 10-2 所示。

清单 10-2　浮点数示例

```
1.    print('#4: {0:.3f}'.format(8.3/2.7))    #输出 3.074
2.    y = 2.5*4.8
3.    print('#5: {0:.1f}'.format(y))          #输出 12.0
4.    r = 8/float(3)
5.    print('#6: {0:.2f}'.format(r))          #输出 2.67
6.    print('#7: {0:.4f}'.format(8.0/3))      #输出 2.6667
```

#4 和#3 非常相似，只是将两个相除的数保留成了浮点数，8.3 除以 2.7，输出结果等于3.074。.3f 设定了打印输出值应该有 3 位小数。

#5 表示用 2.5 乘以 4.8，将结果赋给变量 y，然后将结果打印出来，带有 1 位小数。这两个浮点数相乘的结果是 12，所以打印出的值是 12.0。#6 和#7 表示以两种方式计算 8 除以3，结果都是一个浮点数，大约等于 2.67。

2. 字符串

字符串是 Python 中的一种基本数据类型。你可以这么理解，它通常是指人类可以阅读

的文本。更广泛地说，它是一个字符序列，并且字符只有在组成这个序列时才有意义。很多商业应用中都有字符串类型的数据，例如，供应商和客户的名字及地址、评价和反馈数据、事件日志和文档记录。一些对象看上去是整数，但实际上是字符串，例如，邮政编码，邮政编码 11111 和整数 1111 是不一样的，你不能对邮政编码做加减乘除，所以最好在代码中将邮政编码作为字符串来处理。

　　字符串可以包含在单引号、双引号、3 个单引号和 3 个双引号之间。简单的字符串示例如清单 10-3 所示。

清单 10-3　字符串示例

```
1.    print('hello world!')
2.    print("hello world!")
3.    print('''hello world!''')
4.    print("""hello world!""")
```

3. 列表

　　列表由一系列按特定顺序排列的元素组成。你可以创建包含字母表中所有字母、数字或所有家庭成员姓名的列表，也可以将任何东西加入列表，其中元素之间可以没有任何关系。列表通常包含多个元素，因此给列表指定一个复数的名称（如 letters、names）是一个不错的主意。在 Python 中，用方括号[ ]表示列表，并用逗号分隔其中的元素。

　　很多商业分析中都使用列表，如各种客户列表、产品列表、资产列表、销售量列表等，但是 Python 中的列表（对象的可排序集合）更加灵活。上面那些列表中包含的都是相似的对象（例如，包含客户姓名的字符串或代表销售量的浮点数），但是 Python 中的列表可不只这么简单。它可以包含数值、字符串、其他列表、元组和字典（本章稍后介绍）的任意组合。因为列表在商业应用中使用广泛、灵活性高、作用突出，所以掌握如何在 Python 中操作列表是极其重要的。

　　创建列表的代码如清单 10-4 所示。

清单 10-4　创建列表

```
1.    '''方式一'''
2.    list1 = ['hello', 'world', 123]      # 创建列表
3.    print(list1)                          # 输出列表内容
4.    print(type(list1))                    # 输出类型
5.
6.    '''方式二，使用内置函数 list()'''
7.    list2 = list(['hello', 'world'])
8.    print(list2)
9.    print(type(list2))
```

4. 元组

元组除了不能被修改，其余特点与列表非常相似。正因为元组不能被修改，所以没有元组修改函数。你可能会奇怪为什么要设计这两种如此相似的数据结构。这是因为元组具有可修改的列表无法实现的重要作用，例如作为字典键值。

Python 将不能修改的值称为不可变的，而不可变的列表被称为元组。元组看起来很像列表，但使用圆括号( )而非中括号来标识。

创建元组的代码如清单 10-5 所示。

清单 10-5　创建元组

```
1.    '''方式一'''
2.    tup1 = ('hello', 'world')        # 创建元组
3.    print(tup1)                      # 输出元组内容
4.    print(type(tup1))                # 输出类型
5.
6.    '''方式二，使用内置函数 tuple()'''
7.    tup2 = tuple(('hello', 'world'))
8.    print(tup2)
9.    print(type(tup2))
```

元组和列表之间通过内置函数也是可以相互转换的。要将一个列表转换成元组，将列表名称放在 tuple()函数中即可。同样，要将一个元组转换成列表，将元组名称放在 list()函数中即可，如清单 10-6 所示。

清单 10-6　元组与列表的相互转换

```
1.    '''列表转元组'''
2.    list1 = [1, 2, 3, 4]
3.    print(list1)
4.    tup1 = tuple(list1)
5.    print(tup1)
6.
7.    '''元组转列表'''
8.    tup2 = (5, 6, 7, 8)
9.    print(tup2)
10.   list2 = list(tup2)
11.   print(list2)
```

5. 字典

Python 中的字典本质上是包含各种带有唯一标识符的成对信息的列表。字典和列表类似，也是可变序列，与列表不同的是，它是无序的可变序列，保存的内容以“键值对”的形式存放，这类似于新华字典，它可以把拼音和汉字联系起来，通过拼音音节表来快速找到想要查询的汉字。其中新华字典里面的音节表相当于键（key），对应的汉字相当于值（value）。键是唯一的，而值可以是多个。字典在定义一个包含多个命名字段的对象时有很大用处。

列表和字典都是非常重要的数据结构，但是它们之间存在着很大的区别，要想有效地使

用字典，必须清楚这些区别。

（1）在列表中，你可以使用被称为索引或索引值的连续整数来引用某个列表值。在字典中，要引用一个字典值，则可以使用整数、字符串或其他 Python 对象，这些统称为字典键。在唯一键值比连续整数更能反映出变量值含义的情况下，这个特点使字典比列表更实用。

（2）在列表中，列表值是隐式排序的，因为索引是连续整数。在字典中，字典值没有排序，因为索引不只是数值。你可以为字典中的项目定义排序操作，但是字典确实没有内置排序。

（3）在列表中，为一个不存在的位置（索引）赋值是非法的。在字典中，则可以在必要的时候创建新的位置（键）。

（4）因为没有排序，所以当进行搜索或添加新值时，字典的响应时间更快（当你插入一个新项目时，计算机不需要重新分配索引值）。当处理的数据越来越多时，这是一个重要的考虑因素。

创建字典的代码如清单 10-7 所示。

清单 10-7　创建字典

```
1.    '''方式一'''
2.    dic1 = {'name': 'Python', 'age': 32}      # 创建字典
3.    print(dic1)                               # 输出字典内容
4.    print(type(dic1))                         # 输出类型
5.
6.    '''方式二，使用内置函数 dict()'''
7.    dic2 = dict(name='python', age=32)
8.    print(dic2)
9.    print(type(dic2))
```

6．集合

集合在 Python 中的使用频率虽然没有其他数据类型高，但它是非常实用的，也是十分重要的一种数据类型。集合是由不同元素组成的一组无序序列，可作为字典的键，它的目的就是将不同的值存放在一起，不同的集合间用来做关系运算，无须纠结于集合中的单个值。

集合可以使用大括号{ }或 set()函数来创建，特别要注意的是，如果创建一个空集合，必须使用 set()而不是{ }，因为{ }是用来创建空字典的。

创建集合的代码如清单 10-8 所示。

清单 10-8　创建集合

```
1.    '''方式一'''
2.    set1 = {'hello', 'python', 123}      # 创建集合，集合内容不允许重复
3.    print(set1)                          # 输出集合内容
4.    print(type(set1))                    # 输出类型
5.
6.    '''方式二，使用内置函数 set()'''
7.    set2 = set([1, 21, 33, 4])           # 集合中的内容是无序的
8.    srint(set2)
9.    print(type(set2))
```

10.3.2 if 语句

编程时经常需要检查一些条件，并据此决定采取什么措施。在 Python 中，if 语句让你能够检查程序的当前状态，并采取相应的措施。if 语句根据提供的条件进行判断，如果为真，则执行 if 语句后面的程序，反之不执行。

1. if-else 语句

if-else 语句提供的逻辑为 "如果这样，就做这件事情；否则，做些别的事情"，else 代码块并不是必需的，但可以让代码显得更清晰。

if-else 语句示例如清单 10-9 所示。

清单 10-9 if-else 语句示例

```
1.   x = 5
2.   if x > 1:
3.      print('True')
4.   else:
5.      print('False, x is not greater than 1')
```

在这个示例中，由于 x 等于 5，5 大于 1，因此 $x>1$ 为真，执行 if 代码块中的 print 语句，输出 True；如果 if 语句中的判断条件为假，则执行 else 代码块中的 print 语句。

2. if-elif-else 语句

if-elif-else 语句示例如清单 10-10 所示。

清单 10-10 if-elif-else 语句示例

```
1.   x = 5
2.   if x > 6:
3.      print('x is greater than 6')
4.   elif x > 5:
5.      print('x is greater than 5')
6.   else:
7.      print('x is not greater than 5')
```

该示例展示了一个稍微复杂一些的 if-elif-else 语句，与 if-else 语句示例相似，先判断 if 语句是否为真，如果为真，停止判断，执行 if 代码块中的 print 语句；因为 $5>6$ 为假，所以继续执行，接着判断 elif 语句是否为真；因为 $5>5$ 为假，所以执行 else 代码块中的 print 语句。

10.3.3 循环语句

1. for 循环

for 循环语句是 Python 中的循环控制语句，任何有序的序列对象内的元素都可以遍历，例如字符串、列表、元组等可迭代对象。之前讲过的 if 语句虽然和 for 语句用法不同，但可以用在 for 语句下做条件语句使用。

for 循环示例的代码如清单 10-11 所示。

清单 10-11　for 循环示例

```
1.   numbers = [1, 2, 3, 4]          # 创建一个列表
2.   for i in numbers:               # 在列表里面遍历
3.     print(i)                      # 依次输出遍历内容
4.
5.   '''
6.   输出结果为：
7.       1
8.       2
9.       3
10.      4
11.  '''
```

2. while 循环

Python 编程中 while 语句用于循环执行程序，只要判断条件成立就反复执行该循环体，若不成立则执行下一条语句。执行语句可以是单个语句或语句块。判断条件可以是任何表达式，任何非零、非空（null）的值均为 True。此外，判断条件还可以是一个常值，表示循环必定成立。当判断条件为假（False）时，循环结束。

while 语句还有两个重要的命令：continue 和 break，用于跳过循环。continue 用于跳过该次循环，break 用于退出当前循环。while 循环示例的代码如清单 10-12 所示。

清单 10-12　while 循环示例

```
1.   i = 1
2.   num = 0
3.   while i<6:
4.     num += i
5.     i += 1
6.   print(num)
```

该示例是计算 1～5 的整数累加的和。该程序首先初始化 $i=1$，接着在 while 中对 i 做判断，如果 i 的值小于 6，便执行 while 代码块中的语句，i 的值增加 1；接着再执行第二次判断，如果 i 的值依旧小于 6，那么继续执行 while 代码块中的语句，i 的值增加 1；直到 i 的值不小于 6 时，结束 while 循环，执行下面的 print 语句，输出 num 值。

while 循环适用于知道内部语句会被执行多少次的情况。当你不太确定内部语句需要执行多少次时，就应该使用 for 循环。

10.3.4　函数

函数是一个可以反复执行的程序段。在一个程序中，如果需要多次执行某项功能或者操

作，那么可以把完成该功能或者操作的程序段从程序中独立出来，定义为函数，而原来程序中需要执行该功能或者操作的程序，可以通过函数调用来代替，以达到简化程序的目的。

在一些情况下，你会发现自己编写函数比使用 Python 内置的函数或安装别人开发的模块更方便、有效。举例来说，如果你发现总是在不断重复地书写同样的代码片段，那么就应该考虑将这个代码片段转换为函数。某些情况下，函数可能已经存在于 Python 基础模块或"可导入"的模块中了。如果函数已经存在，就应该使用这些开发好并已经通过了大量测试的函数。但是，某些情况下，所需要的函数不存在或者不可以使用，这时就需要你自己创建函数。

在 Python 中可以自己创建函数，这样的函数被称为用户自定义函数。其定义规则如下。

（1）以 def 开头，后接定义函数的名称和圆括号( )，以冒号结尾。

（2）圆括号( )可为空，也可传入参数。

（3）定义函数的内容，与 def 有缩进关系。

（4）调用自定义函数的基本格式为"定义函数的名称( )"，若圆括号( )中的内容为空，则调用时也为空；反之填入相应参数。

（5）return 表达式结束函数，选择性地返回一个值给调用函数，不带表达式的 return 相当于返回 None。

定义函数示例的代码如清单 10-13 所示。

清单 10-13　定义函数示例

```
1.    def num(a, b):
2.        c = a + b
3.        return c
4.    print(num(1, 2))
```

该示例定义了一个简单的加法函数，函数定义了两个参数，函数的执行内容是将这两个参数值相加在一起，并将相加和返回。定义完后，我们便可以使用该函数了，num(1,2)是将函数内的参数 a 换成 1，b 换成 2，二者相加，再返回相加的和 3，之后 print 语句输出 3。

10.3.5　类

面向对象编程是有效的软件编写方法之一。在面向对象编程中，编写表示现实世界中的事物和情景的类，并基于这些类来创建对象。

类（class）是用来描述具有相同属性和方法的对象的集合。它定义了该集合中每个对象所共有的属性和方法，对象是类的实例。

类是把数据与功能绑定在一起。创建新类就是创建新的对象类型，从而创建该类型的新实例。类实例支持维持自身状态的属性，还支持（由类定义的）修改自身状态的方法。类的创建规则：class 后面接类名，类名通常是大写字母开头的单词，以冒号结尾。

创建类示例的代码如清单 10-14 所示。

清单 10-14　创建类示例

```
1.    class Dog:
2.        # 初始化属性 name 和 age
3.        def __init__(self, name, age):
4.    '''self.name 称为实体属性，进行一个赋值操作，将局部变量的 name 的值赋给实体属性'''
5.            self.name = name
6.            self.age = age
7.
8.        # 实例方法
9.        def sit(self):
10.           print(f'{self.name} is sitting')
```

10.4　深度学习框架的搭建

要更好地学习本书内容，除了在计算机上安装 Python，我们还需要安装一款深度学习框架——TensorFlow 或 PyTorch。

10.4.1　TensorFlow 和 PyTorch 简介

TensorFlow 是一个端到端开源机器学习平台。它拥有一个全面而灵活的生态系统，其中包含各种工具、库和社区资源，可助力研究人员推动先进机器学习技术和深度神经网络方面的研究。TensorFlow 提供多个抽象级别，可以轻松地构建模型、随时随地进行可靠的机器学习，同时构建和训练先进的模型，并且不会降低速度或性能。

PyTorch 是一个开源的 Python 机器学习库，其前身是著名的机器学习库 Torch。2017 年 1 月，Facebook 人工智能研究院（FAIR）基于 Torch 推出了 PyTorch，它是一个面向 Python 语言的深度学习框架，不仅能够实现强大的 GPU 加速，同时还支持动态神经网络，这是很多主流深度学习框架（例如 TensorFlow 等）都不支持的。PyTorch 既可以看作加入了 GPU 支持的 numpy，又可以看成一个拥有自动求导功能的强大的深度神经网络。除了 Facebook，它已经被 Twitter、CMU 和 Salesforce 等机构采用。作为经典机器学习库 Torch 的端口，PyTorch 为 Python 语言使用者提供了舒适的深度学习开发选择。

二者虽然都是深度学习框架，但是在具体执行方面还是有很大区别的，具体如下。

（1）运算差异。要弄清楚 PyTorch 和 TensorFlow 之间的不同点，就要知道两者在运算模式上的差异。

PyTorch 是一个动态的框架。所谓动态框架，就是在运算过程中，会根据不同的数值，按照最优方式进行合理安排。

相对而言，TensorFlow 属于静态框架。所谓静态框架，就是需要构建一个 TensorFlow 的计算图，然后才能够将不同的数据输入进去进行运算，这实际上就带来了一个非常严重的问题，那就是计算的流程处于固定状态，这种不灵活的运算方式必然会导致运算效率比较低。从运算过程来看，PyTorch 的优势比较明显。

（2）适用对象。这两种程序操作虽然能够得到同样的结果，但是不同的运算过程会导致在程序应用的过程中有不同的难点。PyTorch 相对来说更能在短时间内建立结果和方案，更适用于计算机程序爱好者、研究人员或者小规模项目。TensorFlow 则更适合在大范围内进行操作，尤其是在跨平台或者实现嵌入式部署的时候更具优势。所以，当不知道应该使用 PyTorch 还是 TensorFlow 时，就根据自己的目标和预期效果做出评判。

10.4.2 安装 TensorFlow

1. TensorFlow 的安装

在终端窗口中输入如下命令。

（1）创建虚拟环境：conda create -n tensorflow python=（版本号），如图 10-18 所示。

（2）进入虚拟环境：activate tensorflow，如图 10-19 所示。

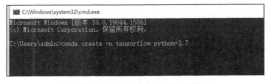

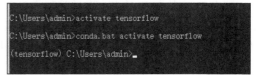

图 10-18　创建虚拟环境　　　　　　图 10-19　进入虚拟环境

（3）连接清华大学开源软件镜像站：conda config --add channels https://***/anaconda/pkgs/free/conda config --set show_channel_urls yes，如图 10-20 所示。

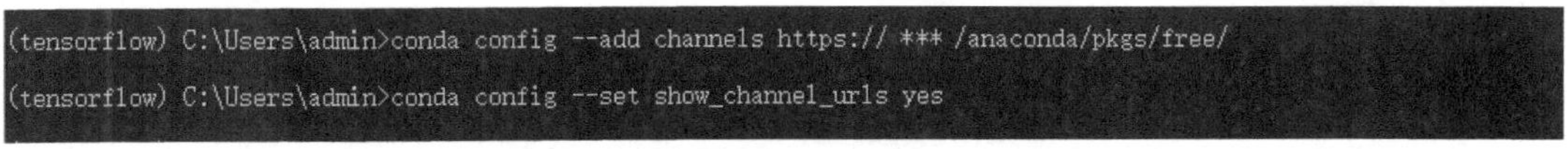

（tensorflow) C:\Users\admin>conda config --add channels https:// *** /anaconda/pkgs/free/
（tensorflow) C:\Users\admin>conda config --set show_channel_urls yes

图 10-20　连接清华大学开源软件镜像站

（4）安装 TensorFlow：pip install --upgrade --ignore-installed tensorflow，如图 10-21 所示。这个过程需要的时间比较长，耐心等待即可。

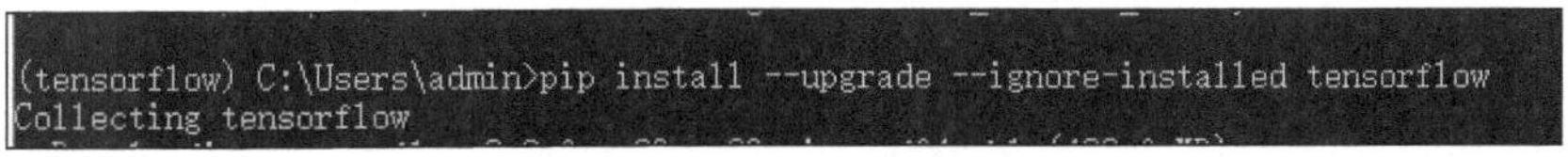

（tensorflow) C:\Users\admin>pip install --upgrade --ignore-installed tensorflow
Collecting tensorflow

图 10-21　安装 TensorFlow

2. 检验是否安装成功

（1）进入 TensorFlow 环境：activate tensorflow。

（2）进入 Python 解释器：python。

（3）检验 TensorFlow 是否安装成功：import tensorflow as tf，如图 10-22 所示。

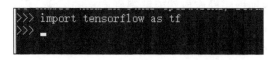

图 10-22　检验 TensorFlow 是否安装成功

如果没有出现错误，则说明 TensorFlow 安装完成。

10.4.3　安装 PyTorch

PyTorch 主要用来进行深度学习算法的建模和推理。为了加快算法训练速度，一般情况下我们需要使用带 GPU 的计算机进行 PyTorch 安装，而为了能够在 PyTorch 中准确地使用 GPU，首先需要安装 GPU 环境，包括 CUDA 和 cuDNN。在确保正确安装 GPU 环境后再安装 PyTorch。

1. 安装 CUDA

随着显卡的发展，GPU 越来越强大，而且 GPU 为显示图像做了优化。在计算上，GPU 已经超越了通用的 CPU。如此强大的芯片如果只是作为显卡就太浪费了，因此 NVIDIA 推出 CUDA，让显卡可以用于图像渲染和计算以外的目的。CUDA 即 Compute Unified Device Architecture，是 NVIDIA 利用 GPU 平台进行通用并行计算的一种架构，它包含了 CUDA 指令集架构（ISA）以及 GPU 内部的并行计算引擎。开发人员可以利用 C、OpenCL、FORTRAN、C++等为 CUDA 编写程序。简单来理解，CUDA 就是 NVIDIA 提供的可以将显卡进行并行运算的一种软件驱动。

（1）进入 PyTorch 官网，我们可以看到官方推荐的 PyTorch 版本和相应的 CUDA 版本，如图 10-23 所示。

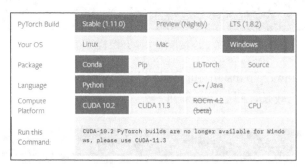

图 10-23　PyTorch 和 CUDA 版本

（2）下载安装 CUDA。进入 CUDA 官网下载 PyTorch 相对应版本的 CUDA 版本，如图 10-24 所示，下载之后直接解压、安装即可。

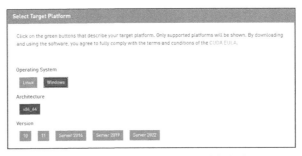

图 10-24 选择 CUDA 版本等其他信息

（3）检验是否安装成功。在终端命令窗口中输入"nvcc –V"，如果看到图 10-25 所示的信息，则表明安装成功。

2. 安装 cuDNN

NVIDIA cuDNN 是用于深度神经网络的 GPU 加速库。它强调性能、易用性和低内存开销。NVIDIA cuDNN 可以集成到更高级别的机器学习框架中，如 Caffe、TensorFlow、PyTorch、MXNet 等。cuDNN 简单的插入式设计可以让开发人员专注于设计和实现神经网络模型，而不是调整性能，同时还可以在 GPU 上实现高性能现代并行计算。

（1）下载 cuDNN。在官网找到 CUDA 版本所对应的 cuDNN 版本，如图 10-26 所示。

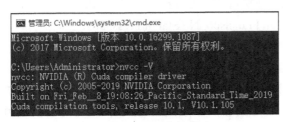

图 10-25 CUDA 安装成功

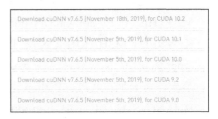

图 10-26 CUDA 与 cuDNN 对应版本

（2）安装 cuDNN。解压下载的安装包，将 cuDNN 压缩包里面的 bin、clude、lib 文件直接复制到 CUDA 的安装目录下（如 C:\Program Files\NVIDIA GPU Computing Toolkit\CUDA\v10.1），安装即可完成。

3. 安装 PyTorch

选择相应版本，在终端运行 Run this Command 中的命令即可进行安装，如图 10-27 所示。

4. 检验是否安装成功

如图 10-28 所示，在终端命令窗口中输入"import torch"，如果没有出现错误，表示安装成功，接着可以查看 PyTorch 版本和 CUDA 是否安装成功，如果都没有报错，则安装成功。

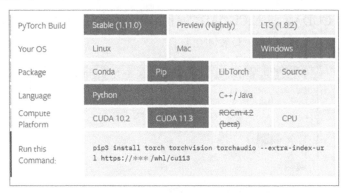

图 10-27　PyTorch 安装选项

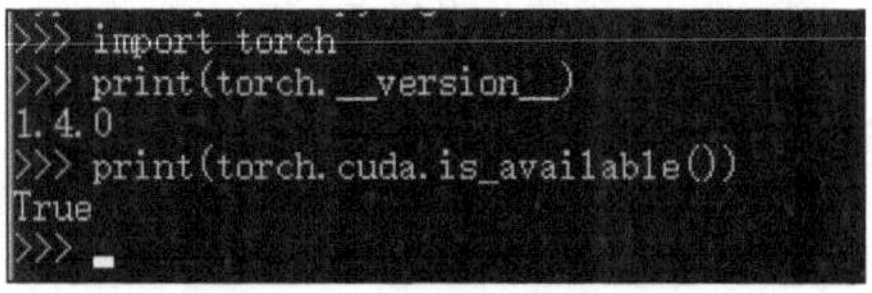

```
>>> import torch
>>> print(torch.__version__)
1.4.0
>>> print(torch.cuda.is_available())
True
>>>
```

图 10-28　PyTorch 安装成功

10.5　参考资料

[1] 肖建，林海波. Python 编程基础[M]. 北京：清华大学出版社, 2003.

[2] 葛书荣. 基于 Python 语言编程特点及应用之探讨[J]. 网络安全技术与应用, 2021, (10): 2.

[3] MATTHES E. Python Crash Course [M]. San Francisco: No Starch Press, 2015.

[4] KENNEDY M, HARRISON M. Effective Pycharm: Learn the Pycharm IDE with a Hands- on Approach[M]. NewYork: Metasnake, 2019.

[5] 嵩天，黄天羽，礼欣. Python 语言程序设计基础[M]. 2 版. 北京: 高等教育出版社, 2017.

[6] HUANG S C, LE T H. Introduction to TensorFlow 2 [J]. 2021.DOI: 10. 1016/13978-0-323-90198-7. 00014-8.

[7] IMAMBI S, PRAKASH K B, KANAGACHIDAMBARESAN G R. Deep Learning with PyTorch[M]. New York: Manning, 2021.

[8] 黄玉萍，梁炜萱，肖祖环. 基于 TensorFlow 和 PyTorch 的深度学习框架对比分析[J]. 现代信息科技，2020, 4(4): 4.

第 11 章　常用数据库介绍

药物设计也称为合理药物设计，是基于生物学靶点知识寻找新药物的创造性过程。具体来说，药物分子设计是依据生物化学、酶学、分子生物学、遗传学等生命科学的研究成果，针对这些基础研究中所揭示的药物作用靶标，再参考其内源性配体或天然底物的化学结构特征设计合理的药物分子。合理药物设计主要有两种类型：基于结构的药物设计（Structure Based Drug Design，SBDD）和基于片段的药物设计（Fragment Based Drug Design，FBDD）。合理药物设计往往需要一些蛋白质的三维结构、小分子或靶点等的信息。常用的机器学习算法和深度学习算法都是依赖生物数据或者医药数据进行训练与学习，从而实现人工智能辅助药物设计的目的。这些生物信息可以在一些生物信息相关的数据库中检索到，所以本章按照药物、蛋白质以及药物-靶点来介绍一些常用的数据库。

11.1　药物数据库

11.1.1　PubChem 数据库

1. PubChem 数据库的介绍

PubChem 是一个关于化学物质及其生物活性数据的公共存储库，于 2004 年由美国国立卫生研究院的一个研究所创建，旨在促进小分子数据资源的公共利用。PubChem 主要含有小分子，但也含有如核苷酸、碳水化合物、脂质、肽和化学修饰的大分子。同时收集有关化学结构、标识符、化学和物理特性、生物活性、专利、健康、安全、毒性数据等信息。它在化学信息学、化学生物学、药物化学和药物发现等生物医学研究领域是非常受欢迎的信息资源库。同时，PubChem 还是化学大数据的来源，可以用于许多机器学习和数据科学项目，例如虚拟筛选、计算毒理学、药物再利用、药物副作用预测等。

PubChem 由 3 个子数据库组成，分别是 Substance（物质）、Compound（化合物）以及 BioAssay（生物测定）数据库。Substance 数据库包含化学样品的描述，由数据保存者提供，并链接到有关其生物活性的信息；Compound 数据库存储了从 Substance 数据库中提取的独特化学结构；BioAssay 数据库存储生物分析描述和测试结果，结果主要来自高通量筛选实验和科技文献。截至 2020 年 8 月，在 PubChem 数据库官网上包含超过 2.93 亿份物质描述，1.11 亿种独特的化学结构，以及来自 120 万个生物分析实验的 2.71 亿个生物活性数据点。此外，PubChem 创建了一个特殊的数据集，其中包含与 COVID-19 和 SARS-CoV-2 相关的 PubChem 数据。数据库官网首页如图 11-1 所示。

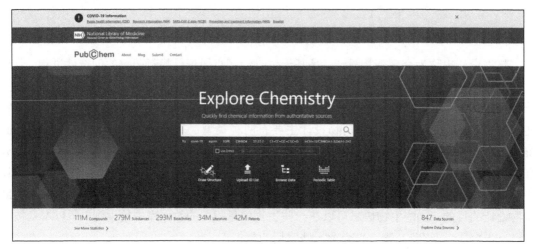

图 11-1　PubChem 数据库官网首页

2. PubChem 的应用案例

PubChem 有几种常用的功能，如寻找与给定化合物相互作用的基因和蛋白质、通过二维相似性搜索找到与查询化合物相似的类药物化合物、计算化合物之间的相似性得分、寻找针对特定基因的药物、获得针对蛋白质测试的所有化学物质的生物活性数据等。

在 PubChem 数据库官网首页，我们可以按化合物名称、化学式、SMILES 和其他标识符等关键检索词搜索，来查找其化学和物理性质、生物活性、安全性和毒性信息、专利、文献引用等。此外，还可以采用结构式检索和批量检索。结构式检索可以通过单击首页的 Draw Structure 打开 DRAW STRUCTURE 界面，绘制结构图完成搜索，如图 11-2 所示，检索结果与关键词检索结果相同；批量检索则是通过单击首页的 Upload ID List 打开 UPLOAD ID LIST 界面，上传数据文件完成检索，如图 11-3 所示，此种方式在此界面可以通过示例文件学习。

下面我们以常用的关键词检索为例，介绍 PubChem 数据库针对药物搜索功能的简单使用。例如，搜索药物伊布替尼（Ibrutinib），在 PubChem 数据库官网首页输入药物名称后单击 🔍 按钮，搜索结果如图 11-4 所示，有 23 条化合物结构信息（包括 Ibrutinib 单体及其混合药物）、196 份物质描述、2688 条药物活性信息、408 项专利等。

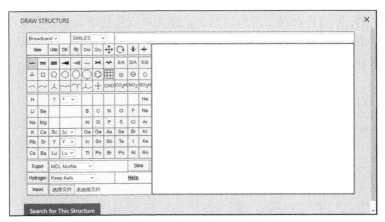

图 11-2　PubChem 中的 DRAW STRUCTURE 界面

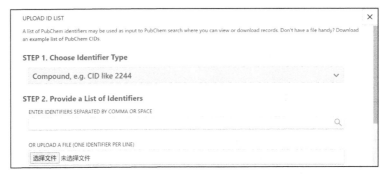

图 11-3　PubChem 中的 UPLOAD ID LIST 界面

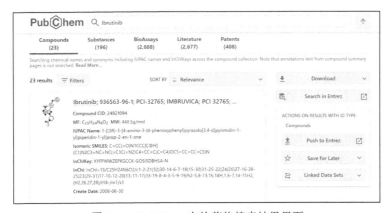

图 11-4　PubChem 中的药物搜索结果界面

单击 Compounds 目录下第一条查看详细信息，如图 11-5 所示。界面右侧展示信息目录，如结构、名称和标识符、化学和物理性质、药物和药物信息等，左侧则罗列了 Ibrutinib 的有关信息。我们可以在该网站看到，Ibrutinib 是一种口服生物可利用的小分子 Bruton 酪氨酸激酶（BTK）抑制剂，具有潜在的抗肿瘤活性，它作为单一药物适用于治疗成年人的复发或难治性套细胞淋巴瘤（Mantle Cell Lymphoma，MCL）和慢性移植物抗宿主病（cGvHD）等。同时还可以看到此类药物已经进行过的或者正在进行中的临床试验。

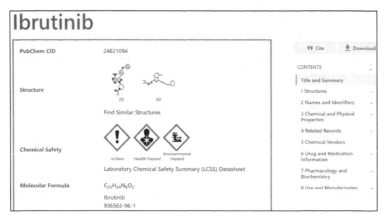

图 11-5　药物 Ibrutinib 在 PubChem 中的详细信息页面

11.1.2　DrugBank 数据库

1. DrugBank 的介绍

DrugBank 是一个全面的、免费提供的网络资源库，其中包含有关 FDA 批准的药物以及经过 FDA 批准程序的实验药物的详细药物、药物靶标、药物作用和药物相互作用信息。它最早于 2006 年在阿尔伯塔大学 David Wishart 博士的实验室成立，最初是一个帮助学术研究人员获得有关药物的详细结构化信息的项目。目前，DrugBank 已经成为世界上使用广泛的参考药物资源之一，一般公众、教育工作者、药剂师、药理学家、药物化学家、药物研究人员和制药行业都经常使用。

DrugBank 主要有两方面的应用，包括临床和化学方面。在以临床为导向方面，DrugBank 能够提供关于药物、药物靶点、药物适应症以及药物作用的生物或生理结果的详细、最新、定量分析或分子量的信息。在化学方面应用，自数据库首次发布信息起，DrugBank 已被广泛应用于计算机检索药物"复原"、计算机检索药物结构数据、药物对接或筛选、药物代谢预测、药物靶点预测和一般制药教育。同时，DrugBank 还提供了许多内置的工具，用于查看、排序、搜索和提取文本、图像、序列或结构数据。

DrugBank 数据库包含 4 个附加数据库：HMDB、T3DB、SMPDB 和 FooDB，它们也是完整的代谢/化学信息学数据库。在 DrugBank 的最新版本 5.1.9 中，有 14 623 个药物条目，其中包括 2724 个批准的小分子药物，1517 个批准的生物制剂（蛋白质、肽、疫苗和过敏原），132 个营养保健品和超过 6677 个实验（发现阶段）药物。此外，5269 个非冗余蛋白（即药物靶标/酶/转运蛋白/载体）序列与这些药物条目相关联。每个条目包含 200 多个数据字段，其中一半信息专用于药物/化学数据，另一半专用于药物靶点或蛋白质数据。该数据库还开辟了 COVID-19 专栏，全面总结新冠病毒相关研究情况，帮助研究人员快速、有效地获取所需信息。

2. DrugBank 的药物检索应用

网站的主页如图 11-6 所示，在 DrugBank Online 主页可以根据药物（Drugs）、靶标（Targets）、途径（Pathways）、适应证（Indications）进行检索。同样以药物伊布替尼（Ibrutinib）为例，在首页搜索框输入药物名称进行搜索，结果如图 11-7 所示。左侧为信息目录，如药理学、相互作用、产品、类别、临床试验、性能、靶点等；右侧是详细信息，相关背景、药物的适应证、药物禁忌、结构、靶点信息等都可以找得到。

此外，还可以通过单击 Browse 或 Search 按钮进行检索，检索模式有化学结构、分子量、药物与食品的相互作用、目标序列等。

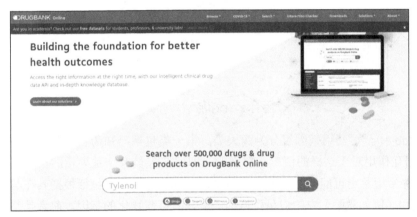

图 11-6　DrugBank Online 主页

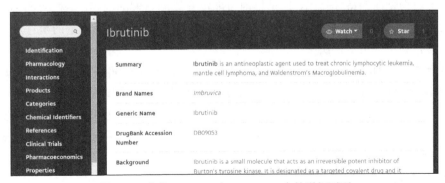

图 11-7　药物 Ibrutinib 在 DrugBank 中的详细页面

11.1.3 DGIdb

1. DGIdb 的介绍

DGIdb 最初发布于 2013 年，汇聚了来自多个不同来源的药物-基因相互作用和药物性信息，提供了基因与其已知或潜在药物的关联信息，目前已经更新到 4.0 版本，官网首页如图 11-8 所示。DGIdb 所包含的基因主要是癌基因，但是也有一些其他疾病（例如，阿尔茨海默病、心脏病、糖尿病等）的相关基因。用户可以通过简单的搜索界面、应用程序编程接口（API）和 TSV 数据下载获得其中的信息。

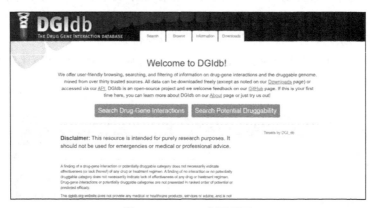

图 11-8　DGIdb 官网首页

在 DGIdb 中，可药用基因组分为两大类。第一类包括已知药物相互作用的基因。这种药物-基因相互作用对于这样的情况是有用的，即研究人员有一系列预测在疾病中被激活的候选基因，并希望鉴定可能抑制或调节这些基因的药物。第二类包括根据其在与可药物性相关的基因类别（例如激酶）中的成员资格而"潜在"可药物化的基因。前者是基因和药物之间的既定相互作用，主要基于文献挖掘，并从现有的公开评论和数据库中获得。后者代表具有使其适于药物靶向的特性基因，但是目前可能没有靶向它们的药物。这两类药物基因的来源都是人工筛选和半自动导入。DGIdb 还可以帮助临床专家对基因水平的事件进行优先排序，这最终有助于做出治疗决策。

在最新的版本 DGIdb 4.0 中，包含超过 40 000 个基因和 10 000 种药物，涉及超过 100 000 种药物-基因相互作用，和属于 42 个潜在的可药物基因类别。用户可以输入基因列表，以检索该列表中所有已知或可能可药物的基因。结果可以按来源、相互作用类型或基因类别进行过滤。DGIdb 建立在 Ruby on Rails 和 PostgreSQL 之上，具有灵活的关系数据库模式，足以适应来自各种来源的元数据。

2. DGIdb 的检索应用

DGIdb 提供了两种类型的搜索方式，分别是 Search Drug-Gene Interactions 和 Search

Potential Druggability。在 Search Drug-Gene Interactions 模块，可以通过基因或药物名称来搜索药物-基因的相互作用，右侧有筛选过滤方式，例如临床可行性、药物基因组、耐药性。还有高级的筛选，例如选择不同的数据来源、基因分类（如 DNA 修复的）、互动类型（如辅因子和诱导剂），如图 11-9 所示。在 Search Potential Druggability 模块，则是通过基因搜索来查找基因分类，该模块还给出基因演示列表，如图 11-10 所示。

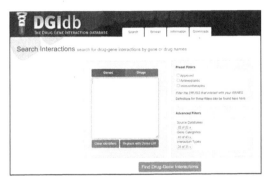

图 11-9　Search Drug-Gene Interactions
模块搜索页面

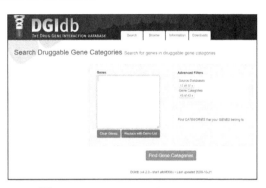

图 11-10　Search Potential Druggability
模块搜索页面

本例仍以伊布替尼（Ibrutinib）为例，在 Search Drug-Gene Interactions 模块，通过药物名称完成搜索。搜索结果如图 11-11 所示，主要包括三部分，分别为 Summary、Interactions、Claims。Summary 含有药物信息，Interactions 含有 Ibrutinib 对于不同基因的互动得分、互动性质、互动信息（互动机制、是否直接互动、作用详细信息和 PMID 文章及资料来源）等。

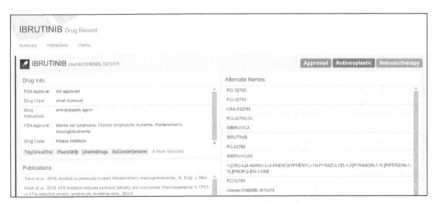

图 11-11　Ibrutinib 在 DGIdb 中的搜索结果

11.1.4　ChEMBL

1. ChEMBL 的介绍

ChEMBL 数据库是欧洲生物信息研究所（European Bioinformatics Institute）于 2009 年

开发的一个靶点与生物活性药物数据库，旨在捕获药物研究和开发过程中的药物化学数据和知识。ChEMBL 官网首页如图 11-12 所示。

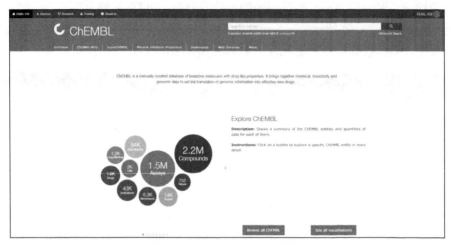

图 11-12　ChEMBL 官网首页

　　ChEMBL 数据库的内容是关于小分子及其生物活性的信息，它们主要从 Journal of Medicinal Chemistry、ACS Medicinal Chemistry Letters、European Journal of Medicinal Chemistry、Journal of Natural Products 等核心药物化学期刊的全文文章中提取，并结合已批准的药物和临床开发候选药物的数据，如作用机制和治疗适应证。生物活性数据也与其他数据库交换，如 PubChem 中的子数据库 BioAssay 和 BindingDB，允许用户从更大的信息体中受益。产生的数据库具有广泛的实际应用，包括识别感兴趣目标的化学工具、评估化合物选择性、训练机器学习模型（例如，用于目标预测）、协助生成药物再利用假设、评估靶标可处理性和与其他药物发现资源的整合。

　　临床开发中的化合物主要来自美国采用名称（United States Adopted Name，USAN）申请和美国临床试验数据库（ClinicalTrials.gov）。已批准的药物主要从 FDA 橙皮书数据库（the FDA Orange Book database）和 FDA 新药批准年度清单（the annual list of FDA New Drug Approvals）中获取，信息也从英国国家处方（British National Formulary，BNF）和 ATC 分类中提取。临床试验药物的适应证从美国临床试验数据库获得，并通过手动和自动方法的组合映射到医学主题标题（Mesh）和实验因素本体论（Experimental Factor Ontology）中的疾病 ID。已批准药物的适应证从每日医疗（DailyMed）的药物包装标签和 ATC 分类中获得。批准药物和临床试验药物的治疗靶点都是通过科学文献、药品包装标签和制药公司的 pipeline 信息等参考来源人工获取的。

　　在最新的版本 ChEMBL 30.0 中，该数据库共收集了 14 855 个靶点和 2 157 379 个不同的化合物以及 84 092 项专利。

2. ChEMBL 数据库的检索应用

在该数据库里搜索药物信息有 4 种方式，分别是药物名称（化合物）、绘制化合物结构、输入序列以及分子或者靶标 ID。本例以药物伊布替尼（Ibrutinib）为例，按名称搜索，结果如图 11-13 所示。在该页面中，左边的 Filters 窗口是筛选器，列出了对这 46 个小分子的各种特性的统计，包括分子类型（Type）、最大临床试验期（Max Phase）、违反五条规则的次数（#RO5 violations）、分子量（Molecular Weight）等，并且允许用户通过单击相应的数值浏览给定范围内的原始数据子集。

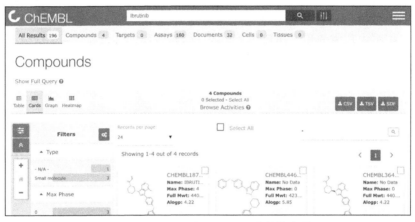

图 11-13 Ibrutinib 在 ChEMBL 中的搜索结果

可以看出，第一个显示的就是我们查找的药物伊布替尼，点进去之后可以查看详细信息，如图 11-14 所示。该药物的名称分类、来源、分子特征、药物适应证、药物机制以及临床信息等都可以查到。

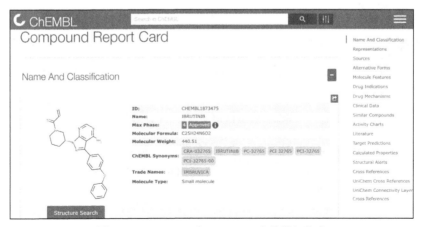

图 11-14 Ibrutinib 在 ChEMBL 中的详细信息

此外，ChEMBL 针对药物-靶点的数据搜索最常用也最实用。

11.1.5　ETCM

1. ETCM 数据库的介绍

ETCM 即 The Encyclopedia of Traditional Chinese Medicine，于 2018 年上线。ETCM 数据库官网首页如图 11-15 所示。ETCM 包括常用草药和中药配方及其成分的全面和标准化信息。ETCM 提供的草药基本属性和质量控制标准、配方组成、成分药物相似性以及许多其他信息可以作为方便用户获取有关草药或配方的详细信息的资源。为了促进中药的功能和机理研究，ETCM 根据中药成分和已知药物之间的化学指纹相似性，提供中药成分、草药和配方的预测目标基因。ETCM 还开发了系统分析功能，允许用户探索中药、配方、成分、基因靶点和相关路径或疾病之间的关系或建立网络。

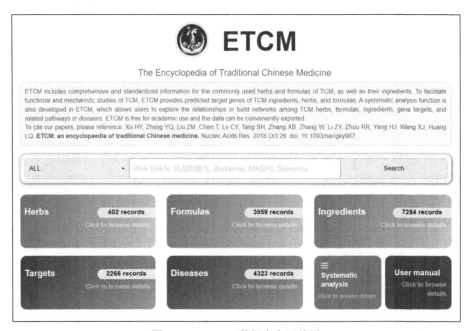

图 11-15　ETCM 数据库官网首页

目前，数据库收录了 402 种中草药、3959 个药方、7284 种有效成分，此外还收录了中草药有效成分可能靶向的基因靶标 2266 个，及其相对应的 4323 种疾病。

2. ETCM 数据库的应用

以中药艾叶为例，右侧是艾叶的信息目录，包括基础信息、鉴定信息、特性、中医属性、药理学、交叉参考等。

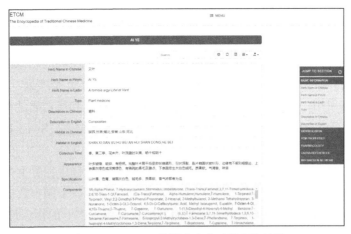

图 11-16　ETCM 数据库中艾叶的查询结果

11.2　蛋白质数据库

11.2.1　UniProt 数据库

1.　UniProt 数据库的介绍

UniProt 数据库，即 UniProt Protein Resource，其官网首页如图 11-17 所示，是由欧洲生物信息研究所（European Bioinformatics Institute，EBI）、美国蛋白质信息资源（Protein Information Resource，PIR）以及瑞士生物信息研究所（Swiss Institute of Bioinformatics，SIB）等机构共同组成的 UniProt 协会（UniProt Consortium）编辑、制作的，提供了全面、高质量和免费访问的蛋白质序列和功能信息资源。其中包括蛋白质知识库 UniProtKB、蛋白质序列归档库 UniParc 以及蛋白质序列参考 UniRef 三部分，目前是国际知名蛋白质数据库之一。

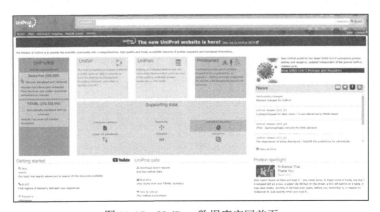

图 11-17　UniProt 数据库官网首页

　　Swiss-Prot 是经过注释的蛋白质序列数据库，由 EBI 维护。数据库由蛋白质序列条目构成，每个条目包含蛋白质序列、引用文献信息、分类学信息、注释等，注释中包括蛋白质的功能、转录后修饰、特殊位点和区域、二级结构、四级结构、与其他序列的相似性、序列残缺与疾病的关系、序列变异体和冲突等信息。Swiss-Prot 尽可能减少了冗余序列，并与其他 30 多个数据库建立了交叉引用，其中包括核酸序列库、蛋白质序列库和蛋白质结构库等。利用序列提取系统（SRS）可以方便地检索 Swiss-Prot 和其他 EBI 的数据库。Swiss-Prot 只接受直接测序获得的蛋白质序列，序列提交可以在其 Web 页面上完成。

　　蛋白质序列归档库 UniParc 是一个全面的非冗余数据库，包含世界上大多数公开可用的蛋白质序列。蛋白质可能存在于不同的源数据库中，也可能存在于同一数据库中的多个副本中。UniParc 通过仅存储每个唯一序列一次并为其提供稳定且唯一的标识符（UPI）来避免这种冗余，从而可以从不同的源数据库中识别相同的蛋白质。UPI 永远不会被删除、更改或重新分配。

　　蛋白质序列参考 UniRef 分为 3 个数据集，分别为 UniRef100、UniRef90 和 UniRef50，其数据主要来自知识库 UniProtKB，同时也包括归档库 UniParc 中部分条目。

　　2.　UniProt 数据库的应用

　　在 UniProt 数据库中不仅可以进行单个蛋白质的信息查询，也可以对批量的蛋白质进行信息查询。以 CD47 蛋白质为例，查询它的相关信息，结果如图 11-18 所示。左侧的 Filter by 对 Swiss-Prot 和 TrEMBL 进行筛选，在右侧表格中有黄色的就是 Swiss-Prot 数据库中有人工标注的，蓝色的则是 TrEMBL 数据库中未经标注的。Popular organisms 中可以根据种属对结果进行分类，在本例中，有 Human、Mouse、Bovine、Rat 等分类。右侧的表格中显示的则是蛋白质的标号、蛋白质和基因名称、种属以及长度。在表格的最上方有 BLAST、Align 工具，BLAST 可以对感兴趣的蛋白质序列进行 BLAST 分析；Align 可以对多个序列进行相似性比对，当勾选其中两项及以上时，即可对这些序列进行比对，比较不同组序列的同源性，当两组序列同源性较高时，这两组序列的功能可能相似；同时，也可以下载 FASTA、Excel、XML 等格式的蛋白质序列信息。

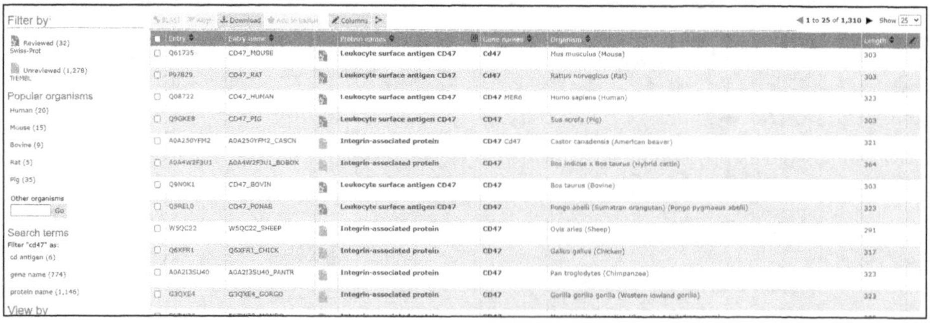

图 11-18　UniProt 中蛋白质搜索结果页面

我们选择"Human"分组中的第一个，标号为"Q08722"，结果如图 11-19 所示，页面的左边是整个网页的目录，里面包含了这个蛋白质所有的信息，如功能、细胞定位、PTM、相互作用、高级结构、序列以及其他数据库关于这个蛋白的链接。页面右边详细介绍了 CD47 蛋白质，它的功能：通过充当血小板上 THBS1 的黏附受体，在细胞黏附中起作用，并在整合素的调节中起作用；在海马体的记忆形成和突触可塑性中起重要作用（通过相似性）等。

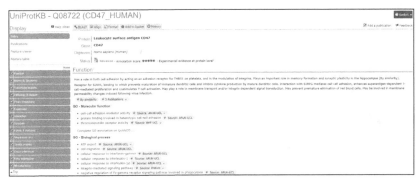

图 11-19　CD47 在 UniProt 中的详细信息

11.2.2　PDB

1. PDB 的介绍

蛋白质数据库于 1971 年由美国 Brookhaven 国家实验室建立，当时只有 7 个 X 射线晶体结构，是第一个开放获取的数字生物数据资源，如今也是国际上唯一存储生物大分子三维结构资料的数据库，这些生物大分子除了蛋白质还包括核酸以及核酸和蛋白质的复合物。PDB 收集的数据来源于 X 射线晶体学和核磁共振（NMR）的数据，并由世界蛋白质数据库（worldwide Protein Data Bank，wwPDB）监管、审核与注释。目前，PDB 每周更新一次，PDB 的维护由结构生物信息学研究合作组织（Research Collaboratory for Structual Bioinformatics，RCSB）负责。

目前，除了三维原子坐标，每个 PDB 数据都包含描述分子模型和实验细节的实验数据和元数据。元数据包括蛋白质名称、序列、原生物体、小分子信息（如化学名称、结构和配方）、数据收集信息（如仪器和数据处理）和结构确定信息（如模型构建、细化和验证方法及统计）。此外，wwPDB 还提供了增值注释，如二级结构、四级结构描述和有关配体结合位点的信息。PDB 的数据和资源用于基础研究和应用研究，包括科学和教育、实验和计算方法开发、药物发现等。

2. PDB 的使用

PDB 允许用户用各种方式以及布尔逻辑组合进行检索，可检索的字段包括功能类别、PDB 代码、名称、作者、空间群、分辨率、来源、入库时间、分子式、参考文献、生物来源等项，数据库官网首页如图 11-20 所示。

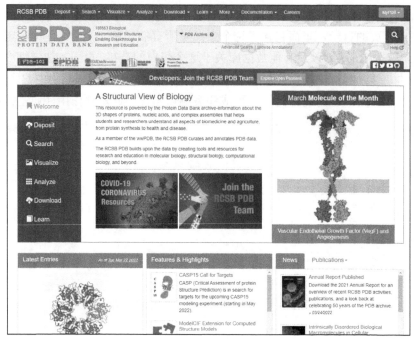

图 11-20 PDB 官网首页

11.2.3 NCBI 数据库

1. NCBI 数据库的介绍

NCBI 的全称是 National Center for Biotechnology Information，即国家生物技术信息中心，隶属美国国家卫生研究所的美国国家医学图书馆（United States National Library of Medicine，NLM）的分部，成立于 1988 年，旨在开发分子生物学信息系统。该数据库为生物信息和数据提供了大量的在线资源，主要包含基因、DNA、RNA、蛋白质序列、文献索引以及化合物数据库等，官网首页如图 11-21 所示。

NCBI 提供给用户可使用的功能主要有存放数据、下载数据、学习教程、提供应用程序接口（Application Programming Interface，API），便于程序开发、提供各种生物数据分析工具和分子生物学等基本问题的研究。NCBI 拥有包括 PubMed、PubMed Central 和 GenBank 在内的大约 40 个在线文献和分子生物学数据库。PubMed 生物实验数据库是小分子和 siRNA 生物活性实验试剂的公开数据库，其主要目的是提供快捷免费地获取数据的途径，并提供直观的数据分析工具，包括检索文献、生物活性数据、生物试验记录以及分子靶标等。GenBank 数据库是 NCBI 在 1992 年建立的，主要内容包括基因、人类在线孟德尔遗传、分子模型数据库、单核苷酸多态性数据库、人类基因组等，并与美国国家癌症研究所（National Cancer Institute，NCI）的肿瘤基因解剖计划合作。

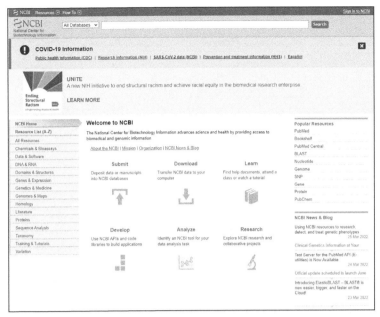

图 11-21　NCBI 数据库官网首页

除了建有 GenBank 核酸序列数据库（该数据库的数据资源来自全球几大 DNA 数据库，其中包括日本 DNA 数据库 DDBJ、欧洲分子生物学实验室数据库 EMBL 以及其他几个知名科研机构），NCBI 还提供众多功能强大的数据检索与分析工具。目前，NCBI 提供 1000 Genomes Browser、Batch Entrez、BLAST Link（Blink）、CDTree、Genome BLAST、PubChem Structure Search、Sequence Viewer 等共计 46 种功能，而且都可以在 NCBI 的主页上找到相应链接，其中多半是由 BLAST 功能发展而来的。

NCBI 的数据来源于研究人员的直接提交、与数据提供商和研究联盟的国家和国际合作或协议以及内部策展工作。其中，蛋白质的序列信息是 NCBI 的一项重要功能之一，包含了来自不同网站和服务器的蛋白质序列的文本信息，包括 NCBI 参考序列项目、GenBank、PDB 和 UniProtKB/Swiss-Prot 等，同时提供了序列相关的基因、DNA/RNA 序列、生物学途径、表达和突变信息、参考文献等，研究人员可以通过 NCBI 查找几乎所有的蛋白质序列信息。

2. NCBI 数据库的简单应用

在 NCBI 数据库中，可以根据需要选择 Gene、Protein、Genome、GEO 等。以蛋白质 integrase 为例，在数据库首页选择 Protein，搜索 integrase，就可以得到所有整合酶蛋白质的序列信息，如图 11-22 所示，左侧可以选择物种以及数据库的来源等对序列信息进行筛选。以第一条具有 502 个氨基酸的整合酶序列 Integrase [Streptococcus pneumoniae] 为例进行介绍。该序列的详细信息如图 11-23 所示，它包含了 GenBank 代码、序列特征，可以在右侧选择 RunBLAST（进行序列比对）、Identify Conserved Domains（分析保守域）、Highlight Sequence Features（突出显示序列特征）等。

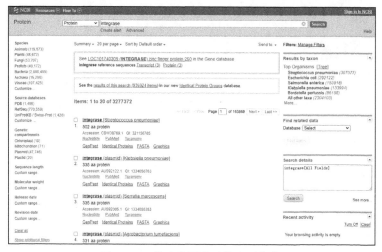

图 11-22 整合酶蛋白质的序列信息

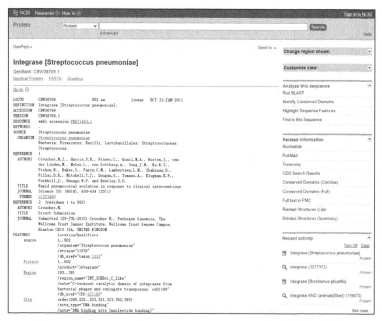

图 11-23 Integrase [Streptococcus pneumoniae]序列的详细信息

11.2.4 SMART 数据库

1. SMART 数据库的介绍

SMART 的全称是 Simple Modular Architecture Research Tool，是一种网络资源，用于蛋

白质结构域的识别、注释以及蛋白质结构域的分析。蛋白质结构域数据库仍然是重要的注释和研究工具。SMART 数据库集成了许多领域的手动策划的隐马尔可夫模型，以及一个强大的基于网络的界面，提供各种分析和可视化工具。官网首页如图 11-24 所示。

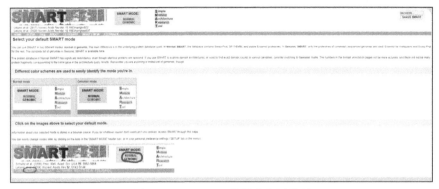

图 11-24　SMART 数据库官网首页

SMART 有两种不同的模式：Normal 和 Genomic，两者的区别主要是使用的数据库不同。Normal SMART 使用数据库 Swiss-Prot、SP-TrEMBL 和 stable Ensembl proteomes。Genomic SMART 使用全基因组序列。

SMART 中的主要基础蛋白质数据库结合了完整的 UniProt 和 stable Ensembl proteomes。目前的版本包含来自约 46 万个物种、亚种和菌株的超过 5 000 万种蛋白质。

2. SMART 数据库的应用

由于 SMART 数据库有两种不同的模式，所以可以根据首页不同的颜色选择不同的模式。下面以 Genomic 模式为例进行介绍。Genomic 模式显示页面如图 11-25 所示。该模式下有序列分析和结构分析。序列分析可以通过输入 UniProt/Ensembl 蛋白质序列的 ID（或 ACC）或者蛋白质序列查找蛋白质的结构域；结构分析可以将域直接输入 Domain selection 文本框中，也可以使用 GO terms query 来获取域列表。两种模式均有示例可以选择操作。

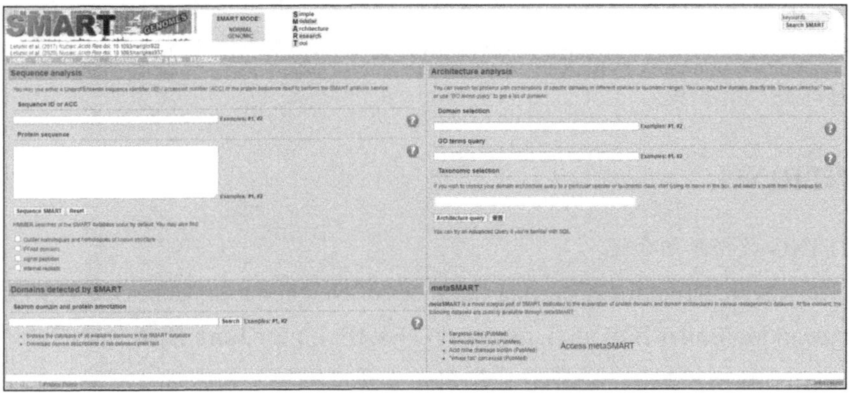

图 11-25　Genomic 模式显示页面

11.2.5　Pfam 数据库

1. Pfam 数据库的介绍

Pfam 数据库是保守蛋白质家族和结构域的数据库。Pfam 数据库是广泛使用的资源，用于将蛋白质序列分类为家族和结构域，其官网首页如图 11-26 所示。

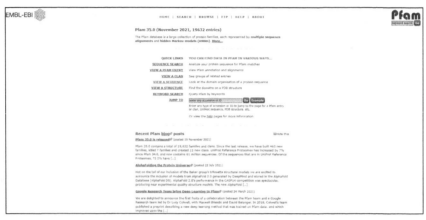

图 11-26　Pfam 数据库官网首页

Pfam 数据库是蛋白质家族的数据库，根据多序列比对结果和隐马尔可夫模型将蛋白质分为不同的家族。在该数据库中，提供了以下 3 种不同层级的蛋白质家族信息。第一种是 Family，每个 Family 以 PF 编号唯一标识，所有的 Family 可以分为 Family、Domain、Repeat、Motifs、Coiled-Coil、Disordered 6 种类型。第二种是 Clan，是对多个 Family 进行相似性分析，将具有相似性的三维结构或者相同 motif 的 Family 归为一个 Clan，可以看作 superfamily 的概念，每个 clan 以 CL 编号标识。第三种是 Proteones，是物种的蛋白质组信息。

2. Pfam 数据库的应用

该数据库提供了多种输入方式，可以进行序列检索、蛋白质结构域相关检索以及关键词检索等。同时还可以输入任何类型的 Accession 或 ID 以跳转到 Pfam 条目或氏族、UniProt 序列、PDB 结构等的页面。

11.2.6　STRING

1. STRING 数据库的介绍

STRING（Search Tool for Recurring Instances of Neighbouring Genes）是欧洲分子生物实验室（European Molecular Biology Laboratory，EMBL）Peer Bork 团队开发的，用于预测蛋白质-蛋白质相互作用的数据库。相互作用包括直接（物理）和间接（功能）关联；它们源于计算预测，来自生物体之间的知识转移，以及来自其他（主要）数据库的相互作用。当然除了预测蛋白质-蛋白质的相互作用，还有很多其他用途，如构建多个蛋白质之间的相互作用网络、蛋白质功能富集分析等。

STRING 数据库有多个来源收集并评价证据，如科学文献的自动文本挖掘、相互作用实验和注释复合物路径的数据库、从共表达和保守基因组背景进行计算性相互作用预测、从一种生物体到另一种生物体的系统性相互作用证据转移等方面。11.5 版本的 STRING 数据库，涵盖来自 5090 个生物体的 24 584 628 个蛋白质。

2. STRING 数据库的应用

STRING 数据库官网首页如图 11-27 所示。单击 SEARCH 按钮，进入搜索页面，如图 11-28 所示，在页面左侧可以看到很多种进行相互作用关系预测的选项。如果我们有一个目标蛋白质，想要查看这个蛋白质可能的相互作用蛋白质，可以选择 Protein by name；如果我们有很多蛋白质，想要查看这些蛋白质之间的相互作用关系，可以选择 Multiple proteins。

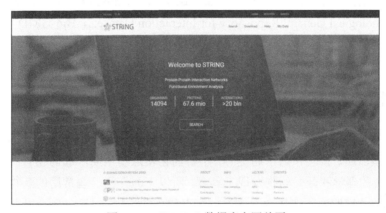

图 11-27　STRING 数据库官网首页

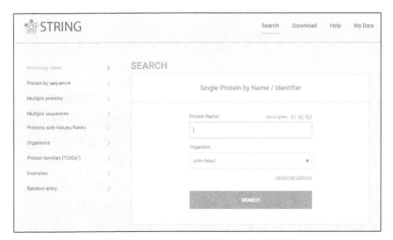

图 11-28　STRING 数据库的搜索页面

11.2.7 其他蛋白质数据库

1. PROSITE 数据库

PROSITE 数据库收集了生物学有显著意义的蛋白质位点和序列模式，并能根据这些位点和模式快速和可靠地鉴别一个未知功能的蛋白质序列应该属于哪一个蛋白质家族。在最新版本 2022_01 中有 1903 个文档条目、1311 个模式、1336 个配置文件和 1352 个 ProRule。

2. SCOP 数据库

蛋白质结构分类数据库（SCOP）旨在提供蛋白质之间结构和进化关系的详细且全面的描述，这些蛋白质的三维结构是已知的，并沉积在蛋白质数据库中。按照 Family、Superfamily、Fold、IUPR、Classes、Protein type 进行分类。在 2022 年的版本中，有 71 812 个非冗余结构域，代表 841 711 个蛋白质结构。

此外，还有蛋白质相互作用数据库（Database of Interacting Proteins，DIP）、交互数据集生物通用库（Biological General Repository for Interaction Datasets，Bio-GRID）、COG 数据库等也可作为蛋白质数据库。

11.3 药物-靶点数据库

靶点是指位于生物体内，能够被其他物质（配体、药物等）识别或结合的结构。常见的药物靶标包括蛋白质、核酸和离子通道等。了解药物靶点和早期候选药物有助于研究药物的可药用性、系统药理学和开发药物发现工具等，所以下面介绍一些常用的药物-靶点数据库。药物发现效率的关键取决于选择合适的治疗靶点和靶向药物。对这些靶点及药物的研究及获得的知识对于加速药物发现过程非常有用。

11.3.1 TTD

1. TTD 的介绍

TTD（Therapeutic Target Database，治疗靶点数据库）官网首页如图 11-29 所示，该数据库用于提供有关已知和探索的治疗蛋白质和核酸靶点、靶向疾病、通路信息以及针对每个靶点的相应药物的信息。TTD 数据库的核心是靶点数据，其余所有信息均是围绕靶点展开的，如药物信息、靶点的调控分子、相关的生物通路等。TTD 靶点分为 4 类：成功靶点，基于该靶点，已经有至少一种经批准的药物；临床试验靶点，使用临床试验药物，但未使用经批准的药物；专利记录靶点，在专利和后续文献中引用；文献报告靶点。

2020 年的版本收集了 38 760 种药物，其中包括 2797 种准许药物、10 831 种临床试验药物和 20 123 种处于实验阶段的药物；3578 个靶点，其中包括 498 个成功靶点、1342 个临床试验靶点、185 个专利记录靶点。

2. TTD 的应用

用户可以通过靶点、药物、疾病和生物标志物搜索数据库，也可以使用药物相似性搜索工具预测没有靶点信息的化合物的靶点。同时，还可以在高级搜索模块中搜索 COVID-19 的药物和疗效靶点。

TTD 数据库在官网首页给出了搜索方式和例子，如靶点搜索，以 EGFR（表皮生长因子受体 HER 家族成员之一）为例。搜索结果如图 11-30 所示，可以在表格中看到与 EGFR 相关的靶点信息，其中包括靶点名称、靶点类型、疾病以及药物等，并且可以查看详细的药物信息。

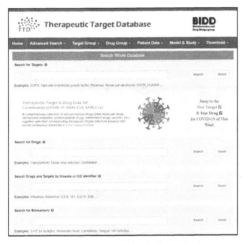

图 11-29　TTD 数据库官网首页

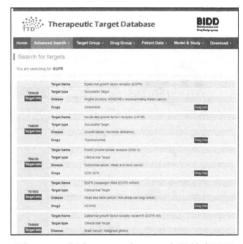

图 11-30　靶点 EGFR 在 TTD 中的搜索结果

11.3.2　BindingDB

1. BindingDB

BindingDB 于 2000 年在网上推出，是第一个可公开访问的测量结合亲和力的数据库。测量结合亲和力关注的重点是，作为药物靶点或候选药物靶点的蛋白质与小分子的相互作用。BindingDB 的数据来自 PDB 相关文献报道的数据、专利信息、PubChem 的子数据库 BioAssays 中的数据和 ChEMBL 中记录数据。亲和力数据来自多种测量技术，包括酶抑制活性和酶动力学、等温滴定量热法（Isothermal Titration Calorimetry，ITC）、核磁共振以及放射性配体竞争测定法等，数据的类型包括 k_i、IC$_{50}$、k_d、EC$_{50}$ 等。

BindingDB 自发布以来，数据每周更新，用户可以通过靶点名称、靶点序列、药物名称、药物结构和通路信息等多种方式进行检索，同时提供数据库数据下载和网络服务应用

175

程序编程接口，方便用户检索、获取服务器数据。

截至 2022 年 3 月 19 日，BindingDB 包含 41 296 个条目（每个条目都有一个 DOI），包含 8 689 个蛋白质靶点和 1 047 667 个小分子的 2 437 529 个结合数据。对于具有 100% 序列一致性的蛋白质，有 5 988 个具有 BindingDB 亲和力测量的蛋白质，以及 11 442 个允许蛋白质达到 85% 序列一致性的蛋白质-配体晶体结构。

2. BindingDB 的应用

BindingDB 官网首页如图 11-31 所示。通过单击左侧 Target 下的 Name 进入搜索界面，以靶点 EGFR 为例，相关搜索页面如图 11-32 所示，第 4 条是我们需要的靶点信息。单击该条进入图 11-33 所示的页面，我们便可以得到关于 EGFR 的详细信息，例如靶点名字、小分子 BDBM 号、化学结构式、英文名、SMILES 等相关信息，以及关于该靶点的相关文献信息等。

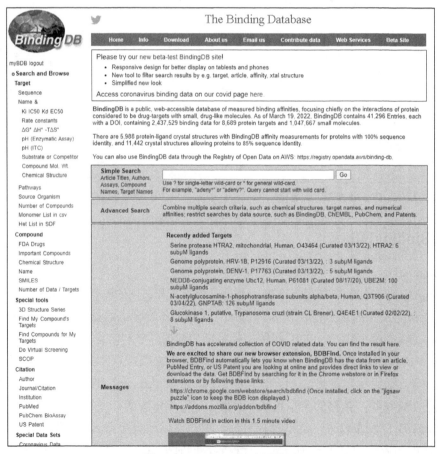

图 11-31　BindingDB 官网首页

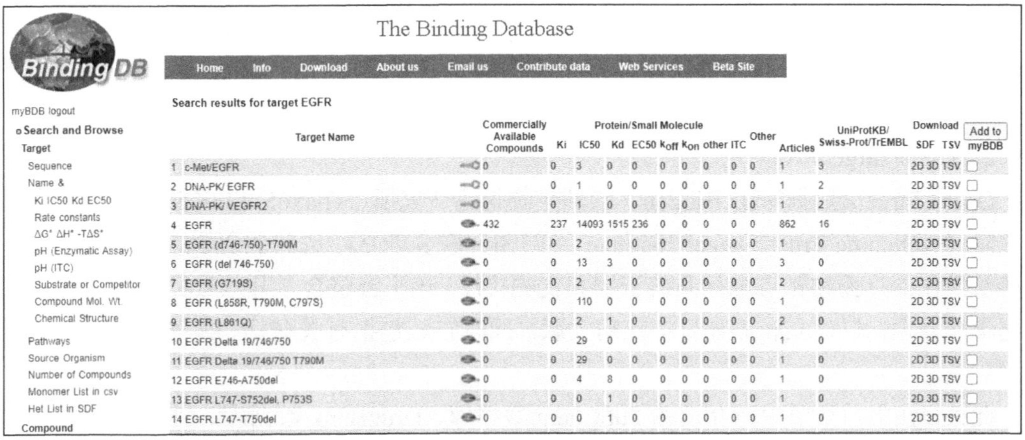

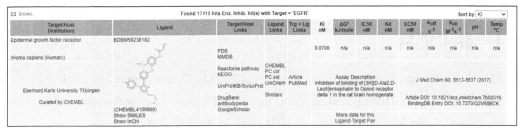

图 11-32　靶点 EGFR 搜索页面

图 11-33　靶点 EGFR 的详细信息

除了检索靶点、药物等信息，还有其他功能，感兴趣的读者可以参考其他资料自学。

11.3.3　其他药物-靶点数据库

1. SuperTarget 数据库

SuperTarget 数据库是用于分析药物靶点相互作用的网络资源，它集成了与药物适应证、药物不良反应、药物代谢、途径和目标蛋白基因本体（Gene Ontology，GO）术语相关的药物相关信息。SuperTarget 的页面提供了多种获取和查看药物与靶点信息的方法：（1）为了提供对数据的快速访问，实现了一个名为"Targle"的简单全文搜索，它分别返回药物、靶点和途径的信息；（2）对于每种类型的实体，也有一个专门的搜索部分，即药物、靶点、途径、基因本体和 CYP。用户可以选择预定义的标识符，也可以输入各种搜索词。例如，可以通过同义词、UniProtKB 标识符、PDB 标识符、KEGG 目标标识符或 EC 编号来搜索目标。结果部分提供了每个实例的详细信息，其中包括 SMILES 和 InChI 字符串、药物结果的假定目标列表，以及蛋白质-蛋白质相互作用和目标结果的类似目标列表。所有不同的实体都是交叉连接的，因此可以很容易地从药物搜索结果中获取假定目标和受影响途径的详细信息；

（3）对于更复杂的搜索，可以使用高级搜索选项，其中包括一般属性（如所需数量的氢键供体），或与特定药物或目标相关的特征（如亲和力值）。此选项允许不同搜索条件的任意组合。因此，用户能够执行各种复杂的搜索。

2. Open Targets 数据库

Open Targets 数据库由 Biogen、欧洲生物信息研究所、GlaxoSmithKline 以及英国桑格研究院（Wellcome Trust Sanger Institute，WTSI）联合创立，是一个全面的开源研究工具，支持对潜在治疗药物靶点进行系统识别和优先排序。该平台整合了开放目标生成的公开可用数据集和数据，以建立和评分目标疾病关联。同时它还包括有关靶标、疾病、表型和药物的注释信息。

此外，在之前章节中所介绍的 PubChem 数据库、DrugBank 数据库、ChEMBL 数据库等也可当作药物–靶点数据库使用。

11.4　参考资料

[1] KIM S. Exploring Chemical Information in PubChem[J]. Current Protocols, 2021, 1(8).

[2] KIM S, CHEN J, CHENG T, et al. PubChem in 2021: new data content and improved web interfaces [J]. Nucleic Acids Research, 2021, 49(D1): D1388-D1395.

[3] WISHART DS, FEUNANG Y D, GUO A C, et al. DrugBank 5.0: a major update to the DrugBank database for 2018[J]. Nucleic Acids Research, 2017.

[4] FRESHOUR S L, KIWALA S, COTTO K C, et al. Integration of the Drug–Gene Interaction Database (DGIdb 4.0) with open crowdsource efforts[J]. Nucleic Acids Research, 2021, 49(D1): D1144-D1151.

[5] DAVID M, ANNA G, PATRÍCIA B, et al. ChEMBL: towards direct deposition of bioassay data [J]. Nucleic Acids Research, 2018, (D1): D1.

[6] XUHY, ZHANG Y Q, LIU Z M, et al. ETCM: an encyclopaedia of traditional Chinese medicine [J]. Nucleic Acids Research, 2019, 47(D1): D976-D982.

[7] 罗静初. UniProt 蛋白质数据库简介[J]. 生物信息学, 2019, 17(3): 14.

[8] The Uni Prot Consortium. UniProt: the universal protein knowledgebase in 2021[J]. Nucleic Acids Research, 2021, (D1): D1.

[9] YOUNG J Y, WESTBROOK J D, FENG Z K, et al. Worldwide Protein Data Bank biocuration supporting open access to high-quality 3D structural biology data [J]. Database, 2018.

[10] 胡建平，石虎兵，唐典勇，等. 计算机辅助药物设计理论及应用[M]. 北京：科学出版

社, 2019.

[11] NCBI Resource Coordinators. Database resources of the National Center for Biotechnology Information [J]. Nucleic Acids Research, 2000, 41(Database issue): D8-D20.

[12] SAYERS E W, BOLTON E E, BRISTER J R, et al. Database resources of the National Center for Biotechnology Information [J]. Nucleic Acids Research, 2022, 50(D1): D20-D26.

[13] IVICA L, SUPRIYA K, PEER B. SMART: recent updates, new developments and status in 2020 [J]. Nucleic Acids Research, 2020, (D1): D1.

[14] JAINA M, SARA C, LOWRI W, et al. Pfam: The protein families database in 2021 [J]. Nucleic Acids Research, 2020.

[15] SZKLARCZYK D, GABLE A L, NASTOU K C, et al. The STRING database in 2021: customizable protein-protein networks, and functional characterization of user-uploaded gene/measurement sets [J]. Nucleic Acids Research, 2021, 49(D1): D605-D612.

[16] SIGRIST C, CASTRO E D, CERUTTI L, et al. New and continuing developments at PROSITE [J]. Nucleic Acids Research, 2012, 41(D1): 344-347.

[17] ANTONINA A, EUGENE K, JULIAN G, et al. The SCOP database in 2020: expanded classification of representative family and superfamily domains of known protein structures [J]. Nucleic Acids Research, 2019, (D1): D1.

[18] WANG Y, ZHANG S, LIF, et al. Therapeutic target database 2020: enriched resource for facilitating research and early development of targeted therapeutics [J]. Nucleic Acids Research, 2020, 48(D1): D1031-D1041.

[19] GILSON M K, LIU T, MICHAEL B, et al. BindingDB in 2015: A public database for medicinal chemistry, computational chemistry and systems pharmacology[J]. Nucleic Acids Research, 2016, (D1): D1045-D1053.

[20] NIKOLAI H, JESSICA A, JOACHIM V E, et al. SuperTarget goes quantitative: update on drug–target interactions [J]. Nucleic Acids Research, 2012, 40(D1): D1113-D1117.

[21] KOSCIELNY G, AN P, CARVALHO-SILVA D, et al. Open Targets: a platform for therapeutic target identification and validation [J]. Nucleic Acids Research, 2017, 45(D1): D985-D994.

第 12 章 分子对接

　　药物设计是通过运用分子生物学、生物化学等生命科学里的研究成果，来设计新药物的过程。通过研究这些成果中的作用靶点和配体的相互作用来设计出合理的药物分子。随着技术的发展，目前，运用计算机技术设计药物的方法逐渐走向成熟。

　　设计药物是一个非常复杂且耗时的工作，一般来说，一种新药物从研究到商业化需要花费 10 年左右的时间，并且在这个过程中所花费的资金也十分庞大。因此，制药公司和科研人员都想尽可能地降低时间和成本。分子对接不但能够通过特定过滤器选择合适的候选药物，还可以检测药物潜藏的毒性和副作用。

　　基于配体与受体间相互作用原理的不断完善，出现了开发新药的新方法——计算机辅助药物设计（Computer Aided Drug Design，CADD），该方法是运用计算化工基本原理，通过模拟新药分子结构和活性物质之间的关联，合理地设定新结构或先导化合物的新药设计方案。近年来，随着理论计算公式与分子图形学技术的蓬勃发展，CADD 技术也越来越受重视，成了现代新药研发中不可或缺的有力工具。

　　分子对接是通过研究分子间的相互作用，来预测分子间的结合亲和力的一种理论模拟方法。近几年来，随着技术的进步，分子对接也逐渐成为计算机辅助药物设计领域里的一个重要方法。

　　分子对接通过配体和靶标的三维结构，来预测相互结合的最佳模式。基于配体和靶标的三维结构，分子对接能够预测复合物构象和结合亲和力。在分子对接的过程中，可以分为两个步骤。第一步是采样，通过配体刚性的三维结构产生不同的构象。采样时需要勘察配体分子的构象空间，获得全部的理论上成立的构象。第二步是打分，评估蛋白质与配体相互作用构象时的结合亲和力。虽然这是两个不同的步骤，但是二者之间也是存在关联的，指导采样时通常需要用到打分函数。

12.1　计算机辅助药物设计概念

　　计算机辅助药物设计是数学、化学、药学及计算机科学等多学科的交叉融合，逐渐发展为成熟的新兴科研领域，现已成为新药研发中的重要技术手段。

通常情况下，利用计算机辅助药物分子设计，首先需要了解目标分子所针对的疾病类型、发病机制以及病理状态下的人体生化反应指标等；其次根据病例生理状态下出现的某些异常生理、生化反应确定治疗靶点，这些靶点多为功能明确的生物大分子；然后通过现代生物学技术，经表达、分离、纯化、结晶等多个步骤得到有关药物靶点的三维立体结构，并将其结构信息以特定的文件格式存储起来；之后再使用专业软件对文件进行读取、计算及统计分析，得出药物分子结合口袋的详细信息，指导药物分子设计，最后将设计得到的分子通过计算机模拟打分，并进行结构优化，优化完成后再打分，再优化，如此循环几轮后，可将最终信息结果用于指导实体化合物的合成以及后续药学研究。若无法获得生物大分子靶点的结构信息，也可通过计算分析已知的有活性的药物结构特征，间接推测药物与靶点的结合方式，指导药物分子设计及化合物结构修饰。

20 世纪 80 年代，计算机辅助药物设计的方法被提出。如今，随着基因组学的快速发展，人们了解的关于疾病的基因也越来越多，可以与药物相互作用的靶点也随之增多；随着计算机技术的快速发展，各种计算机辅助药物设计的方法也相继被提出。按照受体结构是否已知，计算机辅助药物设计又可以分成直接药物设计和间接药物设计。

直接药物设计方法，即基于靶点构成的药物设计。一旦发现了受体或受体与配体结合所形成的复合物的三维结构，就可以进行直接药物结构设计。假如人们仅了解组成受体蛋白质的氨基酸顺序而不知其结构排序方法，就可以采用同源蛋白模型技术，根据已知三维结构的同源蛋白建模其三维结构，即观察受体和同源蛋白之间的结构一致性。但上述检查方法都存在一定误差。而实际上真正能够确定结构的受体目前仅有少数，而且一般通过 X 射线衍射技术检测，测定的都是结晶状态的三维分子结构。由于许多受体蛋白都不易结晶，所以无法采用衍射方式检测分子结构。在溶液环境中，电子接收器不一定有晶态结构和配体作用。因此多维核磁共振技术虽然也可以检测溶液中的构象，但技术上尚且局限于相对分子量在 4 万以内的蛋白质。

直接药物设计常用的方法有分子对接法、从头设计法。

（1）分子对接法是对小分子配体和受体的彼此配对、互相识别和发生作用的一种技术。分子对接的主要理论依据为受体学说理论：其一是占领理论，认为药物的药效物质首先必须与靶标分子充分接近，继而在所需要的区域内彼此配合，而这些配合又体现了接收器的互补性（complementarity），即立体互补、电性互补与疏水性涂料的互补；其二是诱导结合理论，小分子和大分子的构象经过合适的改变获取一个稳定的复合物构象。所以，分子对接就是确定复合物中分子的位置、取向和构象的过程。

（2）从头设计法是基于接收器结构的新药物设计。按照接收器中活性位点的形态和特性特点，利用计算机方法从化合物所占据的全部化学空间中，找到与靶位形态和特性特点互补的活性分子。这些设计主要根据靶受体的三维结构特点，在三维结构数据库中进行搜寻比较。

新配体设计策略，能够设计出适合于靶蛋白活性位点的新结构。

　　间接药物设计方法是指在受体三维空间结构未知的情况下，通过计算机技术计算和分析在同一靶点上具有活性的各种生物活性分子，得到的三维构象关系模型，通过计算机显示其构象来推测受体的空间构型，并以此虚拟受体的三维空间结构进行药物设计，因此又被称为基于配体结构的药物设计。

12.2　分子对接的原理与分类

12.2.1　分子对接的原理

　　100 多年以前，Fisher 提出了"锁钥模型"思想，这个思想算是分子对接历史中最早被提出的思想。根据"锁钥模型"思想，药物与人体的蛋白质或受体会产生如同钥匙和锁的识别关系，而这种识别关系主要依托于二者的几何匹配，因此这种模型也被叫作受体模型。但随着"锁钥模型"的发展，后来发现，药物与受体结合时，伴随着构象变化。20 世纪 50 年代，Koshland 提出分子识别过程中的"诱导匹配"理论，指出受体分子和配体分子在结合过程中，受体（或配体）分子将采取能与配体（或受体）分子最终结合的构象，以便适应于对方，从而达到最全面的结合。

　　随着技术的发展，人们对于受体和配体相互作用的认识也在不断加深，例如由几何匹配的刚性模式逐渐发展到了基于几何匹配和能量匹配的柔性模式，并且随着计算机技术和计算科学技术的快速发展，人们也开始处理大规模数据分析问题。这两种原因共同导致了新分子对接方法的诞生。分子对接方式比"锁和钥匙"模式复杂得多，该方案从已知两个分子类型的单体结构入手，以寻找它们间的最佳结合模式。而结合得较好的受体和配体，必须符合下列互补搭配准则：几何形态互补搭配原则，即复合物之间存在着较大的接触体积；静电相互作用互补匹配；复合物界面包含尽可能多的氢键、盐桥；疏水相互作用互补匹配。

　　蛋白质分子对接方法是将已知三维结构的单体蛋白质分子放到靶点的活性位点处，接着开始优化化合物的位置、构象等，找出相互作用的最佳构象，通过计算机模拟来预测其复合物的结合模式和三维结构。

　　分子对接方法主要有两个方面：一是通过仔细的空间搜索，找到大量的复合物构象；二是将这些不同的构象进行打分评估，挑选出最合适的构象。

12.2.2　分子对接的分类

　　分子对接有多种分类方法。根据不同模型的复杂程度大致可以分为 3 类：刚性对接、半柔性对接以及柔性对接。

刚性对接是指，在对接过程中，研究体系的构象不发生变化，其中比较有代表性的就是 Katchalski-Katzir 小组发展的 FTdock 分子对接算法。刚性对接适用于研究蛋白质与蛋白质之间的对接或者蛋白质与核酸之间的对接等规模比较大的项目，因为刚性对接的计算较为粗略，原理也相对简单。

半柔性对接是指，在对接过程中，研究体系（尤其是配体的构象）允许在一定范围内变化，其中比较有代表性的方法有 Kuntz 发展的 DOCK 以及 Olson 开发的 AutoDock。半柔性对接适合于处理小分子和大分子之间的对接。在对接的过程中，因为小分子是柔性的，所以它的构象是能够改变的，而大分子则是刚性的，所以它的构象设计是不能够改变的，例如靶酶，仅结合位置的氨基酸是柔性的，其余部分则是刚性的。在药物设计中，半柔性的分子对接方法是比较常用的，其计算效率相对来说也是比较高的。

柔性对接是指，在对接过程中，研究体系的结构基本是能够随意变动的，其中较为具有代表性的方式有美国 Accelrys 公司所研发的基于分子力学与分子动力学原理的分子对接法。柔性对接法通常用来准确观察分子间的识别情况。但由于柔性对接时的结构会不断变化，所以柔性对接方法通常要耗费相当长的时间。

根据对接中两分子所处的状态，也可将分子对接分为 3 种类型：结合状态的分子对接，非结合状态的分子对接，假非结合状态的分子对接。结合状态的分子对接中，两分子均直接取自复合物晶体结构中的相应部分，即复合物状态结构；非结合状态的分子对接的配体和受体的初始构象来源于复合物形成前的两分子单体构象，即非结合状态的构象；假非结合状态的分子对接介于前两者之间，一个分子来自非结合状态，另一个分子来自复合物状态。

12.3 分子对接的操作流程

目前可用于分子对接的软件非常多，有商业软件，也有免费软件。如 DOCK、Autodock、Fred、MVD 等。本节将介绍使用 AutoDock4 进行分子对接的操作步骤。

1. 准备蛋白质/小分子结构文件

AutoDock 自带一个可视化软件 AutoDock Tools，可以帮助我们准备需要的结构文件，AutoDock 支持的文件格式有.pdb、.pdbqt 等，而我们下载的小分子文件格式一般可能是.sdf 文件，因此我们这里将蛋白质/小分子文件统一转换为.pdbqt 格式文件来使用。

（1）准备蛋白质.pdbqt 格式文件。首先我们在 PDB 中下载所需的蛋白质文件；随后进行结构文件准备（去水，去溶剂分子和不需要的金属离子，去掉/加氢原子，修复缺失的残基侧链原子，同源二聚体保留一条链等）。

在这里需要使用 Pymol 软件。Pymol 是少数可以用在结构生物学领域的开放源代码视觉化工具，适用于创作高品质的小分子或生物大分子的三维结构图像。

在 Pymol 里面加载我们下载好的蛋白质文件，在左上方的 PyMOL 命令框中输入 fetch 1iep 命令（fetch +蛋白质名称），等待片刻后，便会显示出蛋白质结构。在这里可以将不需要的结构删除，例如氯离子、水分子等，右击想要删除的部分，在弹出的快捷菜单中选择 remove，如图 12-1 所示。

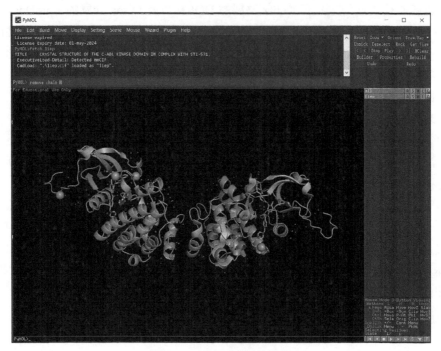

图 12-1　删除不需要的结构

由于该蛋白质结构是同源二聚体，有着两条一样的链，因此可以只保留一条链。在命令框中输入 remove chain B，把 B 链删除。在命令框中输入 h_add 进行加氢原子操作。在这些操作完成之后，需要保存最终的结构，单击 File→Export Molecule，在弹出的 SaveMolecule 对话框中单击 Save 按钮，在弹出的 Save Molecule AS 对话框中将文件保存为 1iep_H.pdb。

接下来就可以去 AutoDock Tools 里进行操作了，单击 Grid→Macromolecule→Open，就可以看到已有的文件，选中需要的文件 1iep_H.pdb，然后单击 Open 按钮，可以看到该蛋白质的结构，并且会弹出一个对话框，显示已将非极性的氢原子合并等提示，单击 OK 按钮，弹出一个保存文件的对话框，在这里将蛋白质保存为.pdbqt 文件，将其命名为 1iep_receptor.pdbqt，最后单击 Save 按钮即可，如图 12-2 所示。到这里，蛋白质的.pdbqt 格式文件就设置完成了。

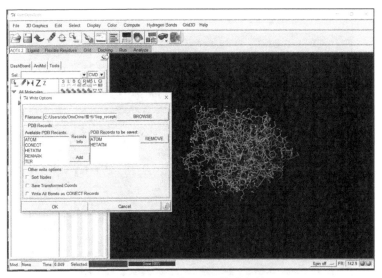

图 12-2 生成.pdbqt 格式文件

（2）准备小分子.pdbqt 格式文件。首先在 PyMOL 加载已经下载好的小分子文件，如图 12-3 所示，所显示的结构里面不仅有小分子，还有蛋白质，因此我们需要只保留小分子结构。

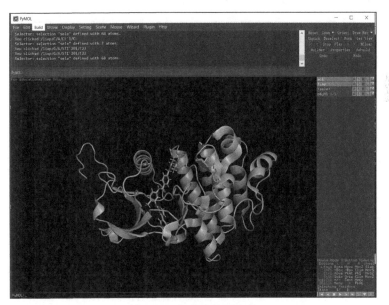

图 12-3 加载小分子文件

选中小分子结构，如图 12-4 所示，单击右侧 sele 中的 A 按钮，copy to object→new，将该小分子复制到一个新的项目中。

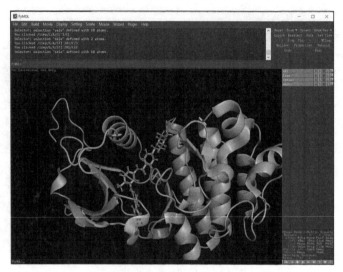

图 12-4　选中小分子

　　接下来就只剩下小分子结构了，如图 12-5 所示，输入命令 h_add，进行加氢原子操作，完成之后，单击 File→Export Molecule，在弹出的 Save Molecule 对话框中单击 Save 按钮，在弹出的 Save Molecule AS 对话框中将文件保存为 1igand_H.pdb。

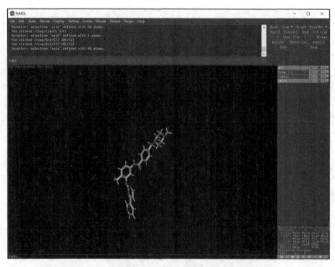

图 12-5　小分子结构

　　将小分子文件导入 AutoDock Tools 中，如图 12-6 所示，打开 AutoDock Tools，单击 Ligand→Input→Open，在弹出的对话框中选中 ligand_H.pdb 文件，单击 Open 按钮，然后在新弹出的对话框中单击 OK 按钮，就会自动进行添加电荷等操作。

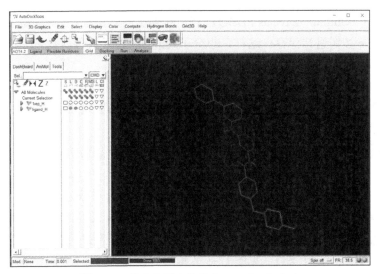

图 12-6　将小分子文件导入 AutoDock Tools

　　现在小分子的原子类型已经改好，并且需要的电荷也都已经添加完成。接下来需要做的是定义 Torsion，告诉 AutoDock 哪些键是可以旋转的。单击 Ligand→Torsion Tree→Detect Root，就可以看到小分子的中心出现了一个球形结构，该结构表示这个位置是小分子的中心。再次单击 Ligand→Torsion Tree→Choose Torsions，就会出现一个新的窗口（见图 12-7），并且小分子的键的颜色也出现变化，其中红色表示该键不能自由旋转，绿色表示该键可以自由旋转，另外粉红色的是酰胺键，该键颜色可以进行改变，按住 Shift 键单击该键就可以将其颜色变为绿色，之后就可以自由旋转了。可以直接接受默认的设置，直接单击 Done 按钮即可。

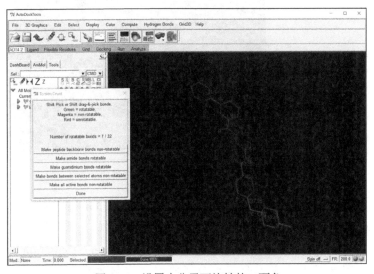

图 12-7　设置小分子可旋转的二面角

单击 Ligand→Output→Save as PDBQT，然后在弹出的对话框中，将其命名为 1iep_ligand. pdbqt，单击 Save 按钮进行保存。这样，小分子的.pdbqt 格式文件就设置完成了。

2. 使用 AutoDock4 做分子对接

AutoDock4 包含两个程序：一个是 AutoGrid；另一个是 AutoDock。AutoGrid 可以预先计算大分子各种原子类型相互作用能量的网格图，这些网格图之后被用于 AutoDock 的对接计算，可以大大节省时间。

运行这两个程序之前，需要生成它们要用的参数文件，分别是 gpf 文件和 dpf 文件。分子对接有 8 步，分别是设置路径、加载文件、生成对接盒子、生成 gpf 文件、运行 AutoGrid（计算网格图）、设置参数、生成 dpf 文件和运行 AutoDock（对接）。

（1）打开 AutoDock Tools，单击 File→Preferences→Set，在弹出的对话框里设置工作路径，这个工作路径保存你所需要用的输入文件和运行该程序需要的可执行文件。

（2）加载蛋白质/小分子文件（见图 12-8），单击 Ligand→Input→Open，然后将 1iep_ligand. pdbqt 文件加载进来，之后再单击 Grid→Macromolecule→Open，把 1iep_receptor.pdbqt 文件加载进来。随后会弹出一个对话框，询问是否保留之前的电荷，直接单击 Yes 按钮，接着后面又会弹出两个对话框，均单击 OK 按钮即可。

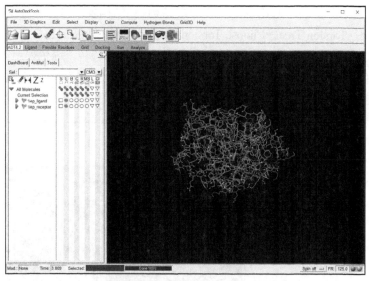

图 12-8　加载蛋白/小分子文件

（3）生成对接盒子的参数，单击 Grid→Set Map Types→Choose Ligand，然后在弹出的对话框中选择 1iep_ligand 文件，接着单击 Grid→Grid Box，这时，就可以看见一个对接盒子，如图 12-9 所示。如果对接盒子的位置不完美，可以单击 Center→Center on ligand，这时对接盒子的大小和位置会发生改变，会将小分子刚好完全包裹在对接盒子里面。之后单击

File→Close saving current，这样对接盒子的大小和位置就保存好了。

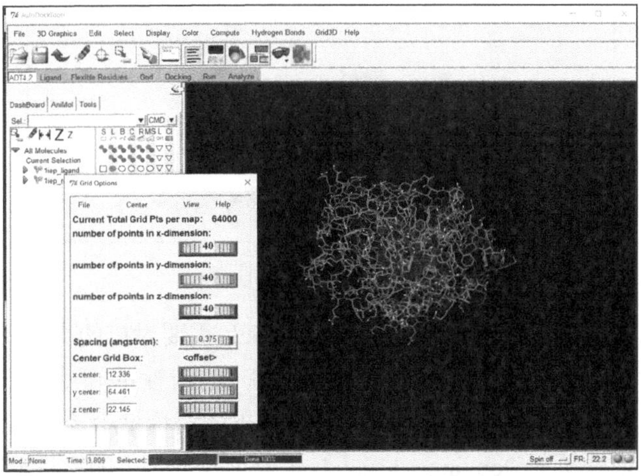

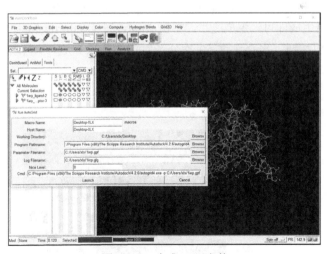

图 12-9 对接盒子

（4）单击 Grid→Output→Save GPF，将其保存为 GPF 文件，将其命名为 1iep.gpf，单击 Save 按钮保存。之后开始运行 AutoGrid，单击 Run→Run AutoGrid，在弹出的对话框的 Parameter Filename 一栏中选择 1iep.gpf 文件，则 Log Filename 一栏会自动更改为 1iep.glg，并且保存路径就是保存输入文件的路径，如图 12-10 所示。然后单击 Launch 按钮开始运行。

图 12-10 生成 GPF 文件

（5）运行完成后，打开存储文件夹，可以看到里面现在多了很多文件，如图 12-11 所示，其中.map 文件就是 AutoGrid 生成的网格图，它们会被用到 AutoDock 程序中。

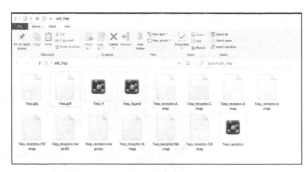

图 12-11　存储文件夹

（6）生成 AutoDock 需要的参数，告诉 AutoDock 需要对接的小分子和受体蛋白分别是哪个。本次分子对接做的是半柔性对接，蛋白质是刚性的，小分子是柔性的。单击 Docking→Macromolecule→Set Rigid Filename，在弹出的对话框中选择 1iep_receptor.pdbqt 文件，单击 Open 按钮。依次单击 Docking→Ligand→Choose，在弹出的对话框中选择 1iep_ligand，之后在新弹出的对话框中单击 Accept 按钮即可。

（7）定义对接所用到的一些方法，单击 Docking→Search Parameters→Genetic Algorithm，在弹出的对话框内，可以修改参数，一般只更改第一栏的运行次数，这里将次数改为 50，更改完成后单击 Accept 按钮。接下来将设置完成的参数输出保存为一个.dpf 文件，单击 Docking→Output→Lamarckian GA，在新弹出的对话框内将其命名为 1iep.dpf，单击 Save 按钮。

（8）运行 AutoDock，单击 Run→Run AutoDock，在弹出的对话框的 Parameter Filename 一栏选择 1iep.dpf 文件，则 Log Filename 一栏自动更改为 1iep.dlg，单击 Launch 按钮开始运行。接下来等待结果生成即可，生成之后，单击 Analyze→Conformations→ Play，然后在新弹出的面板中单击播放按钮，来查看这 50 次分子对接的构象。这样，半柔性分子对接就完成了。分子对接结果如图 12-12 所示。

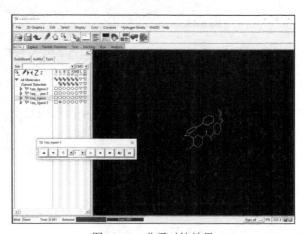

图 12-12　分子对接结果

12.4　人工智能在分子对接中的应用

目前随着人工智能技术的不断发展，人工智能已经逐渐渗透到各个领域，交叉学科的研究越来越引起更多研究人员的重视。在药物设计方面，机器学习已经被广泛应用到各个领域，包括药物活性预测、蛋白质与多肽相互作用预测、药物相似性预测、蛋白质与配体结合亲和力预测等。机器学习一般的方法包括深度学习、神经网络、随机森林和支持向量机等。

12.4.1　打分函数

针对分子对接的各种软件都可以根据打分函数（Scoring Function，SF）对配体的结合构象来排序，打分函数的目的是评估结合的自由能。因为计算结合自由能的数值是计算密集型的，所以所有打分函数都可以得到比较确切的分数用以评估分子对接模拟结果。另外，打分函数也能够指导采样算法，打分函数可以分为三类，包括基于经验的打分函数、基于物理的打分函数和基于知识的打分函数。

1. 打分函数空间

根据打分函数，我们可以得到蛋白质与配体结合的最优构象模型。对于蛋白质空间，最初的时候是通过序列来进行定义的，之后，经过研究发现对蛋白质空间的定义还应该考虑蛋白质相似结构是否会趋于折叠。所以，对于配体的化学空间，在研究的时候，我们可以将其视作小分子构型的聚集体。每个含有蛋白质空间的集合和化学空间的集合都能够视为一个聚集体。所有的打分函数都可以看成存在于一个打分空间内。如果有一个打分函数空间能够预测蛋白质空间的集合和化学空间的集合之间的结合亲和力，那么可以通过计算研究，使这个打分函数空间成为蛋白质的最佳打分函数。

2. 基于物理的打分函数

基于物理的打分函数中比较常用的是力场类的打分函数，该类函数根据能量项的加权和来评价自由能。根据使用的力场选取该类函数，力场一般有 AMBER、GROMOS、OPLS 和 CHARMM 等。基于物理的打分函数测量原子距离和计算结合能量的准确性比较高，因此被广泛使用。经研究发现，在各种物理的打分函数中，基于量子力学的打分函数的前途比较好。

3. 基于经验的打分函数

基于经验的打分函数不需要做大量的计算，而是通过评估各种参数（例如氢键个数、亲水性、疏水性等）的加权和来实现的。基于经验的打分函数可以较快地得到评估结果。

4. 基于知识的打分函数

最初应用于蛋白质结构预测，打分函数用统计力学的方法得到蛋白质-配体的复合物结构，结合自由能表示为一种加和的函数，按照分子间的距离计算结合自由能的贡献。

12.4.2　蛋白质-配体分子对接中的机器学习

机器学习能够根据当前优化的打分函数或者以复合物的结构为输入,去研究新的打分函数来给复合物打分。另外,机器学习有时也被用于结合位点检测和虚拟筛选的分类模式。但确定好数据以后,就能够开发机器学习的模型了。机器学习目前在分子对接领域的发展非常迅猛,近些年出现的各种方法使得分子对接的对接性能得到显著提高。

1. 线性回归

线性回归是机器学习的一个基本用途,线性回归可以决定线性方程的权重等。例如,分析亲和力的工具将蛋白质-配体相互作用作为一组数据,之后通过机器学习的方法来对该复合物的亲和力进行参数化。

2. 随机森林

随机森林是机器学习进行分子对接的第一种方法。它是建立在决策树集成的结果之上的一种集成方法。随机森林可被应用在离散值分类、连续值回归、无监督学习聚类、异常点检测等。

3. 支持向量机

在深度学习发展以前,支持向量机是机器学习方法中的一种比较常用的方法。在将分类问题引入以后,把支持向量机作为模型用于回归,这个过程就是支持向量机回归模型。

4. 卷积神经网络

卷积神经网络包含了一个由卷积层和子采样层组成的特征抽取器。在其每个卷积层中,里面有多个特征平面,这些特征平面又由多个神经元组成,在同一个特征平面内的神经元之间是可以共享权重参数的,即共享卷积核。卷积核一般以随机小数矩阵的形式初始化,之后经过神经网络的不断训练,得到最优的权值。

12.4.3　基于深度学习的多肽与蛋白质相互作用的预测框架

肽-蛋白质相互作用涉及多种基本的细胞功能,识别它们对设计有效的肽疗法至关重要。近年来,人们发展了许多预测肽-蛋白质相互作用的计算方法。然而,现有的预测方法大多依赖于高分辨率的构造数据。

我们在这里介绍一种基于深度学习的多肽-蛋白质相互作用预测框架(CAMP),包括多肽-蛋白质相互作用预测和相应的多肽结合残基识别。综合评价表明,CAMP 可以成功捕获多肽与蛋白质之间的二元相互作用,并识别出参与相互作用的多肽的结合残基。此外,CAMP在预测多肽-蛋白质相互作用方面优于其他最先进的方法。CAMP 可以作为预测多肽-蛋白质相互作用和识别肽中重要结合残基的有用工具,从而有助于多肽药物的发现。

该预测方法基于肽和蛋白质的一级序列构建了它们的全面特征图谱,包括二级结构、疏水、亲水和极性特性、内在无序倾向，以及序列比对获得的进化信息。

此外，该框架设计了一个多通道特征提取器，来学习这些物理、化学和生化特征的潜在信息。CAMP 进一步利用卷积神经网络和自我注意机制，充分提取局部和全局信息，预测输入肽-蛋白质对的二元相互作用，并识别输入肽序列上的结合残基。丰富而多层次的监督信息使得 CAMP 仅根据基于序列的输入信息就能准确预测多肽与蛋白质的相互作用。通过综合评价几个基准数据集和一个独立的测试数据集，明显优于其他多肽-蛋白质相互作用预测和最先进的方法，能够准确地识别肽结合残基。在这里还检测了 CAMP 处理 3 个相关任务（肽-蛋白质相互作用预测、肽-蛋白质亲和力评估和肽虚拟筛选）的能力，进一步表明 CAMP 在处理这些任务方面比基线方法有更好的表现。总之，CAMP 可以提供一个有用的工具，仅使用基于序列的信息作为输入来预测多肽-蛋白质相互作用。

CAMP 的工作流程：首先从 RCSB PDB 中提取肽-蛋白质复合物结构，从 DrugBank 中提取已知药物-靶点对；接着利用配体-蛋白质相互作用预测因子识别每个 PDB 复合物中肽与蛋白质之间的非共价相互作用，仅保留具有非共价相互作用的肽-蛋白质对作为阳性样本；然后生成基于肽和蛋白质的一级序列的特征概况，生成肽和蛋白质的残基级结构和理化性质、内在无序倾向以及蛋白质的进化信息；最后整合多级标签，即肽-蛋白质对的二元相互作用标签和肽结合残基标签进行训练过程。

CAMP 网络架构是利用两个多通道特征提取器，分别对从数据库中获得的多肽和蛋白质进行处理；然后利用两个卷积神经网络模块，分别提取多肽和蛋白质的隐藏特征；在这个过程中，CAMP 采用自注意力机制，来了解残基之间的长期依赖关系，以及蛋白质和多肽个体残基对最终相互作用预测的贡献；最后结合所有的提取特征，使用 3 个完全连接层来预测给定的肽-蛋白质对之间是否存在相互作用。

12.5　参考资料

[1] 李伟章，恽榴红. 药物研究的有效途径：组合化学与合理药物设计相结合[J]. 药学学报，1998, 33(9): 710-716.

[2] 李利华，赵蔡斌，闵锁田，等. 基于配体-受体理论的计算机辅助药物分子设计方法及应用[J]. 西北药学杂志，2007, 22(5): 282-285.

[3] 段爱霞，陈晶，刘宏德，等. 分子对接方法的应用与发展[J]. 分析科学学报，2009, 25(4): 5.

[4] 赵丽琴，肖军海，李松. 分子对接在基于结构药物设计中的应用[J]. 生物物理学报，2002, 18(3): 263-270.

[5] 嵇汝运. 计算机辅助药物设计研究[J]. 中国药学杂志，1997, 32(11): 4.

[6] 高丽，刘艾林，杜冠华. 计算机辅助药物设计在新药研发中的应用进展[J]. 中国药学杂

志，2011, (09): 641-645.

[7]　徐筱杰，侯廷军，乔学斌，等. 计算机辅助药物分子设计[M]. 北京：化学工业出版社，2004.

[8]　陈凯先，蒋华良，嵇汝运. 计算机辅助药物设计——原理、方法及应用[M]. 上海：上海科学技术出版社，2000.

[9]　赫荣乔. 酶与底物反应的"诱导契合-锁钥"模式[A]. 第十届全国酶学学术讨论会，杭州，2011.

[10]　秦晋. 几类激酶抑制剂的分子模拟研究[D]. 兰州大学，2010.

[11]　吴坚，薛晓燕，王丽芳，等. 分子对接方法应用与发展[J]. 亚太传统医药，2013, 9(12): 2.

[12]　FISCHER D, LIN S L, NUSAINOV R, et al. Docking of protein molecules[C]. Proceedings of the 12th IAPR International Conference on, Pattern Recognition, Vol 3-Conference C: Signal Processing, 1994.

[13]　MORRIS G M, LIM-WILBY M. Molecular docking [J]. Methods in Molecular Biology, 2008, 443: 365-382.

[14]　常珊，陆旭峰，王峰. 蛋白质-配体分子对接中构象搜索方法[J]. 数据采集与处理，2018, 33(4): 9.

[15]　钟红梅，蔡开聪. AutoDock 软件在生物化学教学中的应用——半柔性对接[J]. 化学教育（中英文），2020, 41(6): 4.

[16]　王珏，石纯一. 机器学习研究[J]. 广西师范大学学报：自然科学版，2003, 21(2): 15.

[17]　王存新，常珊，龚新奇，等. 蛋白质-蛋白质分子对接中打分函数研究进展[J]. 2012, 28(4): 751-758.

[18]　董师师，黄哲学. 随机森林理论浅析[J]. 集成技术，2013, 002(001): 1-7.

[19]　李彦冬，郝宗波，雷航. 卷积神经网络研究综述 [J]. 计算机应用，2016, 36(009): 2508-2515.

[20]　LEI Y P, LISY, LIU Z Y, et al. A deep-learning framework for multi-level peptide-protein interaction prediction[J]. Nature Communications, 2021, 12(1): 5465.

第 13 章　QSAR 的深度学习新应用

分子是构成物质的基本单位，化合物内部分子结构特征及原子间的组合方式等结构信息决定了化合物所表现的性质，即化合物的理化性质和生物活性是以分子为主体来表示和解释的，化合物分子结构发生变化，其性质和生物活性也会相应地有所改变。计算机辅助药物设计是将分子模拟技术应用于药物研发中，与传统药物学交叉融合，逐渐发展而成的一门新兴学科。综合运用多种理论和计算方法对药物靶点或小分子的理化性质、运动行为等展开研究，在获得较为精确详细的物理、化学及生物学信息之后，通过整合、转化、统计分析所得数据进而指导药物设计。QSAR 是应用数学模型来阐释配体的化学结构参数与生物活性强度间的量变规律，知道配体的结构优化，预测同类新化合物的生物活性，是现代药物设计的重要研究方法之一。

13.1　QSAR

13.1.1　QSAR 的定义

QSAR（Quantitative Structure-Activity Relationship，定量结构活性关系），也称定量构效关系，就是使用数学模型定量地描述有机物的分子结构（如二维结构、三维结构、电子结构等）和生物效应（如药物的活性、毒性、药效学性质、药代动力学参数和生物利用度等）或某种性质之间的定量关系。

定量构效关系研究是人类最早的合理药物设计方法之一，具有计算量小，预测能力好等优点。近些年来，QSAR 不仅应用于预测生物活性，还广泛应用于预测化合物的化学物理性质、毒性等，主要体现在设计新的候选药物、预测化合物的毒性、阐明酶的化生物相互作用的机制、预测设计不可用化合物和未测试活性化合物的生物活性等。

在受体结构未知的情况下，可以根据 QSAR 的计算结果更有目的性地对生物活性物质进行结构改造。在 20 世纪 80 年代计算机技术爆炸式发展之前，QSAR 是应用最广泛也是几乎唯一的合理药物设计手段。由于 QSAR 是一种统计经验模型，QSAR 方法的预测能力很大程度上受到试验数据精度的限制，往往会面对"统计方法欺诈"的质疑。同时不能明确给出回归方程的物理意义以及药物-受体间的作用模式，物理意义模糊也是对 QSAR 方法主要的质疑之一。

13.1.2　QSAR 的发展简介

1868 年，苏格兰有机化学家 Crum-Brown 和 Frazer 提出 QSAR 的基本思想，认为化合物的分子结构 x 与其生物的性质活性 Y 之间存在一定的函数关系，即式（13-1）所示。

$$Y=f(x) \tag{13-1}$$

但是，他们并未找到实例建立明确的函数模型。最早的定量构效关系是由 CorWin Hansch 教授提出的 Hansch 方程。其间，先后有不同的学者研究了化学结构与生物活性之间的关系。如在 1900 年前后，德国药理学家 Meyer 和英国生理学家 Overton 分别测定了 Et_2O、N_2O 及 $CHCl_3$ 等吸入性麻醉药在橄榄油中的溶解度，并比较了其脂溶性与麻醉效能间的关系，结果发现分子的脂溶性与其麻醉效能呈正相关。1939 年，Ferguson 利用式（13-2）表达了化学结构与生物效应之间的定量关系。

$$\lg\frac{1}{c_i} = m\lg A_i + k \tag{13-2}$$

其中，c_i 表示第 i 个产生指定生物学效应的化合物浓度；A_i 表示该化合物的溶解度（S）、脂水分配系数（$logP$）或蒸气压（P）等物化参数；系数 m 及常数 k 为该类化合物在特定生物系统中的特征值。

1962 年，Hansch 教授从取代基与活性的关系出发，建立了线性自由能关系（Linear Free Energy Relationship，LFER）模型，同时，Free 和 Wilson 提出了 QSAR 的取代基贡献模型，这标志着 2D-QSAR 时代的开始。Hansch 方程脱胎于美国物理化学家哈密特（Hammett）提出的哈密特方程以及改进的塔夫脱方程。1935 年，哈密特提出计算取代苯甲酸解离常数的经验方程，同时塔夫脱（Taft）于 1952 年对其改进后形成计算酯类化合物水解反应速率常数经验方程。哈密特方程是一个计算取代苯甲酸解离常数的经验方程，这个方程在取代苯甲酸解离常数的对数值与取代基团的电性参数之间建立了线性关系；塔夫脱方程是在哈密特方程的基础上改进形成的计算脂肪族酯类化合物水解反应速率常数的经验方程，它在速率常数的对数与电性参数和立体参数之间建立了线性关系。

在 Hansch 方法发表的同时，Free 等人发表了 Free-Wilson 方法，这种方法直接以分子结构作为变量对生理活性进行回归分析，它在药物化学中的应用范围远不如 Hansch 方法广泛。Hansch 方法、Free-Wilson 方法等又被称作二维定量构效关系（2D-QSAR），都是将分子作为一个整体考虑其性质。

因为 2D-QSAR 并不能准确描述化合物三维结构与其生物活性之间的关系，所以随着计算机技术的发展，在 1979～1980 年，Crippen 和 Hopfinge 分别提出了"距离几何学的 3D-QSAR"和"分子形状分析方法"。到了 1988 年，Cramer 提出"比较分子场分析（Comparative Molecular Field Analysis，CoMFA）方法"用于药物设计中，比较分子场分析方法一经提出便席卷药物设计领域，成为应用广泛的基于定量构效关系的药物设计方法；20 世纪 90 年代，又出现了在比较分子场分析方法基础上改进的"比较分子相似性指数分析（Comparative Molecular Similarity Indices Analysis，CoMSIA）方法"以及在距离几何学的 3D-QSAR 基础上发展的"虚拟受体方法"等新的三维定量构效关系方法。由此，QSAR 研究进入 3D 时代。

随着计算机的普遍使用，1990 年至今，QSAR 的研究更加丰富多彩。随着 QSAR 研究考虑的因素越来越多，QSAR 也正向着高维度发展。Hopfinger 等将化合物的构象集成参数作为第四维，提出了 4D-QSAR 的概念；Vedani 等先后将受体与配体的诱导契合作用作为第五维、受体与配体相互作用时发生的水合和去水合溶剂化效应作为第六维，分别提出了 5D-QSAR/6D-QSAR 的概念。但在药学、环境毒理学等领域，2D-QSAR/3D-QSAR 的应用更加广泛。

13.1.3 QSAR 模型研究方法

通常 QSAR 的研究内容主要从数据集的收集与预处理、分子结构的构建与优化、分子描述符的计算与选择、模型的建立与验证 4 个方面入手。下面分别进行介绍。

1. 数据集的收集与预处理

数据集的准确性和可靠性起到了非常关键的作用，对模型有决定性影响。一般可从已发表的文献或公开数据库收集，也可以是课题组内部或者是合作者的数据。目前常用的数据库和网站有：（1）OECD QSAR Toolbox，其中包括 57 个数据库，84 291 个化学品和 240 万个实验数据，涉及物理化学性质、人体危害健康数据等；（2）QSAR DataBank（QsarDB），含有超过 500 个 QSAR 模型及 40 000 个化合物的结构式。对数据集进行预处理，需要将重复数据删除。生物活性数据最好是在相同或者相似条件下获得，如果某些数据集的活性值横跨几个数量级，为了获得较好的数学模型，活性参数一般取负对数后进行统计分析，如将 IC_{50}、LD_{50} 转换为 pIC_{50}、pLD_{50} 的形式。最后需要将数据集随机划分为训练集和测试集。通常情况下，训练集和测试集的比例为 4∶1，训练集用于训练模型，测试集用于测试模型效果、提高模型的预测能力。

除了上述的活性参数，常见的活性参数还有最小抑菌浓度（MIC）、半数抑制浓度（IC_{50}）、半数致死浓度（LC_{50}）、半数有效浓度（EC_{50}）、半数致死量（LD_{50}）、半数有效量（ED_{50}）等，所有活性参数均必须使用物质的量作为计量单位，以便消除分子量的影响，从而真实地反映分子水平的生理活性。

2. 分子结构的构建与优化

数据集中的物质可以用化学结构进行表示，常用的有命名法、CAS 号、二维结构和三维结构等方法。常用软件有 ChemOffice、ChemDraw、ISIS Draw、SYBYL 等，它们绘制分子的真实结构并生成电子表格。但是二维结构不能准确表示分子空间结构和区分手性等，而对三维结构进行不断的优化可以做到十分接近实际分子。同时，需要对分子结构进一步优化，使分子结构更接近真实。

3. 分子描述符的计算与选择

将化合物分子结构特征转换为各种参数，用这些参数表示分子结构，即从分子结构中得到各种描述参数来表达物质的结构特征，这种描述性的参数叫作描述符。一般情况下，常用的描述符主要包括实验描述符和理论计算描述符。实验描述符有脂水分配系数、摩尔折射率、偶极极化率等。理论计算描述符包括组成描述符、拓扑描述符、量子化学描述符、电荷相关描述符以及几何描述符等。其中，组成描述符可以反映分子组成结构信息，如分子的键数量、环数量、原子量等信息；拓扑描述符是指分子中原子间的连接情况，反应环的大小、数目等，如 Wiener 指数、Hosoya 指数、边邻接指数等各类指数；量子化学描述符可以反映分子的轨道能量信息，如分子的能量、反应指数和偶极矩等；电荷相关描述符反映了分子的电荷分布，具体如分子极性、最大和最小偏电荷和分子表面积等各类参数；几何描述符可以反映分子的形状，如分子体积、分子惯性矩和表面积等信息。

目前，有较多软件可以计算分子描述符，既可以通过 Dragon、PowerMV 等专门的描述符计算软件实现，也可以使用 SYBYL、Cerius2 等分子模拟软件包中有关描述符计算的模块实现。

在变量选择之前，有必要对这些描述符进行预筛选，以减少冗余和无用的信息。不仅可以减少计算量，还可以避免其他一些与活性不相干的分子描述符的干扰。同时，可以减少建模的偶然相关性，传统的变量选择方法主要有启发式搜索算法、主成分分析法、最小二乘法等。随着计算机技术的广泛发展，遗传算法、蚂蚁群体算法、粒子群算法等群体智能算法也应用于分子描述符的筛选。

4. 模型建立与验证

在早期的 QSAR 模型中，一般是先确定一个方程式，然后采用化学计量学中的多元统计分析方法去求解方程式的系数，其中包括多元线性回归、主成分分析、偏最小二乘回归等。多元线性回归是经典的建模方法，可优化先导化合物活性；主成分分析最早于 1933 年由 Hotelling 提出，是选取对活性影响大的几个主成分来建立 QSAR 模型；偏最小二乘回归是综合了多元线性回归和主成分分析的优点同时考虑自变量和因变量，提出了一种多因变量对多自变量的回归建模方法，较好地反映模型的整体性。

随着计算机技术的发展，常采用人工神经网络、遗传算法（GA）、支持向量机等机器学习以及深度学习的方法来构建模型。除了用于构建定量回归模型，也用于构建定性分类模型。

模型验证即对模型进行评价,常用的对 QSAR 模型拟合能力评价的统计学指标有相关系数 r^2、均方根误差 RMSE、Fisher 检验值 F。r^2 和 F 值越大,RMSE 值越小,模型的拟合能力越好。交叉验证的相关系数 q^2 的大小用来评价模型的预测能力,一般 q^2 值越大,模型的预测能力越好。相关公式如式（13-3）~式（13-6）所示,即

$$r^2 = 1 - \frac{\sum (y_{exp} \times y_{cal})^2}{\sum (y_{exp} - y_{mean})^2} \tag{13-3}$$

$$RMSE = \sqrt{\frac{\sum (y_{predicted} - y_{exp})^2}{n-1}} \tag{13-4}$$

$$F = \sqrt{1 - \frac{r^2(n-k-1)}{k(1-r)}} \tag{13-5}$$

$$q^2 = 1 - \frac{\sum (y_{exp} - y_{predicted})^2}{\sum (y_{exp} - y_{mean})^2} \tag{13-6}$$

其中,n 表示样本数;k 表示变量数;y_{exp} 表示化合物性质的实验值;y_{cal} 表示化合物该性质的计算值;y_{mean} 表示训练集中所有化合物的性质实验值的平均值;$y_{predicted}$ 表示化合物性质的预测值。

13.2 传统的 QSAR

13.2.1 2D-QSAR 的基本原理

2D-QSAR 是将分子整体的结构性质作为参数,对分子生理活性进行回归分析,建立化学结构与生理活性相关性模型的一种药物设计方法。常见的方法有 Hansch 方程、Free-Wilson 方法以及分子连接性指数（Molecular Connective Index,MCI）法等。其中,Hansch 方程非常著名,且应用非常广泛。

随后,Hansch 和日本访问学者藤田稔夫等人一道改进了 Hansch 方程的数学模型,引入了指示变量、抛物线模型和双线性模型等修正,使得方程的预测能力有所提高。

Hansch 方程和 Free-Wilson 方法均采用回归分析。Hansch 方程在形式上与哈密特方程和塔夫脱方程非常接近,以生理活性的化合物的半数有效量为活性参数,以分子的电性参数、立体参数和疏水参数等作为线性回归分析的自变量。经典的 Hansch 方程形式如式（13-7）所示,即

$$\log\left(\frac{1}{C}\right) = a\pi + b\sigma + cE_s + k \tag{13-7}$$

其中,C 为给定时间内产生某种生物效应的化合物浓度,如半数抑制浓度、半数有效浓度和

半数致死浓度等；σ 为哈密顿电性系数，E_s 为塔夫脱立体参数，a、b、c、k 均为回归系数，π 为分子的疏水系数，P_H 为标准化合物的分配系数，其与分子脂水分配系数 P_x 的关系如式（13-8）所示。

$$\pi = \log P_x - \log P_H \tag{13-8}$$

之后，日本学者藤田稔夫与 Hansch 等人一起对经典的 Hansch 方程做出一定的改进，引入了指示变量、抛物线模型和双线性模型等对方程进行修正，如式（13-9）所示。

$$\log\left(\frac{1}{C}\right) = a\pi + b\pi^2 + c\sigma + dE_s + k \tag{13-9}$$

这一模型的拟合效果更好。Hansch 方程进一步以双直线模型描述疏水性与活性的关系，如式（13-10）所示。

$$\log\left(\frac{1}{C}\right) = a\log P - b\log\left(\beta P + 1\right) + D \tag{13-10}$$

其中，P 为分子的脂水分配系数，a、b、β 为回归系数，D 代表方程的其他部分。双直线模型的预测能力比抛物线模型进一步加强。因为方程中的所有参数均与化合物的自由能有关，所以 Hansch 方程也被称为线性自由能相关法或超热力学相关模型。

在 Free-Wilson 方法中，使用纯粹的结构参数，这种参数以某一特定结构的分子为参考标准，依照结构母环上功能基团的有无对分子结构进行编码，进行回归分析，为每一个功能基团计算出回归系数，从而获得定量构效关系模型。

Free 和 Wilson 利用多变量回归分析，对有机化合物结构信息与生物活性间的相关性进行了研究，建立了一种不需要化合物物化参数的方法。该方法认为一组具有相同母核的同源化合物的生物活性是其母体结构的活性贡献与各取代基活性贡献的加和，所以又称基团贡献法。该方法的方程形式如式（13-11）所示。

$$\log\left(\frac{1}{C}\right) = \sum_i\sum_i G_{ij}X_{ij} + \mu \tag{13-11}$$

其中，X_{ij} 为结构参数，若结构母环中第 i 个位置有第 j 类取代基，则结构参数取值为 1，否则为 0；μ 为参照分子的活性参数；G_{ij} 为回归系数。

分子连接性方法又称为"MCI 法"，最早是由 Randic 在 1975 年提出来的，由 Kier 和 Hall 等人加以发展，从而形成了完整的分子连接性指数系列。该方法使用拓扑学参数表征分子的化学结构，即使用各化合物分子内骨架原子的排列或连接方式来描述分子的结构性质，用多元线性回归分析将化合物结构与其生物活性联系起来。MCI 作为拓扑学参数，有零阶项、一阶项和二阶项等，可由分子结构式计算获得，与有机物的毒性数据有较好的相关性。虽然 MCI 在反映分子立体结构方面有较大的优势，但由于缺乏明确的物理意义，其应用受到一定的限制。

13.2.2 3D-QSAR 的基本原理

3D-QSAR 是以配体和受体的三维结构特征为基础，用数学模型描述分子结构和分子的某种生物活性之间的关系。其基本假设是化合物的分子结构包含了决定其物理、化学及生物等方面的性质信息。这种方法间接地反映了药物分子与大分子相互作用过程中两者之间的非键相互作用特征，相对于 2D-QSAR 有更加明确的物理意义和更丰富的信息量，20 世纪 80 年代以来，3D-QSAR 逐渐取代了 2D-QSAR 的地位，成为基于机理的合理药物设计的主要方法之一。但两者都是以能量变化为依据，所以两种方法描述的特征可以相互补充。3D-QSAR 中最常用的方法是比较分子场分析法和比较分子相似性指数分析法。此外，还有距离几何法（DG 3D-QSAR）、分子形状分析法（MSA）、虚拟受体（FR）等。

1. CoMFA 概述

CoMFA 是应用广泛的合理药物设计方法之一，这种方法主要用于研究化合物的生物活性与分子立体场和静电场间的关系，大多数应用是在蛋白质–配体相互作用领域，描述亲和力或抑制常数。1979 年，Cramer 和 Milne 首次尝试通过在空间中对齐分子并将其分子场映射到 3D 网格来比较分子。在接下来的几年中，这种方法被进一步发展为 DYLOMMS（动态晶格导向的分子建模系统）方法，但科学界并没有广泛接受。1986 年，Svante Wold 提出使用偏最小二乘（Partial Least Squares，PLS）法分析来将场值与生物活性相关联。1988 年，Cramer 提出了 CoMFA，主要是用偏最小二乘法代替 PCA 法，并与交叉验证相结合。

CoMFA 研究首先是将具有相同结构母环的分子在空间中叠合，使其空间取向尽量一致；然后用一个探针粒子在分子周围的空间中游走，计算探针粒子与分子之间的相互作用，并记录空间不同坐标中相互作用的能量值，从而获得分子场数据。不同的探针粒子可以探测分子周围不同性质的分子场，如甲烷分子作为探针可以探测立体场，水分子作为探针可以探测疏水场，氢离子作为探针可以探测静电场等，一些成熟的比较分子场程序可以提供数十种探针粒子供用户选择。

CoMFA 考虑的分子力场包括立体相互作用（Lennard-Jones 势能）以及库仑静电相互作用（Coulomb 势能）。立体作用力场和静电作用力场公式分别如式（13-12）和式（13-13）所示。

$$E_{vdm} = \sum_{i=1}^{n} \left(\frac{a_{ij}}{r_{ij}^{12}} - \frac{b_{ij}}{r_{ij}^{6}} \right) \tag{13-12}$$

$$E_C = \sum_{i=1}^{n} \left(\frac{q_i \cdot q_j}{D r_{ij}} \right) \tag{13-13}$$

其中，a、b 为与原子本性有关的常数（可由 Tripos 力场中获得）；r_{ij} 为原子 i 和探针 j 所带的电荷；q_i 和 q_j 分别表示原子 i 和探针 j 所带的电荷；D 为介质的节点常数。

探针粒子探测得到的大量分子场信息作为自变量参与对分子生理活性数据的回归分析，

因为分子场信息数据量很大，属于高维化学数据，所以在回归分析过程中必须采取数据降维措施，最常用的方式是偏最小二乘法，此外主成分分析也用于数据的分析。

统计分析的结果可以图形化地输出在分子表面，用以提示研究者如何有选择地对先导化合物进行结构改造。除了直观的图形化结果，CoMFA 还能获得回归方程，以定量描述分子场与活性的关系。

2. CoMSIA 概述

CoMSIA 由 Klebe 等人开发，并常用于药物研发，以发现与相关生物受体结合时重要的共同特征。在 CoMSIA 中，考虑了空间和静电特征、氢键供体、氢键受体和疏水场。CoMSIA 是对 CoMFA 方法的改进，它改变了探针粒子与药物分子相互作用能量的计算公式，从而获得更好的分子场参数。

通过以下公式计算相似性指数 $A_{F,k}^q(j)$，以在网格点 q 处对数据集中分子 j 而言：

$$A_{F,k}^q(j) = -\sum_{i=1}^n w_{\mathrm{probe},k} w_{ik} \mathrm{e}^{-\alpha r_{iq}^2} \qquad (13\text{-}14)$$

其中，A 是分子 j 的所有原子 i 在网格点 q 处的相似性指数总和，$w_{\mathrm{probe},k}$ 是探针原子，w_{ik} 指原子 i 理化性质 k 的实际值，r_{iq}^2 指网格点 q 处探针原子与考察分子的原子 i 的距离平方，α 是衰减因子，默认值为 0.3，最佳值处在 0.2～0.4 之间。较高的衰减因子会导致高斯函数更抖，分子相似性距离依赖效应的衰减性更强，整体分子性质的重要性降低。

CoMSIA 与 CoMFA 相比，计算流程大致相似，统计方法以及模型的显示方法也相似。但是相互作用场描述、数目以及计算函数不同，即 CoMSIA 用相似性指数来描述配体与受体相互作用的某一性质；同时，它在立体场和经典场的基础上，又增加了疏水场、氢键给体场和氢键受体场。CoMSIA 采用距离相关的高斯函数计算分子相似性指数，有效避免了分子表面邻近网格点巨大的势能跳跃。

3. 其余 3D-QSAR 方法

距离几何学三维定量构效关系严格来讲是一种介于二维和三维之间的 QSAR 方法。该方法认为药物−受体相互作用是通过药物的活性基团和受体结合部位相应的结合点直接作用而实现的。药物的活性强度由其活性基团和受体结合点的结合能衡量，这一结合能与药物活性基团的性质和受体结合点的类型有关。通过选择合理的受体结合点分布模型和药物分子的结合模式，达到与实验数据的最佳拟合，就可得到一套与药物活性基团和受体结合点类型相关的能量参数。确定新化合物结合模式后，使用这些能量参数可以定量预测其结合能，进而推知其药效程度。

分子形状分析方法于 1980 年提出，是分子构象分析与 Hansch 途径 QSAR 相结合的产物。该方法认为药物分子的药效构象是决定药物活性的关键，柔性分子可以有多种构象，从而也就有不同的形状。通过比较作用机理相同的药物分子的形状，以各分子间重叠体积等数据作为结构参数进行统计分析获得构效关系模型。

虚拟受体方法是距离几何学和 CoMFA 方法的延伸与发展，其基本思路是采用多种探针粒子在药物分子周围建立一个虚拟的受体环境，以此研究不同药物分子之间活性与结构的相关性。与 CoMFA 方法相比，其原理更加合理，是定量构效关系研究的热点之一。

13.3 QSAR 模型构建步骤

13.3.1 软件介绍

目前，可用于计算相关参数或描述符的软件较多，如 TOPIX、HyperChem、Discovery Studio、SYBYL 等。本文以 SYBYL 软件为例，介绍 3D-QSAR 模型的构建步骤。

SYBYL 是美国 Tripos 公司研发的一款用于药物小分子和生物大分子科学领域的综合分子模拟软件，在药物及生物分子科研领域广泛应用，所提供的功能主要包括分子绘制、分子对接、复合物构象分析及 QSAR 等，能够辅助科研工作者开展较为全面的化合物设计。SYBYL 是常用的同源建模软件，涵盖药物设计的各个方面，其中包括分子对接、虚拟筛选、定量构效关系、药效团建模、组合库设计和优化、化合物管理等诸多方面。

SYBYL 软件如图 13-1 所示。

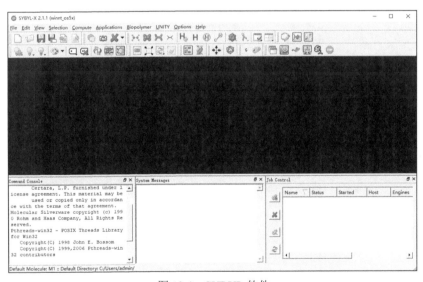

图 13-1　SYBYL 软件

13.3.2 3D-QSAR 操作步骤

目前，定量构效关系中以三维定量构效关系的应用最为广泛。其中，CoMFA 和 CoMSIA

是 3D-QSAR 的主要研究方法，在 SYBYL、Discovery Studio 等大型分子模拟软件中的一个模块实现计算，广泛应用于药物设计、毒理检测等方面。以 CoMFA 的相关操作为例，具体步骤如下。

（1）数据集的设计。通过数据库搜索、文献收集以及实验测定生物活性数据，然后对数据进行预处理。生物活性数据最好是在相同或相似条件下获得；同一化合物不同来源的数据可取平均值，差别较大的则要去掉。为保证模型的预测能力，CoMFA 研究需要划分为训练集与测试集。通常两个数据集可以在 SYBYL 软件中绘制完成，也可以使用 ChemDraw 等其他软件。值得注意的是，在 SYBYL 软件中，需要在最开始对默认路径进行设置。最后，为了保证 QSAR 分析结果的可靠性，需要对数据集中的分子进行能量优化。

在 SYBYL 的菜单栏中单击 Compute→Minimize→Molecule，在弹出的 Minimize 对话框中设置需要的参数，如图 13-2 所示。一般通过 Tripos 力场，指定 Gasteiger-Huckel 电荷，设定 Max Iterations 和 Gradient 的值后进行能量最小化计算，并保存分子最终构象用于模型构建。也可以在生成分子表格后再统一进行能量最小化。

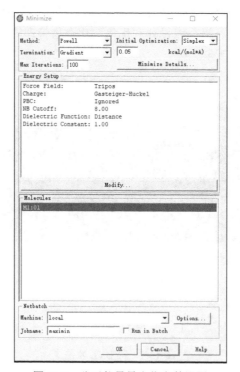

图 13-2　分子能量最小化参数设置

（2）手动分子叠合。分子叠合的好坏是影响模型质量的一个十分重要的因素。一般将叠合分为骨架叠合和场叠合两种方式。骨架叠合有以下规则：在了解作用机理的前提下，可以用已知的活性构象作为模板，构建其余分子的结构，并进行局部优化后与已知的活性构象叠合；在活性构象未知的情况下，用活性最高的分子低能构象作为模板，构建并局部优化其他分子的结构，与模板分子进行叠合；或者可以用活性类似法对分子进行系统构象搜索，找出其共同的构象，从而确立活性构象进行叠合。同时，在选择公共骨架时需要注意：骨架必须是数据库中所有化合物共有，否则分子将无法自动叠合；选择的骨架结构中不能包含氢原子。具体操作如下。

单击菜单栏中的 File→Database→Align Database。在弹出的 Align Database 对话框（如图 13-3 所示）的 Database to Align 一栏选择用于叠合的数据库文件，然后在 Template Molecule 一栏中选择数据库中活性最高的化合物作为模板分子，在 Common Substructure 一栏输入用于叠合的公共骨架。有两种方式选择公共骨架：一种是在弹出的 Atom Expression 对话框中进行勾选；另一种是按鼠标左键+Shift 键在模板分子上进行选择。选择结束后，操作界面会保留公共骨架部分，未选择部分将会隐去。

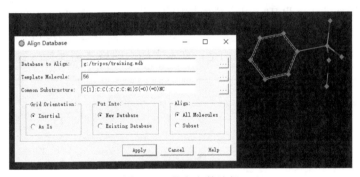

图 13-3　叠合参数选择

下面 3 项保持默认，即在 Grid Orientation 栏选择 Inertial，Put Into 栏选择 New Database，Align 栏选择 All Molecules，然后单击 Apply 按钮，开始进行分子叠合。如果在叠合过程中遇到不含有公共结构的分子，系统会弹出对话框提示。确认后，系统将继续叠合，叠合完成后，在弹出的对话框中输入新数据库的名称，并单击 OK 按钮。

值得注意的是，在实际 QSAR 研究中，需要测试集检验模型的预测能力。在测试集中的分子也需要进行叠合，且模板分子要与训练集叠合时使用的模板分子一致。同时，为了不重复操作这一步骤，可以单击菜单栏中的 View→Transformation，然后单击 Freeze All 按钮，便可冻结模板分子的构象。

（3）分子表格的生成。此步骤在选择生成表格的数据库文件时，应选择分子叠合后新生成的数据库文件，例如 db1.mdb 文件（见图 13-4）。

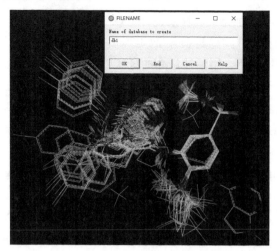

图 13-4　分子叠合结果

　　新生成的表格中不含有生物活性数据，需要手动添加。添加的数据形式应为负对数形式，如 pIC50。在新表格 db1.mdb 中，单击菜单栏中的 File→Import into spreadsheet，在弹出的对话框中选择含有生物活性数据的文本文档（*.txt），文件类型选择 Delimited file 格式，单击 OK 按钮，如图 13-5 所示。需要注意的是，文本文档中的格式需保持一致。

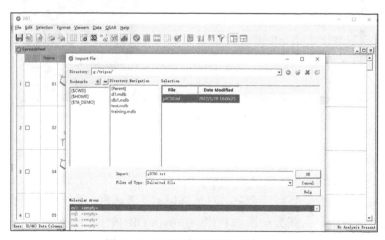

图 13-5　生物活性参数文件的选择

　　（4）参数设置。SYBYL 软件中内置 QSAR 模块，因此在导入生物活性参数后，选择 CoMFA 或者 CoMSIA 进行计算即可。在菜单栏中单击 Calculate Properties 按钮，随后从弹出的对话框中选择 QSAR 下的 CoMFA 选项，如果建立 CoMSIA，则选择 CoMSIA 选项，如图 13-6 所示。其余选项可根据需要更改，单击 Advanced Details 按钮可进一步设置，如图 13-7 所示。完成相关参数设置后，单击 Calculate 按钮，便可完成计算。

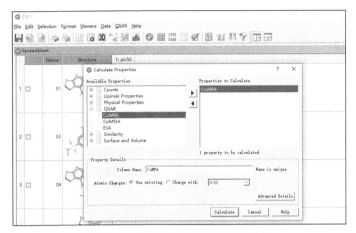

图 13-6 CoMFA/CoMSIA 计算选择

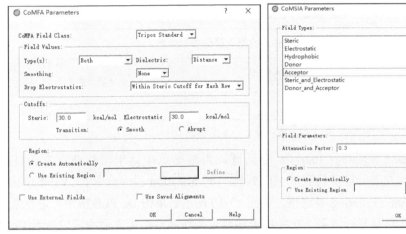

图 13-7 CoMFA/CoMSIA 参数设置

（5）偏最小二乘法分析。偏最小二乘法分析可通过将误差的平方和最小化来确定一组数据的最佳函数匹配。首先使用留一法（Leave-One-Out，LOO）进行交叉验证，验证后得到最佳分数组成分数（Optimal Numbers of Component，ONC）和决定系数 r^2；之后根据确定的 ONC 使用非交叉验证建立 3D-QSAR 模型，得到相关系数 r^2、均方根误差 RMSE、Fisher检验值 F。通过偏最小二乘法分析所得的上述参数可用于评估模型的预测能力与稳定性，并对测试集中各分子活性进行预测。

选中生物活性数据列（pIC50）和 CoMFA 列，在菜单栏中单击 QSAR→Partial Least Squares，在弹出的图 13-8 所示的对话框的 Validation 栏中选中 Leave-One-Out 单选按钮；选中 Column Filtering 复选框，并将其值设置为 2.0；在 Components 栏中选中 Components 单选按钮，其值默认为 6，可根据需要设置；在 Scaling 下拉列表框中选择 CoMFA Standard；取消选中 Use SAMPLS 复选框，设置完成后，单击"Do PLS"按钮进行交叉验证。验证完成后可在左下角的"Command Console"窗口中看到交叉验证的结果，如图 13-9 所示。交叉验证的结果是最佳主成分数和交叉系数。

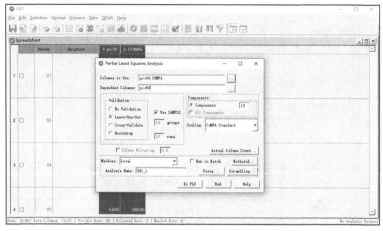

图 13-8　CoMFA 的交叉验证参数设置

```
Crossvalidated R2 for 10 components:
 0.356  0.511  0.354  0.520  0.690  0.675  0.664  0.665  0.629  0.620
-- optimum is  0.690 at 5 components
```

图 13-9　CoMFA 交叉验证结果

返回 Partial Least Squares Analysis 对话框，再根据这个结果进行非交叉验证，将 Components 值更改为交叉验证后得到的主成分数；在 Validation 栏中选中 No Validation 单选按钮，取消选中 Column Filtering 复选框，如图 13-10 所示。单击 Do PLS 按钮，进行常规回归分析，以*.pls 格式保存分析结果。在完成上述两步操作之后，可在命令窗口查看 CoMFA 常规回归分析的结果，如图 13-11 所示。

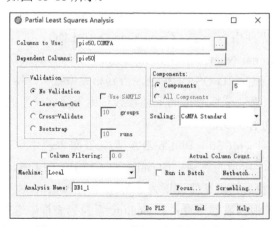

图 13-10　CoMFA 常规回归分析参数设置

```
Command Console
 #                                          Norm.Coeff. Fraction
 -                                          ----------- ---------
 1 COMFA (1680 vars) (Steric)                   3.081     0.647
 2 COMFA (1680 vars) (Electrostatic)            1.684     0.353

Summary output
Standard Error of Estimate               0.108
R squared                                0.912
F values     ( n1= 5, n2=42 )          314.66
Prob.of R2=0 ( n1= 5, n2=42 )            0.000
```

图 13-11　CoMFA 常规回归分析的结果

在 Partial Least Squares Analysis 对话框中单击 End 按钮关闭对话框，完成模型建立。CoMSIA 操作与 CoMFA 类似。

（6）等势图的生成。单击菜单栏中的 QSAR→View QSAR→CoMFA，如图 13-12 所示，弹出 View CoMFA 对话框，如果选择 CoMSIA，则弹出 View CoMSIA 对话框，如图 13-13 所示。两者相同之处在于：在对话框的 Type of Field to Display 栏中选中 PLS Analysis 复选框，然后选择常规回归分析保存的文件。在 Contour Specifications 栏中的 Contour by 下拉列表框中选择 Contribution，Display as 下拉列表框中选择 Solid。在没有特殊要求的情况下，每种分子场的 Favored 截断值设置为 80.0，Disfavored 截断值设置为 20.0。不同之处在于，两者的分子场不同。在 CoMFA 模型中，只有两种分子场，即 Sterics 和 Electrostatics，表示每种分子场的色块颜色不可更改；在 CoMSIA 模型中，除 CoMFA 模型中的两种分子场，还存在疏水场、氢键给体场和氢键受体场 3 个分子场，但该模型中表示分子场的颜色可以更改，如图 13-14 所示。根据作图需要，勾选相应的分子场后即可在操作界面上显示，可以单独作图，也可以合并作图。CoMFA 等势图如图 13-15 所示。

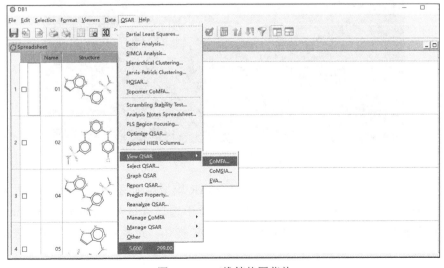

图 13-12　三维等势图菜单

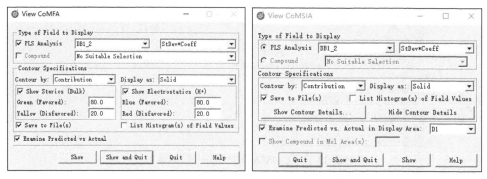

图 13-13　CoMFA/CoMSIA 等势图参数设置

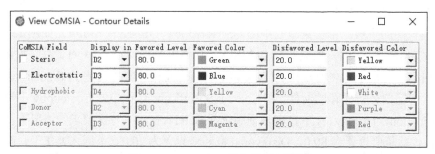

图 13-14　CoMSIA 等势图颜色设置

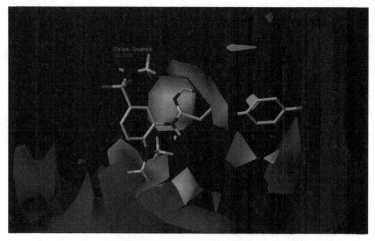

图 13-15　CoMFA 等势图

（7）生物活性值预测。利用构建好的 3D-QSAR 模型对训练集化合物进行生物活性的预测计算。右击电子表格的空列，在弹出的快捷菜单中选择 Add A Computed Column，在弹出的图 13-16 所示的对话框中选择 PREDIC，单击 OK 按钮；选择用于预测的电子表格 DB1，单击 OK 按钮。

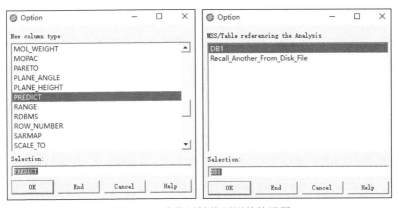

图 13-16　生物活性值预测前的设置

　　选择用于计算预测值的模型，单击 OK 按钮，系统会自动计算并将预测结果填入所要预测的电子表格中。CoMFA 生物活性预测结果如图 13-17 所示。在对测试集进行预测时，必须将记录训练集信息的电子表格打开，否则将无法进行预测，在得到预测值后，可将其与生物活性值一并导入制图软件中绘制预测活性与实验值相关性图。

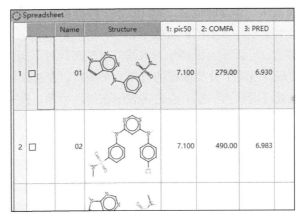

图 13-17　CoMFA 生物活性预测结果

13.4　机器学习背景下的 QSAR

　　药物发现旨在发现具有特定化学性质的新化合物，用于治疗疾病。随着精确医学倡议设定的目标和产生的新挑战，有必要建立稳健、标准和可重复的计算方法，以实现设定的目标。传统的 QSAR 方法不适用于大数据，因为大数据具有数据规模大、数据增长速度快、来源多样、数据不确定性高等特点。与机器学习相比，解释梯度消失效应的深度学习方法更适合用于原始高维数据。因此，作为数据驱动和计算能力驱动研究的结果，机器智能在药物发现中已发展到一个新的位置。目前，基于机器学习的预测模型在临床前研究中占有重要地位。自 21 世纪初以来，先前建立的 ML 方法，如支持向量机、人工神经网络和随机森林已被用于开发 QSAR 模型，以预测生物特性。随着神经网络技术的发展，卷积神经网络等也逐渐应用到药物设计中。

13.4.1　常见的机器学习方法

支持向量机是生物信息学中应用最广泛的模型之一，因为它能够处理复杂、非线性、高维和噪声问题。对于线性问题，支持向量机模型通过在空间中映射点来区分不同的类别，以最大化不同类别点之间的差值。对于非线性问题，支持向量机使用核映射，将非线性数据集转换为高维特征空间，以实现线性分类。

在过去几年中，使用支持向量机的药物发现的研究数量显著增加，尤其是针对 QSAR 和虚拟筛选的研究。作为构建 QSAR 模型的方法之一，支持向量机可以与不同的机器学习技术相结合，如弹性网络、随机森林、神经网络、MLR、偏最小二乘、k 近邻等。例如，Haixind 等人利用 BCF 数据建立了 450 多种化合物关于 LC_{50} 值的 QSAR 模型，其中运用了使用递归特征消除方法结合随机森林、支持向量机、XGBoost 3 种机器学习算法，该模型表明芳香结构、氢键基团和分配系数是较为重要的影响因素。

决策树是一种透明的、可解释的机器学习方法。虽然有针对不同类型问题（如回归、生存或异常值检测）的实现，但用于分类问题的方法非常突出。在决策树的层次结构中，可以识别根节点、内部节点或终端节点。根节点通常表示在树的顶部，没有到达它的分支，并且有一个或多个分支从它开始。对于内部节点，它们有一个到达它们的分支和两个或多个从它们开始到层次结构的下一级的分支。最后终端节点没有从它们开始的分支，因为它们位于层次结构的最后一级。决策树被用来模拟药物的吸收、分布和代谢特性及其毒性。例如，为了评估挥发性有机化合物的毒性，Gupta 等使用 DT-forest 和 DT-boost 算法来模拟挥发性有机化合物的感官刺激效力。前者将决策树与 bagging 技术相结合，后者将决策树与梯度推进算法相结合。这两种模型都比标准决策树有改进。

随机森林是一种集成建模方法，是机器学习中使用广泛的算法之一，通过构建多个决策树作为基础学习器来进行操作。与决策树相比，随机森林可防止过拟合数据。随机森林已广泛用于生物活性分类、毒性建模、蛋白质-配体结合亲和力预测和药物靶点识别等。例如，Mistry 等人首次使用随机森林和决策树对药物-载体毒性关系进行建模。他们的数据集包括 227 093 种潜在候选药物和 39 名潜在载体，所得到的模型预测了特定载体对药物毒性的缓解。Wang 等人使用电子射频方法模拟了 170 个 HIV-1 蛋白酶复合物、110 个胰蛋白酶复合物和 126 个碳酸酐酶复合物之间的蛋白质-配体结合亲和力。此外，Kumari 等人通过集成自举和旋转特征矩阵组件改进了随机森林，并成功区分了人类药物靠点和非药物靠点。

k 近邻（kNN）是一种用于分类和回归的无监督算法。在大多数情况下，k 近邻用于通过计算特征空间中 k 个最近邻居的类别来进行分类。因此，k 近邻算法是所有机器学习算法中最简单和易于执行的算法之一，通常与其他特征选择算法集成。为了鉴定抗病毒药物，Weidlich 等人将 kNN 与模拟退火方法和随机森林相结合，对 679 个药物分子进行了研究。他们的结果表明，这种改进的 kNN 模型优于随机森林模型。Mansouri 等人建立了 QSAR 模型，以便使用不同的建模方法和各种类型的分子描述符来预测可生物降解的化学物质。应用不同的分类模型（如 k 近邻、偏最小二乘判别分析、支持向量机等）对可生物降解和不可生物降解的化学品进行分类，结果发现 kNN 可以表现得更好。

人工神经网络模拟大脑功能，是近年来药物发现研究中广泛使用的一种有吸引力且功能强大的建模方法。在药物设计方面，Hdoufan 等人使用合适的分子描述符开发了基于 128 种吲哚的附着抑制剂的 QSAR 模型，使用 MLR、人工神经网络和支持向量机方法解释 HIV-1 gp120 抑制活性的结构要求。

13.4.2 深度学习方法

尽管在药物设计中使用机器学习方法具有优势和流行性，但近年来，在某些情况下，机器学习已被深度学习所取代。深度学习不仅可以处理大数据，还不需要手动提取特征，可自动学习特征，此过程通常由具有非线性的输入输出映射的简单神经网络的多层堆栈实现。其中主要包括深度神经网络（DNN）、卷积神经网络（CNN）、递归神经网络（RNN）和其他深度网络，这些网络已应用于化学信息学和生物信息学中处理不同的任务，如水溶性预测、定量结构活性关系分析、预测 DNA/RNA 结合蛋白的序列特异性。

在定量结构活性关系分子中，以深度神经网络的应用最为广泛。例如，Dahl 等人将 DNN 用于 QSAR 问题，但对 QSAR 问题进行了不太现实的分类表述，并且在公共数据上没有训练和测试集的预期时间分割。Ma 等人使用了 15 个不同的 QSAR 数据集，实验证明，在大多数情况下，DNN 可以比随机森林做出更好的预测。同时还证明，对于大多数数据集，可以有一组表现良好的可调参数，并且没有必要单独优化每个数据集的参数。这使得 DNN 成为药物设计中 QSAR 的实用方法。此外，Karpov 等人还提出一种 Transformer-CNN 模型，该模型将 SMILES 规范化为 Seq2Seq 问题。在 SMILES 嵌入的基础上使用 CharNN 架构，在回归和分类任务的各种基准数据集上产生了更高质量的可解释 QSAR/QSPR 模型。

尽管深度学习模型具有很高的预测精度，但中间的运行过程是像"黑匣子"一样的存在，难以具体揭示建模数据中集成的生物机制。总的来说，作为一种新开发的机器智能技术，深度学习已显示出在药物发现的新大数据时代的潜在应用。随着越来越多的数据变得可用和新方法的开发，深度学习方法将在不久的将来成为主要的计算机辅助药物设计方法。

13.5　参考资料

[1]　王婷. 定量结构−活性关系的研究方法及其应用[J]. 科技视界, 2014, (15): 2.

[2]　BROWN A C, FRASER T R. On the Connection between Chemical Constitution and Physiological Action; with special reference to the Physiological Action of the Salts of the Ammonium Bases derived from Strychnia, Brucia, Thebaia, Codeia, Morphia, and Nicotia [J]. Journal of Anatomy and Physiology, 1868, 2(2): 224-242.

[3]　MISSNER A, POHL P. 110 years of the Meyer-Overton rule: predicting membrane perme ability of gases and other small compounds [J]. ChemPhysChem : a European Journal of Chemical Physics and Physical Chemistry, 2009, 10(9-10): 1405-1414.

[4]　PEROUANSKY M. The Overton in Meyer-Overton: a biographical sketch commemorating the 150th anniversary of Charles Ernest Overton's birth [J]. BJA: British Journal of Anaesthesia, 2015, 114(4): 537-541.

[5]　FERGUSON J. The use of chemical potentials as indices of toxicity [J]. Proceedings of the Royal Society of London, 1939, 127(848): 387-404.

[6]　HANSCH C, FUJITA T. Rho-sigma-pi Analysis. A Method for the Correlation of Biological Activity and Chemical Structure [J]. Journal of the American Chemical Society, 1964, 86(24): 1616-1626.

[7]　FREESM, WILSON J W. A Mathematical Contribution to Structure-Activity Studies [J]. Journal of Medicinal Chemistry, 1964, 7(4): 395-399.

[8]　HAMMETT L P. The Effect of Structure Upon the Reactions of Organic Compounds. Temperature and Solvent Influences [J]. Journal of Chemical Physics, 1936, 4(9).

[9]　TAFT R W. Polar and Steric Substituent Constants for Aliphatic and o-Benzoate Groups from Rates of Esterification and Hydrolysis of Esters1[J]. Journal of the American Chemical Society, 1952, 74(12): 3120-3128.

[10]　CRIPPEN G M. Distance Geometry Approach to Rationalizing Binding Data[J]. Journal of medicinal chemistry, 1979, 22(8): 988-997.

[11]　HOPFINGER A J. Inhibition of dihydrofolate reductase: structure-activity correlations of 2,4-diamino-5-benzylpyrimidines based upon molecular shape analysis[J]. Journal of Medicinal Chemistry, 1981, 24(7): 818-822.

[12]　CRAMER R D, PATTERSON D E, BUNCE J D. Comparative molecular field analysis (CoMFA). 1. Effect of shape on binding of steroids to carrier proteins[J]. Journal of the American Chemical Society, 1988, 110(18): 5959-5967.

[13]　KLEBE G, ABRAHAM U, MIETZNER T. Molecular similarity indices in a comparative

analysis (CoMSIA) of drug molecules to correlate and predict their biological activity[J]. Journal of medicinal chemistry, 1994, 37(24): 4130-4146.

[14] 陈红明, 周家驹, 谢桂荣, 等. 一种基于虚拟受体模型的定量构效关系研究方法 [J]. 物理化学学报, 1997, (07): 626-631.

[15] HOPFINGER A J, WANG S, TOKARSKI J S, et al. Construction of 3D-QSAR Models Using the 4D-QSAR Analysis Formalism [J]. Journal of the American Chemical Society, 1997, 119(43): 10509-10524.

[16] VEDANI A, DOBLER M. 5D-QSAR: the key for simulating induced fit[J]. Journal of Medicinal Chemistry, 2002, 45(11): 2139-2149.

[17] VEDANI A, DOBLER M, LILL M A. Combining Protein Modeling and 6D-QSAR. Simulating the Binding of Structurally Diverse Ligands to the Estrogen Receptor[J]. Journal of medicinal chemistry, 2005, 48(11): 3700-3703.

[18] 任伟, 孔德信. 定量构效关系研究中分子描述符的相关性[J]. 计算机与应用化学, 2009, 26(11): 1455-1458.

[19] 赵邦屯, 杨旭东, 靳景玉. 分子连接性指数法(MCI)[J]. 洛阳师范学院学报, 1997, (05): 63-68.

[20] 曹红英, 王鑫, 陶澍. 预测有机物对虹鳟半致死浓度的分子连接性指数法[J]. 生态科学, 2003, (01): 9-12.

[21] POTEMKIN A V, GRISHINA M A, POTEMKIN V A. Grid-based Continual Analysis of Molecular Interior for Drug Discovery, QSAR and QSPR [J]. Current Drug Discovery Technologies, 2017, 14(3): 181-205.

[22] 刘仲杰, 刘叔倩. 三维定量构效关系最新研究进展[J]. 河北科技大学学报, 1999, (01): 19-23.

[23] HOPFINGER A J. A QSAR investigation of dihydrofolate reductase inhibition by Baker triazines based upon molecular shape analysis [J]. Journal of the Amencan Chemical Society, 1980, 102(8): 7196-7206.

[24] CARRACEDO-REBOREDO P, LIÑARES-BLANCO J, RODRÍGUEZ-FERNÁNDEZ N, et al. A review on machine learning approaches and trends in drug discovery [J]. Computational and Structural Biotechnology Journal, 2021, 19: 4538-4558.

[25] ZHANG L, TAN J, HAN D, et al. From machine learning to deep learning: progress in machine intelligence for rational drug discovery [J]. Drug Discovery Today, 2017, 22(11): 1680-1685.

[26] MALTAROLLO V G, KRONENBERGER T, ESPINOZA G Z, et al. Advances with support vector machines for novel drug discovery [J]. Expert opinion on drug discovery, 2019, 14(1):

23-33.

[27]　AI H, WU X, ZHANG L, et al. QSAR modelling study of the bioconcentration factor and toxicity of organic compounds to aquatic organisms using machine learning and ensemble methods[J]. Ecotoxicology and Environmental Safety, 2019, 179: 71-78.

[28]　NEWBY D, FREITAS A A, GHAFOURIAN T. Decision trees to characterise the roles of permeability and solubility on the prediction of oral absorption[J]. European Journal of Medicinal Chemistry, 2015, 90: 751-765.

[29]　GUPTA S, BASANT N, SINGH K P. Estimating sensory irritation potency of volatile organic chemicals using QSARs based on decision tree methods for regulatory purpose[J]. Ecotoxicology, 2015, 24(4): 873-886.

[30]　HARINDER S, SANDEEP S, DEEPAK S, et al. QSAR based model for discriminating EGFR inhibitors and non-inhibitors using Random forest [J]. Biology Direct, 2015, 10(1).

[31]　MISTRY P, NEAGU D, TRUNDLE P R, et al. Using random forest and decision tree models for a new vehicle prediction approach in computational toxicology[J]. Soft Computing a Fusion of Foundations, Methodologies and Applications 2016, 20(8): 2967-2979.

[32]　WANG Yu, GUO Yanzhi, KUANG Qifan, et al. A comparative study of family-specific protein-ligand complex affinity prediction based on random forest approach[J]. Journal of Computer-Aided Molecular Design, 2015, 29(4): 349-360.

[33]　KUMARI P, NATH A, CHAUBE R. Identification of human drug targets using machine-learning algorithms [J]. Computers in Biology and Medicine, 2015, 56: 175-181.

[34]　ALTMAN N S. An Introduction to Kernel and Nearest-Neighbor Nonparametric Regression [J]. American Statistician, 1992, 46(3): 175-185.

[35]　WEIDLICH I E, FILIPPOV I V, BROWN J, et al. Inhibitors for the hepatitis C virus RNA polymerase explored by SAR with advanced machine learning methods [J]. Bioorganic and Medicinal Chemistry, 2013, 21(11): 3127-3137.

[36]　MANSOURI K, RINGSTED T, BALLABIO D, et al. Quantitative structure-activity relationship models for ready biodegradability of chemicals[J]. Journal of Chemical Information & Modeling, 2013, 53(4): 867-878.

[37]　HDOUFANE I, STOYCHEVA J, TADJER A, et al. QSAR and molecular docking studies of indole-based analogs as HIV-1 attachment inhibitors [J]. Journal of Molecular Structure, 2019, 1193: 429-443.

[38]　XU Youjun, DAI Ziwei, CHEN Fangjin, et al. Deep Learning for Drug-Induced Liver Injury [J]. Journal of Chemical Information and Modeling, 2015, 55(10).

[39] YONGJIN P, MANOLIS K. Deep learning for regulatory genomics[J]. Nature Biotechnology, 2015, 33(8).

[40] MA J, SHERIDAN R P, LIAW A, et al. Deep Neural Nets as a Method for Quantitative Structure-Activity Relationships[J]. Journal of Chemical Information & Modeling, 2015, 55(2): 263-274.

[41] BABAK A, ANDREW D, T W M, et al. Predicting the sequence specificities of DNA- and RNA-binding proteins by deep learning [J]. Nature Biotechnology, 2015, 33(8).

[42] JESSE E, CHENG J L. Predicting protein residue-residue contacts using deep networks and boosting [J]. Bioinformatics, 2012, 28(23): 3066-3072.

[43] ALESSANDRO L, GIANLUCA P, PIERRE B. Deep architectures and deep learning in chemoinformatics: the prediction of aqueous solubility for drug-like molecules[J]. Journal of Chemical Information and Modeling, 2013, 53(7).

[44] DAHL G E, JAITLY N, SALAKHUTDINOV R. Multi-task Neural Networks for QSAR Predictions [J]. Computer Science, 2014, abs/1406.1231.

[45] KARPOV P, GODIN G, TETKO I V. Transformer-CNN: Swiss knife for QSAR modeling and interpretation [J]. Journal of Cheminformatics, 2020, 12(1): 17.

第 14 章 分子的特征工程

14.1 药物分子结构

14.1.1 什么是分子

分子是由多个原子通过电磁力的作用以特定的排列方式组合而成的,分子是化合物中能参与化学反应的最小基本单元,也是保持物理性质的基本单元。分子中的原子通过化学键相互连接,化学键限制它们相对于彼此的运动。分子有很大的尺寸范围,从几个原子到数千个原子。

药物分子的结构是多样的,但是多样的结构也有一些共同的特征。我们可以将分子分为骨架和侧链,其中骨架又可以分为环体和连接子。环体是在不破坏任何化学键的情况下,形成的一个或多个完整的环,它们可以共享一个化学键或者一个原子。连接子是指连接两个不同环体的原子或者化学键,侧链是指不属于环体或者连接子的原子和化学键。注意,非环状分子没有骨架。药物分子的结构如图 14-1 所示。

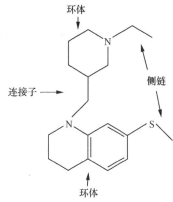

图 14-1 药物分子的结构

14.1.2 什么是分子键

分子是由若干个原子组成的,这些原子通过化学键连接在一起。化学键本质上通过原子外围的电子将原子连接起来。分子的结构是多样的,因此分子键的类型也是多样的,可以分为共价键和非共价键。

具有非常高电离能的元素不能转移电子,而具有非常低的电子亲和力的元素不能吸收电子。这些元素的原子倾向于与其他元素的原子或相同元素的其他原子共享它们的电子,从而实现稳定性。这种通过在不同或相同种类之间共用电子对的关联称为共价键。共价键具有很强的稳定性,不会轻易形成和断裂。

共价键可以通过两种方式实现，同种原子或者不同种原子之间共用电子。例如，H_2、O_2 等分子就是同种原子之间共用电子，再如，CH_4、H_2O、NH_3 等分子就是不同种原子之间共用电子。

根据共用电子的对数，共价键分为单键、双键、三键。当原子之间只有一对电子共享时就会形成单键，单键的密度较小但是最稳定。双键、三键分别是原子之间有两对、三对电子共享时形成的，三键是最不稳定的共价键。

非共价键正好与共价键相反，非共价键不涉及原子间电子的直接共用。非共价键也不像共价键那样牢固，它们可以不断地断裂和重组。非共价键的 3 种主要类型为离子相互作用、疏水相互作用、氢键。与共价键相比，非共价键的相互作用都较弱，但是大量非共价键可以将结构固定。

14.1.3　什么是分子构象

在学习分子构象之前我们先了解一下什么是分子图。图是由节点和线相互连接组成的一种结构。化学分子的信息也可以用图来表示。在分子图中，原子是图的节点、化学键是图的边。任何化学分子都可以通过相应的分子图来表示。分子图描述了分子是由哪些成分组成的，并且描绘了它们是如何连接在一起的。但是随着科研的深入和技术的需要，我们不再满足于分子图二维的表述方式，我们更想知道分子在三维立体空间里原子和化学键是如何定位、如何连接的，我们称这种三维分子图为分子构象。

分子构象是分子中原子的任何空间排列，可以通过围绕单键的旋转而相互转换。任何分子都可能有不同的构象，其中一个单键连接着两个多原子组，在每个分子中至少有一个原子不在有关的单键的轴上。生物聚合物，如多核苷酸、多肽或多糖，可根据其环境的变化而改变构象。

图 14-2 所示为一种配体分子的二维分子图和三维构象。

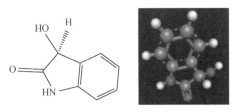

图 14-2　配体分子以二维分子图和三维构象表示

图 14-3 所示为蛋白质大分子的三维构象。随着分子越来越大，所需要的可行构象的数量会大大增加。

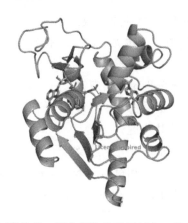

图 14-3　蛋白质的三维构象。蛋白质构象特别复杂，具有多个三维几何基序，
这也很好地说明分子除了化学式还有高维几何结构

14.1.4　什么是分子的手性

　　分子的手性是指一个分子的两种形式它们彼此镜像但不能叠合在一起。顾名思义，手性分为两种形态，分别是"右手"型和"左手"型，也称为"R"型和"S"型，最常见的氨基酸就有手性之分。图 14-4 所示为螺旋化合物的手性图。

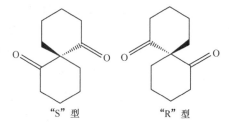

图 14-4　螺旋化合物的手性图

　　手性化合物在组成成分上看是相同的，而且空间结构互成镜像、不可重叠，它们的许多物理、化学性质也是相同的。因此在实验中无法区分给定分子的手性版本，想得到单一的"R"型或者"S"型的化合物制造过程会变得很复杂。实验如此，计算模型也一样，两种手性的分子成分结构都相同，依靠分子图作为训练数据的机器学习模型也难以区分两种手性。

　　我们现在使用的药物多数是手性药物，多数的药物分子都具有手性。药物不同的手性可能与不同的蛋白质相结合，在人体中可能会产生两种截然不同的结果。一般情况下，药物分子只有一种手性是具有治疗效果的，而另一种手性不具备相应的药效，可能会产生一定的副作用，甚至还可能会有毒。

　　最著名的"药物手性不同作用不同"的药物是沙利度胺。沙利度胺又称"反应停"，1957 年由西德生产，最初该药物是用来缓解孕妇妊娠反应、镇静止痛的。但是该药物上市后导致欧洲有 1 万多的新生儿畸形，随后证实沙利度胺的"R"型分子是一种有效的镇静剂，而"S"型分子是导致畸形的。因此所有的药物生产时都要筛选去除镜像异构体，需要经过大量的生物实验和临床试验才能上市，从而避免沙利度胺式悲剧。

14.2　分子描述符

14.2.1　什么是分子描述符

分子描述符可以被定义为由算法生成的分子特性的数学表示。分子描述符的数值被用来定量描述分子的物理和化学信息。分子描述符在分子库中进行相似性搜索时非常有用，因为它们可以根据描述符值的相似性找到具有相似物理或化学性质的分子。分子描述符可以描述分子的简单特征，如分子体积；也可以描述复杂特征，如化合物的多种物理、化学和结构特性。

14.2.2　分子描述符的分类

在计算机辅助药物发现领域，许多化学信息学的应用都依赖于通过捕获分子结构特征和性质的描述符来表示分子，同时药物设计和分子多样性的计算方法常常需要将分子结构和性质的抽象结构符号化。例如，在薛定谔软件中就有计算分子描述符的功能，通过薛定谔内的 Maestro 模块就可以计算 Topological Descriptors、Mopac Descriptors 和 QikProp Descriptors。

分子描述符可以有多种分类方式，大致有按照定量与定性分类、根据描述符的数据类型分类、根据描述符计算所需的分子结构维度分类、根据物理意义差异分类、按照实验与理论分类这 5 种。

按照定量与定性分类，可以分为定量描述符和定性描述符，其中定性描述符一般称为分子指纹。根据描述符的数据类型分类，可以分为布尔值（是否手性）、整数（如环数）、实数（如分子量）、向量、张量等类型。根据物理意义差异分类，可以分为组成描述符、分子性质描述符、拓扑描述符、几何描述符。按照实验与理论分类，可以分为实验描述符和理论描述符。

大多数分子描述符计算按照所需的分子结构维度进行分类，"维度"指的是计算描述符值的分子表示。零维（0-D）描述符将所有不提供有关分子结构或原子连接性信息的分子描述符组合起来，可以把分子表示得像化学式一样简单。原子数、结合数、分子量都是常见的零维描述符，零维描述符容易获取但是要与其他描述符组合使用。一维（1-D）描述符可以捕捉到大量的属性，分子指纹是最常见的一维描述符，同时一维指纹也很容易获取。二维（2-D）描述符描述的是可以从分子的二维表示中计算出来的属性，如分子的大小、形状和对称性；而三维（3-D）描述符取决于分子的构象，最常见的三维描述符是分子矩阵和 3D-MoRSE 描述符。三维描述符提供了大量分子的信息，并具有区分异构分子的优势。但它们也有一个很大的不足，由于复杂性的问题，计算会比较耗时。一些代表表面积或形状指数的"隐性"三维描述符可以从分子或分子图的二维表述中计算出来。四维（4-D）描述符也称为"基于网格的描述符"。四维描述符通常表征分子与受体活性位点之间的相互作用或分子的多种构象状态。常见的四维描述符是 CoMFA 和 GRID。四维描述符的一个优点是，它们可以提供比其他描述符更多的信息，并且总是能够为结构不同的分子生成不同的值。与三维描述符一样，四维描述符由于复杂度较高而不易获得。

选择分子描述符的要求如下。

（1）具有结构解释性并且至少与一种性质具有良好的相关性。

（2）区别于其他描述符的同时，具有区分异构体的优势。

（3）能够应用于局部结构，也可以随着结构的改变而变化。

（4）具有良好的独立性。

14.2.3　SMILES 字符串

字符串表示法通常由美国信息交换标准代码（ASCII）字符编码标准中的字符组成，与其他表示法相比，字符串表示法更紧凑，更易于人类读写。

SMILES（Simplified Molecular Input Line Entry System，简化分子线性输入规范）字符串是当今流行的文本字符串指定分子的方法。SMILES 字符串以一种简洁而又相当直观的方式描述了分子中的原子和化学键。其中字母用于表示原子，符号和数字用于编码键类型、连接、分支和立体化学。

SMILES 字符串的表示方法有自己的一套规则，首先在整个字符串中没有空格字符，所有的字符都是连续的。在表示分子的时候可以省略氢原子，例如 CH_4 可以用 C 表示。化学元素符号加上方括号表示原子，例如[Au]表示的是金原子。SMILES 字符串中两个相邻的原子表示彼此相连。分子中含有大量的化学键，在 SMILES 字符串中每种化学键都有它独有的表示方法，例如单键用符号"-"表示，双键用符号"="表示，三键用符号"#"表示，芳香键用符号":"表示。如果相邻原子通过单键和芳香键连接，那么它们可以省略。带有分支的结构的分子，分支部分在"（）"内表示，通常情况下，分子部分都在左侧表示。环状结构的分子需要先断开一个化学键，再用字符串表示。断开的化学键可为任意一个，断键处的两个原子标上相同的序号，此时的结构不再是一个闭环的循环结构而是一个断开的链式结构，根据上述的表示方法对链式结构进行描述。单独结构且没有连接的化合物用"."表示，列出的字符串的顺序也是任意的。如图 14-5（a）所示是一氯甲烷的分子结构图而且带有分支，用 SMILES 字符串表示为"C-H-H-H-Cl"，在省略单键和氢原子后可以写成"CCl"；图 14-5（b）所示为环己烷的环状分子图，用 SMILES 字符串可以表示为"C1CCCCC1"。

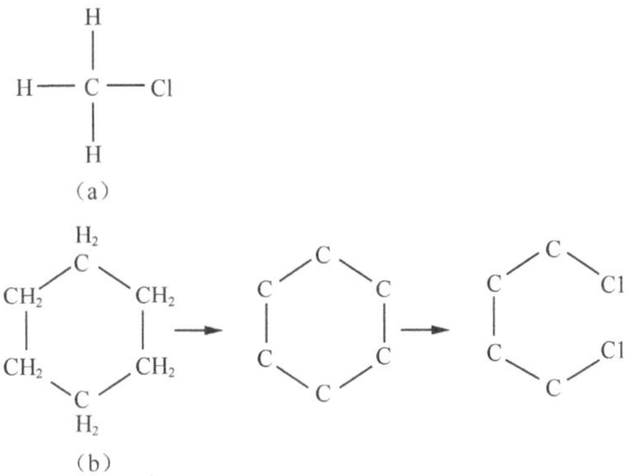

图 14-5　图（a）一氯甲烷的 SMILES 字符串为"CCl"；图（b）环己烷的 SMILES 字符串为"C1CCCCC1"

14.2.4　SMARTS 字符串

改进 SMILES 系统后得到 SMARTS 系统，SMARTS 系统的亮点是可以使用通配符表示原子和化学键。SMARTS 字符串在搜索和识别分子时可以指定特定结构的分子，在公共子结构上对齐一组分子以提高可视化。SMARTS 字符串与 SMILES 字符串相比，最大的优势在于可以搜索匹配分子的结构，而不是简单的分子描述符的对比。SMARTS 字符串中的原子语义如表 14-1 所示。

表 14-1　SMARTS 原子语义

符号	意义	原子性质
*	通配符	任何原子
a	芳香族	芳香性原子
A	脂肪族	脂肪族原子
v<n>	键价	总键价为<n>的原子
-<n>	负电荷	原子有-<n>个电荷
+<n>	正电荷	原子有+<n>个电荷
#n	原子序数	原子序数为<n>的原子
@	手性	"S"型
@@	手性	"R"型

我们可以从清单 14-1 所示的代码示例来看看 SMILES 字符串如何定义分子、显示分子，并突出显示与 SMARTS 模式匹配的原子。

清单 14-1　SMARTS 模式匹配代码

```
1.  # 对分子进行特征化
2.  from rdkit import Chem
3.  from rdkit.Chem.Draw import MolsToGridImage
```

```
 4.    smiles_list = [ "CCCCC" , "CCOCC" , "CCNCC" , "CCSCC" ]
 5.    mol_list = [Chem.MolFromSmiles(x) for x in smiles_list]
 6.
 7.    # 对比 SMILES 字符串和 SMARTS 字符串，并匹配相同结构
 8.    query = Chem.MolFromSmarts( "CCC" )      # 对 "CCC" 进行匹配
 9.    match_list = [mol.GetSubstructMatch(query) for mol in mol_list]
10.    MolsToGridImage(mols=mol_list,
11.                          molsPerRow=4,
12.                          highlightAtomLists=match_list)
13.
14.    # 使用通配符来匹配原子集
15.    query = Chem.MolFromSmarts( "C*C" )   # 匹配 SMARTS 字符串中含有 "C*C" 的分子
16.    match_list = [mol.GetSubstructMatch(query) for mol in mol_list]
17.    MolsToGridImage(mols=mol_list, molsPerRow=4,
18.    highlightAtomLists=match_list)
19.
20.    # SMARTS 字符串可以扩展特定的原子
21.    query = Chem.MolFromSmarts( "C[C,N,O]C" ) # 与碳连接的碳、氧或氮，连接至另一个碳
22.    match_list = [mol.GetSubstructMatch(query) for mol in mol_list]
23.    MolsToGridImage(mols=mol_list,
24.                          molsPerRow=4,
25.                          highlightAtomLists=match_list)
```

14.3　分子指纹

14.3.1　什么是分子指纹

首先我们要了解什么是分子指纹。分子指纹又称为“定性描述符”，是化学结构的表示，表示分子结构和特性的指纹是一种特别复杂的描述符形式。在编码时通常将指纹编为二进制位的字符串，其设置以不同的方式产生一个特定分子指纹的字符串。字符串中的每个位占数字编码描述符的一部分，或者说，可以定义一个分子的片段或结构键。最初设计指纹是为了说明不同的分子描述符集、结构片段和通过分子的可能连接途径，但后来用于分析任务，如相似性搜索、聚类和分类等。

14.3.2　分子访问系统结构键

分子访问系统结构键（Molecular Access System Structural Keys，MACCS Keys）是基于 SMARTS 编码的结构。MACCS Keys 根据二进制向量长度分为两种结构：一种是长度为 166 的二进制向量，另一种是长度为 960 的二进制向量。其中长度为 166 的 MACCS Keys 是最常用的，因为其长度较小，每个位都代表了不同的化合物的结构和相应的分子特征。每个二进制位的 1 和 0 与子结构之间是一对一的映射，表示分子中特定的子结构的存在或者缺失。

MACCS Keys 指纹可以用来在分子数据库中进行子结构的快速筛选。

14.3.3　扩展连通性指纹

扩展连通性指纹（Extended Connectivity Fingerprint，ECFP）是用于分子描述的二维指纹，也是目前使用广泛的化学指纹技术之一。ECFP 是一种圆形指纹，具有许多有用的特性，例如它们可以快速地计算；它们不是预先定义的，可以代表无穷多个不同的分子特征（包括立体化学信息）；它们的特征代表了特定的子结构的存在，可以更容易地解释分析结果；ECFP 算法可以定制生成不同类型的圆形指纹，针对不同用途进行优化。

ECFP 算法是在标准摩根算法上做出了一些改进后生成的算法，ECFP 算法的提出是为了解决分子同构的问题，也就是所谓的识别具有不同原子数的两个分子何时相同的问题。比较分子会很难，但是比较字符串会很简单，在比较分子之前只需对分子进行量化即可。ECFP 对分子指纹进行比较，简单地描述为提取两个分子的指纹，并比较相应的元素，匹配的元素越多，分子越相似。

ECFP 的生成主要经历 3 个阶段：初始赋值、迭代更新和移除重复标识。在第一阶段，所有信息都是对构成分子的原子及其环境的描述，根据每个原子的特征给它分配一个标识符。在第二阶段，对于固定的迭代次数，根据原子邻居的标识符更新原子标识符。每个标识符对应分子中的一个子结构。迭代的次数决定了算法能够识别的子结构的大小。在第三阶段，对最终生成的特征列表中多次出现的同一特征进行简化，将其简化为单个代表。ECFP 的目的是捕获精确原子环境的子结构特征。

显示分子 ECFP 的代码如清单 14-2 所示。

清单 14-2　计算分子的 ECFP

```
1.    import deepchem as dc
2.    from rdkit import Chem
3.    smiles = ['C1CCCCC1', 'O1CCOCC1'] # 环己烷和二氧六环
4.    mols = [Chem.MolFromSmiles(smile) for smile in smiles]
5.    feat = dc.feat.CircularFingerprint(size=1024)
6.    arr = feat.featurize(mols) # arr 是一个 2×111 的数组，包含两个分子的性质
```

功能类指纹（Functional-Class Fingerprint，FCFP）是 ECFP 的一种变体，ECFP 对原子进行赋值表示生成结构特征，这种专一性的功能有时候是不可取的，有的情况下我们更希望看到原子在分子中的类型与作用。FCFP 的目的是捕捉原子的一般功能作用和类型，并将其纳入几个一般的原子类，例如氢键供体、受体、芳香族、卤素等。

提示	ECFP 具有如下特点。 （1）ECFP 的重量轻，计算速度很快，能很好地代表分子的显著特征。

	（2）不依赖于预定义的特征，可以代表新的结构变异。 （3）指纹对分子的大量信息进行编码，但有些信息确实会丢失，对于一个指纹，不可能唯一地确定它来自哪个分子。

14.4　药物分子的特征工程

14.4.1　什么是分子特征

我们将用向量来描述分子的所有不同描述称为分子表征或分子特征，分子表征又被称为特征向量的"描述符"，分子表征可分为手工表征和习得表征。手工表征是有人设计一种可以输入计算机的方式表示分子，然后手工编码。分子指纹和 SMILES 字符串是两种使用广泛的手工表征表示法。最常见的指纹类型是一组二进制数字——1 和 0，分别代表分子中特定特征存在或者不存在。虽然分子指纹在反应预测方面具有灵活性和易于计算的特点，但是对分子进行大量编码时会丢失部分信息。SMILES 字符串是一种单行文本格式的分子编码。然而，使用文本序列表示分子有一个较大的缺点，那就是文本序列表示分子的脆弱性，因为文本序列的微小变化可能导致分子结构的大变化。与手工制作的表征相比，在深度学习中获得的分子表征具有更好的泛化能力和更强的表达能力，但通常缺乏可解释性，我们无法说明深度学习生成分子表征的过程以及它所代表的意义。在习得表征中，可分为任务独立表征和任务特定表征。前者以一种无监督的方式学习分子特征，而后者学习与特定任务相关的特征。

14.4.2　其他特征化方法

我们在 14.3 节介绍了一种分子的特征化方法——分子指纹，除了分子指纹，还有网格特征、图卷积等分子特征化方法。

网格特征最初是为 PDBBind 数据库设计的，专门处理蛋白质与配体结合结构的特征提取问题，通过考虑结合袋内的化学相互作用以及分别考虑蛋白质和配体的特征，将配体和目标靶蛋白的结构信息合并在一起。与其他特征方法相比较而言，网格特征已经在计算速度、鲁棒性和通用性方面进行了优化。网格特征化列举的分子间相互作用除了 SPLIF 指纹，还包括蛋白质与配体之间的盐桥和氢键、配体内环状指纹、Pi 堆积作用等化学信息。

分子指纹是手工表征，那么图卷积特征化就是习得表征。图卷积与卷积神经网络原理相似，对输入的图像做特征提取，经过多层卷积的运算最后生成的特征图像更加抽象。特征图中的每个像素的特征向量都代表某个局部的多个特征。与卷积神经网络不同的是图卷积输入的是分子图，当图表示一个分子时，图中的每个特征向量都代表了原子的所有性质，包括原子类型、电荷和杂化类型。卷积神经网络的卷积层对输入特征进行计算生成新的特征，图卷积网络也是如此，不过分子图是由节点和边连接而成的，图卷积是对节点和边进行卷积从而生成新的特征向量。在分子图中，局部是由连接节点的边来定义的。图卷积网络是分析分子的一个强大工具，但它们有一个重要的局限性，计算仅基于分子图。

14.4.3　特征选择

特征选择又称为"特征子集的选择"，从大量原始特征中选择合适、有效的特征组从而组成新的特征子集。它是检测相关特征并去除不相关、冗余或噪声数据的过程。特征选择的过程一般分可以为 4 个步骤：生成特征子集、评估特征子集、停止条件、验证结果。生成特征子集：生成的子集分为无特征、全部特征或者随机特征 3 种情况。评价特征子集：评价标准是它们对算法的依赖性和独立性。停止条件：停止条件可以分为生成条件和评价条件，生成条件为"是否达到了预定的特征数量，是否达到了预定的迭代次数"，评价条件为"下一个子集是否更优或者该子集是否满足评价标准"。验证结果：与人工数据集或者真实数据集进行比较验证所选特征子集的有效性。合理的特征选择可以保证数据处理的有效性和提升处理效率。特征选择的目的是构建简单且易于理解的泛化模型、减少模型的训练时间（提升计算效率）、降低维度、减少过拟合。

从监督的有效性来看，特征选择方法可以分为 3 种：监督特征选择方法、无监督特征选择方法和半监督特征选择方法。

（1）监督特征选择方法多用于分类和回归任务，选择一个特征子集，对不同类型的样本进行分类或者回归。监督特征选择通过标签信息的相关性来评估特征的相关性，在模型训练时对所选择的特征具有高度依赖性，需要对数据进行划分。监督特征选择方法针对那些被标记的数据。

（2）无监督特征选择方法通常用于聚类问题，无监督特征选择中的数据没有被标记，因此在获得标签信息时需要花费更多的时间。无监督特征选择需要用没有标签的信息来评估特征的重要性。使用无监督特征选择可以比单纯的无监督学习提供更好的数据描述和可靠性。

（3）半监督特征选择方法的数据标签是介于监督特征选择方法和无监督特征选择方法之间的，它不会像有监督特征选择方法那样有大量的标签信息，也不会像无监督特征选择方法那样没有标签信息。它用有限数量的标签信息便可以完成特征选择，从应用上来看，半监督特征选择方法更符合实际情况。

根据特征选择策略的不同，特征选择方法可以为过滤器方法、包装器方法和嵌入式方法。

过滤器方法多用于分类和聚类任务。过滤器方法作为预处理，对特征进行排序。过滤器方法分为两步，首先根据特征评价标准对特征的重要性进行排序，然后根据特征排序的等级将低等级的特征全部过滤掉，选出排名较高的特征并应用于预测器。过滤器方法的优点是计算量少、避免过拟合，但是也有一个缺点，即所选的最优特征子集中可能有不同程度的冗余信息。过滤器方法已经在相关特征算法、最小冗余最大相关和信息增益方面有所应用。

在包装器方法中，特征选择的标准是预测器的性能，即预测器被包装在一个搜索算法中，它会找到一个子集，该子集性能是最佳的。与过滤器方法相同，包装器方法也分为两步，首先是搜索匹配想要的特征子集，然后对所选的特征子集进行性能评估。与过滤器方法不同的是，包装器方法的这两步操作要不停地重复迭代，直到满足条件才能停止迭代操作，即搜索到的特征子集性能最佳。包装器方法最大的缺点就是在选择特征子集的时候需要大量的计算，因此从计算上来看，过滤器方法通常比包装器方法的计算效率更高。

嵌入式方法介于过滤器方法和包装器方法之间，它的出现继承了包装器和过滤器方法的优点，也弥补了这两种方法的缺点。为了减少包装器方法重复迭代的计算量，嵌入式方法将特征选择作为训练过程的一部分，而不将数据分割为训练集和测试集。

在当下的特征选择研究过程中，有人将过滤器方法、包装器方法和嵌入式方法这 3 种方法进行了多次组合使用，称之为"混合特征选择方法"，并纳入了特征选择策略的第四种方法。这种方法解决了特征选择时的不稳定性和扰动问题，增强了所选特征的鲁棒性和可信性。

14.5　参考资料

[1]　WESSEL M D, JURS P C, TOLAN J W, et al. Prediction of Human Intestinal Absorption of Drug Compounds from Molecular Structure [J]. Journal of Chemical Information & Computer Sciences, 1998, 38(4): 726-735.

[2]　WARR W A. Representation of chemical structures [J]. Wiley Interdisciplinary Reviews: Computational Molecular Science, 2011, 1(4): 557-579.

[3]　JHOTI H, LEACH A R. Structure-Based Drug Discovery [J]. Springer Netherlands, 2007.

[4]　SHENKIN P S, MCDONALD D Q. Cluster analysis of molecular conformations [J]. Journal of Computational Chemistry, 1994, 15(8): 899-916.

[5]　RAMSUNDAR B, EASTMAN P, WALTERS P, et al. Deep Learning for the Life Sciences: Applying Deep Learning to Genomics, Microscopy, Drug Discovery, and More [M]. CA: O'Reilly Media, 2019.

[6]　TODESCHINI R, CONSONNI V. Molecular descriptors for chemoinformatics[M]. Weinheim: Wiley-VHC, 2009.

[7] KHAN D A U. Descriptors and their selection methods in QSAR analysis: paradigm for drug design [J]. Drug Discovery Today, 2016, 21(8): 1291-1302.

[8] ATZ K, GRISONI F, SCHNEIDER G. Geometric Deep Learning on Molecular Representations [J]. Nature Machine Intelligence, 2021, 3(12): 1023-1032.

[9] ESTRADA E. Characterization of 3D molecular structure[J]. Chemical Physics Letters, 2000, 319(5-6): 713-718.

[10] O'BOYLE, NOEL M. Towards a Universal SMILES representation——A standard method to generate canonical SMILES based on the InChI [J]. Journal of cheminfor- matics，2012, 4: 1-14.

[11] TODESCHINI R, NONE. Handbook of Molecular Descriptors[M]. New York: John Wiley & SonS, 2008.

[12] RAGHUNATHAN S, PRIYAKUMAR U D. Molecular representations for machine learning applications in chemistry [J]. International Journal of Quantum Chemistry, 2022, 122(7): e26870.

[13] STEPIŠNIK T, ŠKRLJ B, WICKER J, et al. A comprehensive comparison of molecular feature representations for use in predictive modeling [J]. Computers in Biology and Medicine, 2021, 130: 104197.

[14] LING X JURGEN B. Molecular Descriptors in Chemoinformatics, Computational Combinatorial Chemistry, and Virtual Screening [J]. Comb Chem High Throughput Screen, 2000, 3(5): 363-372.

[15] ROGERS D, HAHN M. Extended-connectivity fingerprints [J]. Journal of Chemical Information and Modeling, 2010, 50(5): 742-754.

[16] TAYLOR R D, MACCOSS M, LAWSON A D. Rings in drugs: Miniperspective[J]. Journal Medicinal Chemistry, 2014, 57(14): 5845-5859.

[17] POZZAN A. Molecular descriptors and methods for ligand based virtual high throughput screening in drug discovery [J]. Current Pharmaceutical Design, 2006, 12(17): 2099-2110.

[18] CHUANG K V, GUNSALUS L M, KEISER M J. Learning Molecular Representations for Medicinal Chemistry [J]. J Med Chem, 2020, 63(16): 8705-8722.

[19] ROGERS D, BROWN R D, HAHN M. Using extended-connectivity fingerprints with Laplacian-modified Bayesian analysis in high-throughput screening follow-up[J]. Journal of Biomolecular Screening, 2005, 10(7): 682-686.

[20] ADJIMAN C, GALINDO A. Molecular Systems Engineering [M]. New York: John Wiley & Sons, Ltd, 2014.

[21] GOMES J, RAMSUNDAR B, FEINBERG E N, et al. Atomic Convolutional Networks for

Predicting Protein-Ligand Binding Affinity [J]. arXiv preprint arXiv: 1703. 10603, 2017.

[22]　LI P, WANG J, QIAO Y, et al. Learn molecular representations from large-scale unlabeled molecules for drug discovery [J]. arXiv preprint arXiv: 201211175, 2020.

[23]　MIAO J, NIU L. A Survey on Feature Selection [J]. Procedia Computer Science, 2016, 91: 919-926.

[24]　WIGH D S, GOODMAN J M, LAPKIN A A. A review of molecular representation in the age of machine learning [J]. Wiley Interdisciplinary Reviews: Computational Molecular Science, 2022, 12(5):e1603.

[25]　YANG K, SWANSON K, JIN W, et al. Analyzing Learned Molecular Representations for Property Prediction [J]. Journal of chemical Information and Modeling, 2019, 59(8): 3370-3388.

[26]　WU Z, RAMSUNDAR B, FEINBERG E N, et al. MoleculeNet: A Benchmark for Molecular Machine Learning [J]. Chemical Science, 2018, 9(2): 513-530.

[27]　DASH M, LIU H. Feature Selection for Classification[J]. Intelligent Data Analysis, 1997, 1(1-4): 131-156.

[28]　LI G Z, MENG H H, LU W C, et al. Asymmetric Bagging and Feature Selection for Activities Prediction of Drug Molecules[J]. BMC Bioinformatics, 2008, 9(6):1-11.

[29]　GUYON I M, ANDRÉ, ELISSEEFF, et al. An Introduction to Variable and Feature Selection [J]. The Journal of Machine Learning Research, 2003, 3: 1157-1182.

[30]　DAS S, DAS A K. A graph-based approach for feature selection from higher order correlations[J]. International Journal of Computational Systems Engineering, 2018, 4(1): 66-71.

[31]　CHANDRASHEKAR G, SAHIN F. A survey on feature selection methods[J]. Computers & Electrical Engineering, 2014, 40(1): 16-28.

[32]　KUMAR V, MINZ S. Feature Selection: A literature Review [J]. The Smart Computing Review, 2014, 4(3): 211-229.

[33]　LI J, CHENG K, WANG S, et al. Feature Selection: A Data Perspective [J]. ACM Computing Surveys, 2017, 50(6): 1-45.

[34]　NOORIZADEH H, ARDAKANI S S, AHMADI T, et al. Application of genetic algorithm-kernel partial least square as a novel non-linear feature selection method: partitioning of drug molecules [J]. Drug Testing & Analysis, 2013, 5(2): 89-95.

第 15 章　药物分子性质预测

在药物化学研究中，阐述分子结构与活性之间的关系一直以来十分重要。早期的研究一般通过构建定量构效关系模型来对该问题进行分析。近几年来，基于人工智能的新方法，尤其是深度学习模型，在诸多领域中取得了良好的成绩，也越来越受到化学及药学领域的关注。分子性质预测是计算机辅助药物发现流程中关键的任务之一，在许多下游应用中发挥重要作用，例如药物筛选和药物设计。其主要目的是通过原子坐标、原子序数等分子内部信息，对分子物理、化学性质做出预测，从而使人们能够在大量候选化合物中找到符合预期性质的化合物，加快药物筛选和药物设计的速度。

15.1　药物代谢动力学

15.1.1　药物代谢动力学介绍

药物代谢动力学（pharmacokinetics）简称药代动学或药动学，是研究药物在机体内的动态规律的一门学科，包括药物及其代谢物的吸收、分布、代谢和排泄（Absorption, Distribution, Metabolism, Excretion，ADME）随时间的变化过程，应用动力学原理和数学处理方法对这一过程进行定量描述。药物代谢动力学不管是其理论还是方法目前均已渗透到各学科领域，例如毒理学、生物药剂学以及药理学等，对药物研发具有重要的意义和作用，是衡量药物研究深度的关键性指标。

创新药的开发是一项高风险、高投入和高回报的产业。从实验室研究到新药上市是一个漫长的历程，要经过合成提取、生物筛选、药理及毒理等临床前试验、制剂处方及稳定性试验、生物利用度测试和放大试验等一系列过程，还需要经历人体临床试验、注册上市和售后监督等诸多复杂环节，如此复杂的过程会出现许多令人无法预料的情况，每一个阶段都有可能失败，一旦企业开发失败，就会使其巨额投入血本无归。现阶段新药研发呈现出研发时间越来越长，研发费用越来越高，新活性实体的发现也越来越难等特点，这些都导致了新药研发的高失败率。

药动学研究在创新药开发研究中具有重要作用。在候选药物进入临床试验后，据报道，约有 40%的候选化合物由于药动学方面的因素而被淘汰。例如，许多候选化合物在体外研究时被认为很有前途，但在体内研究时，活性很低甚至没有体内活性或在体内具有较大的毒性，这些情况是研究人员不希望看到的。

提示	化合物缺乏体内活性很可能是由于它的药动学性质不理想，如首关消除过强、不易被肠黏膜吸收而导致生物利用率太低、药物代谢过快、半衰期过短或不能很好地进入靶器官等。化合物在体内具有毒性，大多是因为它在体内形成了具有毒性的代谢产物。 　　首关消除（first pass elimination）从胃肠道吸收入门静脉系统的药物在进入全身血液循环前必先通过肝脏，如果肝脏对其代谢能力很强或由胆汁排泄的量大，则进入全身血液循环内的有效药物量明显减少，这种作用被称为"首关消除"。有的药物被吸收进入肠壁细胞内而被代谢一部分也属于首关消除。首关消除也称"首关代谢"（first pass metabolism）或"首关效应"（first pass effect）。

15.1.2　ADMET 简介

ADMET 的 5 个字母分别表示的是药物的 Absorption（吸收）、Distribution（分布）、Metabolism（代谢）、Excretion（排泄）和 Toxicity（毒性）。A 是衡量药物从作用部位进入体循环的过程；D 是药物吸收后通过细胞膜屏障向各组织、器官或者体液进行转运的过程；M 是指药物在体内与受体或者肠道菌丛的作用而发生结构转化的过程；E 是药物以原型或者代谢产物的形式排出体外的过程；T 是药物对机体的毒性。ADMET 就是对药物的吸收、分布、代谢、排泄和毒性进行全面的研究。

ADMET 的性质是当代药物设计和药物筛选中十分重要的因素，关系到药物能否被人体吸收和代谢。ADMET 性质的评价可以有效解决种属差异的问题，显著提高药物研发的成功率，降低药物的开发成本，减少药物毒性和副作用的发生，并能指导临床合理用药。

一个理想的化合物，应该同时具备较高的体外活性、较低的毒性和理想的药动学性质。理想的药动学性质指的是有较高的生物利用度和理想的半衰期。想要获得理想的候选化合物，研究人员会根据药理学、毒理学和药动学进行很多次循环筛选，并根据每一次的筛选结果对先导化合物进行结构改造或修饰，这样循环往复最终产生一批最佳候选化合物。由此可见，临床前药动学研究在创新药物的开发体系中占据重要的地位。它与临床药理学研究和毒理学研究一起构成一个三位一体的完整药物筛选和评价体系。

提示	先导化合物（lead compound）简称先导物，是通过各种途径和手段得到的具有某种生物活性和化学结构的化合物，用于进一步的结构改造和修饰，是现代新药研究的出发点。在新药研究过程中，通过化合物活性筛选而获得具有生物活性的先导化合物是创新药物研究的基础。

早期 ADMET 性质的计算主要以人源性或人源化组织功能性蛋白质为"药靶"，结合体外实验技术与计算机模拟等方法，研究药物与体内生物物理和生物化学屏障因素间的相互作用。现在的 ADMET 性质预测可以借助机器学习方法或者深度学习方法等人工智能方法实现。15.3 节和 15.4 节将分别介绍人工智能实现预测药物分子性质的两种典型方法。

15.1.3 解离常数

解离常数（pKa）是有机化合物非常重要的性质，决定化合物在介质中的存在形态进而决定其溶解度、亲脂性、生物富集性以及毒性。对于药物分子，pKa 还会影响其药代动力学和生物化学性质。在环境化学、生物化学、药物化学以及药物研发等领域，精确预测有机化合物的 pKa 值都有重要意义。

pKa 作为药物分子的重要物理化学性质，既是评价其生物活性的重要指标，又是影响药物分子在体内吸收、分布、代谢、排泄、毒性等药物代谢性质的重要因素。通过生物实验测定分子的 pKa 既费时又费力，为此，在药物研发过程中准确预测药物的 pKa 可以有效降低药物研发的风险，控制药物研发的成本。对于已知药物分子的结构，借助高性能计算机进行基于分子结构的药物分子性质预测，是近几十年来生物信息学领域的热点。

15.2 Lipinski 原则

15.2.1 Lipinski 原则介绍

Lipinski 原则，即类药五原则，是辉瑞公司资深药物化学家 Christopher A. Lipinski 于 1997 年提出的，用于评价药物类似物或者具有确定药理学及生物学活性的化合物是否具有成为人体口服活性药物的可能性。

Lipinski 原则具体内容如下，即一个小分子药物要具备以下性质：

（1）分子量小于 500；

（2）氢键给体数目小于 5；

（3）氢键受体数目小于 10；

（4）脂水分配系数小于 5；

（5）可旋转键的数量不超过 10。

在药物研发领域，Lipinski 原则用于对化合物数据库进行初筛，以期摒除那些不适合成为药物的分子，缩小筛选的范围并降低药物研发成本。在长期的实践过程中，药物化学家们对 Lipinski 原则做出简化，形成"四原则"和"三原则"，但是四原则和三原则有时仍然被称作"五原则"，这里的"五"指的是各条原则的判别值均为 5 或 500。简化后的四原则去掉了关于可旋转键的数量限制；三原则进一步去掉了对氢键受体数量的限制。这是根据口服药物总结出的经验型规律，是小分子药物设计的有效指导原则。

15.2.2　Lipinski 原则的简单程序实现

化合物药物是一种主要的药物类型，进行相关研究时通常需要对其结构进行操作和展示，及对分子量、化学描述符等的计算。RDKit 是一个用于化学信息学的开源工具包，基于对化合物 2D 和 3D 分子操作，利用机器学习方法进行化合物描述符生成、fingerprint 生成、化合物结构相似性计算、2D 和 3D 分子展示等。在清单 15-1 中，我们对 Lipinski 原则进行了简单的程序实现。

清单 15-1　Lipinski 原则的简单程序实现

```
1.    from rdkit import Chem
2.    from rdkit.Chem import Descriptors
3.    from rdkit.Chem import rdMolDescriptors as rdes
4.    drugbank = Chem.SDMolSupplier(
        './data/drugbank/drugbank_approved_logP.sdf')
5.    def lipinski_wt_limit(m):
6.        return Descriptors.MolWt(m) <= 500
7.    def lipinski_logp_limit(m):
8.        return Descriptors.MolLogP(m) <= 5
9.    def lipinski_hba_limit(m):
10.       return rdes.CalcNumLipinskiHBA(m) <= 10
11.   def lipinski_hbd_limit(m):
12.       return rdes.CalcNumLipinskiHBD(m) <= 5
13.   def lipinski_violations(m):
14.       return 4-sum((lipinski_wt_limit(m),
15.                     lipinski_logp_limit(m),
16.                     lipinski_hba_limit(m),
17.                     lipinski_hbd_limit(m)))
```

接下来，我们对 Lipinski 原则的实现程序进行测试，分别统计各项符合条件的小分子的数量。代码如清单 15-2 所示。

清单 15-2　测试

```
1.    # exp-1
2.    print("Lipinski_wt_limit----", sum(lipinski_wt_limit(m)
```

```
3.         for m in drugbank if m))
4.    # exp-2
5.    print("Lipinski_logp_limit--", sum(lipinski_logp_limit(m)
6.         for m in drugbank if m))
7.    # exp-3
8.    print("Lipinski_hba_limit---", sum(lipinski_hba_limit(m)
9.         for m in drugbank if m))
10.   # exp-4
11.   print("Lipinski_hbd_limit---", sum(lipinski_hbd_limit(m)
12.        for m in drugbank if m))
13.   # exp-4
14.   violations = [lipinski_violations(m) for m in drugbank if m]
15.   print("violations----------",sum(violations)/len(violations))
```

程序运行结果如图 15-1 所示。

```
Lipinski_wt_limit—— 1677
Lipinski_logp_limit— 1795
Lipinski_hba_limit—— 1751
Lipinski_hbd_limit—— 1828
violations————— 0.4937841869716559
```

图 15-1　程序运行结果

15.3　机器学习中的药物分子性质预测

对分子数据进行机器学习的最重要步骤之一是将数据转换为适合学习算法应用的形式。这个过程被称为"特征化"，包括将一个分子转化为某种向量或张量。有许多不同的方法可以做到这一点，特征化的选择通常取决于手头的问题，常用的方法有分子指纹和用于图形卷积的 ConvMol 对象。下面我们使用分子指纹将数据进行特征化处理，并进行分子性质的预测。

15.3.1　数据特征化处理

构建一个包含药物分子 pKa 的本地数据库，选取药物分子数据库 DrugBank 进行数据整理与挖掘。数据库中的药物分子数据集以 SDF 文件格式保存，文件中包含药物分子相关信息，利用脚本语言可以从数据库中提取药物分子的结构和其他我们需要的信息。

在清单 15-3 中，使用 rdkit.Chem.PandasTools 模块中的 LoadSDF 方法读取药物分子文件，格式化查看药物分子的相关属性，如图 15-2 所示。SDF 文件原始数据的呈现如图 15-3 所示。

清单 15-3　导入相关工具模块并读取数据

```
1.   from rdkit.Chem import PandasTools
```

```
2.    df = PandasTools.LoadSDF('drugbank_approved_logP.sdf')
3.    pd.set_option('max_columns', None)
4.    print(df.head())
```

DATABASE_ID	DATABASE_NAME	SMILES	INCHI_IDENTIFIER
DB00006	drugbank	CC[C@H](C)[C@H](NC(=O)[C@H](CCC(O)=O)NC(=O)[C@...	InChI=1S/C98H138N24O33/c1-5-52(4)82(96(153)122...
DB00014	drugbank	CC(C)[C@H](NC(=O)[C@@H](COC(C)C)NC(=O)[C@H...	InChI=1S/C59H84N18O14/c1-31(2)22-40(49(82)68-3...
DB00027	drugbank	CC(C)C[C@@H](NC(=O)CNC(=O)[C@@H](NC(=O)C(C)C(...	InChI=1S/C96H135N19O16/c1-50(2)36-71(105-79(11...
DB00035	drugbank	NC(=O)CC[C@@H]1NC(=O)[C@H](CC2=CC=CC=C2)NC(=O)...	InChI=1S/C46H64N14O12S2/c47-35(62)15-14-29-40(...
DB00050	drugbank	CC(C)C[C@H](NC(=O)[C@@H](CCCNC(N)NC(=O)[C@H...	InChI=1S/C70H92ClN17O14/c1-39(2)31-52(61(94)82...

图 15-2　文件中药物分子的部分属性

```
Mrv0541 02231216082D

155160  0  0  1  0         999 V2000
  -19.1798  -19.8286  0.0000 N  0  0  0  0  0  0  0  0  0  0  0  0
  -18.5326  -19.3169  0.0000 C  0  0  0  0  0  0  0  0  0  0  0  0
  -17.7659  -19.6216  0.0000 N  0  0  0  0  0  0  0  0  0  0  0  0
  -18.6521  -18.5006  0.0000 N  0  0  0  0  0  0  0  0  0  0  0  0
  -19.4188  -18.1960  0.0000 C  0  0  0  0  0  0  0  0  0  0  0  0
  -19.5383  -17.3797  0.0000 C  0  0  0  0  0  0  0  0  0  0  0  0
  -20.3050  -17.0751  0.0000 C  0  0  0  0  0  0  0  0  0  0  0  0
  -20.4245  -16.2588  0.0000 C  0  0  2  0  0  0  0  0  0  0  0  0
  -21.1912  -15.9541  0.0000 N  0  0  0  0  0  0  0  0  0  0  0  0
  -21.8384  -16.4658  0.0000 C  0  0  0  0  0  0  0  0  0  0  0  0
  -21.7189  -17.2821  0.0000 O  0  0  0  0  0  0  0  0  0  0  0  0
  -22.6051  -16.1611  0.0000 C  0  0  2  0  0  0  0  0  0  0  0  0
  -23.3022  -16.6023  0.0000 C  0  0  0  0  0  0  0  0  0  0  0  0
  -23.9372  -16.0757  0.0000 C  0  0  0  0  0  0  0  0  0  0  0  0
  -23.6326  -15.3090  0.0000 C  0  0  0  0  0  0  0  0  0  0  0  0
  -22.8093  -15.3618  0.0000 N  0  0  0  0  0  0  0  0  0  0  0  0
  -22.2826  -14.7268  0.0000 C  0  0  0  0  0  0  0  0  0  0  0  0
  -21.4693  -14.8653  0.0000 O  0  0  0  0  0  0  0  0  0  0  0  0
  -22.5692  -13.9531  0.0000 C  0  0  2  0  0  0  0  0  0  0  0  0
```

图 15-3　SDF 文件的数据呈现部分截图

　　导入相关工具模块，如清单 15-4 所示。

清单 15-4　导入相关工具模块

```
1.    import pandas as pd
2.    from rdkit import Chem
3.    from deepchem import feat as fp
```

　　在清单 15-5 中，通过 Chem.SDMolSupplier 获取文件读取对象 suppl2，值得注意的是，在遍历 suppl2 时，需要同时将每一个 mol 转化为可迭代对象，这是后续特征化处理方法对输入变量的要求。特征化处理包括定义特征化对象和使用特征化方法这两个步骤，即先定义特征化对象 CircularFingerprint 并输入相关约束规则（radius、size、chiral 等参数），然后使用特征化方法获得 feature 并将其添加到列表中去。在本例中，我们设置了半径为 2，指纹长度为 2048。将获取的特征添加到列表中是为了下面将数据以统一格式存储到文件中。使用 pandas 的数据处理框架格式化数据并将数据存储到 ecfp-drugbank-all.csv 中。

清单 15-5 提取文件中相关特征并保存

```
1.   suppl2 = Chem.SDMolSupplier('./data/drugbank/drugbank_approved_logP.sdf')
2.   feature_list = []
3.   for mol in suppl2:
4.       mol = [mol]
5.       engine = fp.CircularFingerprint(radius=2, size=2048, chiral=False,
6.             bonds=True,features=False, sparse=False, smiles=False)
7.       feature = engine(mol)
8.       feature_list.extend(feature)
9.   ID_feature_df = pd.DataFrame(feature_list)
10.  ID_feature_df.to_csv('ecfp-drugbank-all.csv',index=0)
```

运行结果如图 15-4 所示，指纹总长度为 2048，图中未能全部展示。

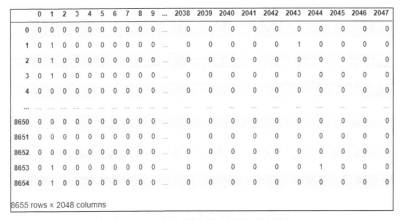

图 15-4 数据特征化处理运行结果

15.3.2 机器学习预测药物分子性质

我们将使用 pandas、numpy、sklearn 和 scipy 中的相关模块，如清单 15-6 所示。

清单 15-6 导入相关工具包和模块

```
1.   from pandas import read_csv
2.   import numpy as np
3.   from sklearn.model_selection import train_test_split
4.   from sklearn.ensemble import RandomForestRegressor
```

```
5.    import scipy
6.    import matplotlib.pyplot as plt
```

在清单 15-7 中，使用 pandas 中的 read_csv 方法读取文件中的数据，csv 文件数据之间以逗号分隔，则需要设置参数 delimiter=',' ，得到的数据对象 dataframe 为 DataFrame 格式，进而获得数据集 dataset。我们将 dataset 中的所有数据作为输入值 X，将指定文件夹下 drugbank_all_logP.AlogP.value 中的数据作为结果值 Y，数据集 Y 为一维数组，如图 15-5 所示。使用 train_test_split 方法将数据集以 8∶2 的比例随机划分为训练集和测试集。train_test_split 方法中前两个参数分别为输入数据集和结果数据集，test_size 参数为数据集划分比例，random_state 控制每次划分训练集和测试集的模式。

提示	将 random_state 指定为一个数字，能够使程序在任何时候、任何机型上都能将数据集划分出相同的效果，即划分后的各个训练集和测试集是一致的。但当将 random_state 设置为不同的数字时，使用 train_test_split 方法划分数据集所产生的效果一定是不同的。由此可见，计算机中所谓的随机并不是真正的随机。

```
[-0.55 -0.96 -2.67 ...  3.05  3.82  2.61]
len(Y): 8655
```

图 15-5　数据集 Y 为一维数组

清单 15-7　读取数据文件，并划分训练集和测试集

```
1.    dataframe = read_csv("./data/drugbank/ecfp-drugbank-all.csv", delimiter=',')
2.    dataset = dataframe.values
3.    X = dataset[:, :]
4.    Y = np.loadtxt("./data/drugbank/drugbank_all_logP.AlogP.value")
5.    X_train, X_test, Y_train, Y_test = train_test_split(
6.    X, Y, test_size=0.2, random_state=42)
```

定义随机森林预测模型对象 estimators，其中设置建立子树数量为 90，树的最大深度为 24，根据属性划分节点时最少需要 6 个节点，每个叶子节点的最小样本数为 5，单个决策树使用特征的最大数为总特征数的平方根个数，该模型使用 oob_score，oob_score 是一种非常强大的模型验证技术，专门用于随机森林算法以实现最小方差结果。然后将训练集 X_train、Y_train 载入模型中，将运行后的模型保存为 history。通过 history 的 oob_score_ 属性，我们能够直观地了解该模型用于预测的准确程度。该过程见清单 15-8。程序运行结果为 training accuracy=0.671。

清单 15-8　使用随机森林回归训练数据集并评估模型效果

```
1.    estimators = RandomForestRegressor(n_estimators=90, max_depth=24,
                 min_samples_split=6, min_samples_leaf=5, max_features='sqrt',
                 oob_score=True)
2.    history = estimators.fit(X_train, Y_train )
3.    print('training accuracy:', history.oob_score_)
```

在清单 15-9 中，使用训练好的模型对测试集进行预测，prediction 以一维数组的形式保存着测试集经过模型预测后的结果。绘制横纵坐标分别为预测值和真实值的散点图，我们能直观地观察到模型对测试集数据的整体预测效果，如图 15-6 所示。散点离直线 $y=x$ 越近，表明预测越准确。

清单 15-9 使用模型对测试集进行预测

```
1.    prediction = estimators.predict(X_test)
2.    plt.scatter(prediction,Y_test, color='red',s=2)
3.    x = np.linspace(-2, 5, 10000)
4.    plt.plot(x,x,color="blue")
5.    plt.xlabel("prediction")
6.    plt.ylabel("Y_test")
7.    plt.show()
```

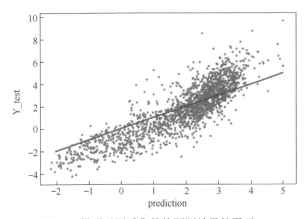

图 15-6 模型对测试集整体预测效果的展示

15.4 深度学习中的药物分子性质预测

15.4.1 特征化处理和数据集划分

SDF 文件中的 ROMol 属性记录药物分子的拓扑结构，我们将利用数据库中分子的 ROMol 属性值来预测药物分子的 pKa 值。首先需要导入相关工具模块，如清单 15-10 所示。

清单 15-10 导入相关工具模块

```
1.    from rdkit import Chem
2.    import pandas as pd
3.    from rdkit.Chem import Descriptors
4.    from rdkit.ML.Descriptors import MoleculeDescriptors
5.    from rdkit.Chem import PandasTools
6.    from sklearn.model_selection import train_test_split
7.    from sklearn.preprocessing import MinMaxScaler
```

在清单 15-11 中，载入 SDF 文件 drugbank_approved_logP.sdf，读取标签名为 JCHEM_PKA 所在列的值，将其转换为 float 类型后保存在 New_pKa 标签下。图 15-7 为 df 数据表中的部分属性数据。

清单 15-11　读取数据文件

```
1.    df = PandasTools.LoadSDF('drugbank_approved_logP.sdf')
2.    pd.set_option('max_columns', None)
3.    df["New_pKa"]=[float(i)  for i in df["JCHEM_PKA"].values]
4.    print(df.head())
```

	DATABASE_ID	SMILES	INCHI_IDENTIFIER	New_pKa
0	DB00006	CC[C@H](C)[C@H](NC(=O)[C@H](CCC(O)=O)NC(=O)[C@...	InChI=1S/C98H138N24O33/c1-5-52(4)82(96(153)122...	3.177101
1	DB00014	CC(C)C[C@H](NC(=O)[C@@H](COC(C)(C)C)NC(=O)[C@H...	InChI=1S/C59H84N18O14/c1-31(2)22-40(49(82)68-3...	9.818594
2	DB00027	CC(C)C[C@@H](NC(=O)CNC(=O)[C@@H](NC(=O)C(C)C(...	InChI=1S/C96H135N19O16/c1-50(2)36-71(105-79(11...	11.945820
3	DB00035	NC(=O)CC[C@@H]1NC(=O)[C@H](CC2=CC=CC=C2)NC(=O)...	InChI=1S/C46H64N14O12S2/c47-35(62)15-14-29-40(...	11.344259
4	DB00050	CC(C)C[C@H](NC(=O)[C@@H](CCCNC(N)=O)NC(=O)[C@H...	InChI=1S/C70H92ClN17O14/c1-39(2)31-52(61(94)82...	11.590298

图 15-7　df 数据表中的部分属性数据

调用 Descriptors._descList 能够查到分子描述符的属性名称，如图 15-8 所示。

```
['MaxEStateIndex', 'MinEStateIndex', 'MaxAbsEStateIndex', 'MinAbsEStateIndex', 'qed',
'MolWt', 'HeavyAtomMolWt', 'ExactMolWt', 'NumValenceElectrons', 'NumRadicalElectrons',
'MaxPartialCharge', 'MinPartialCharge', 'MaxAbsPartialCharge', 'MinAbsPartialCharge',
'FpDensityMorgan1', 'FpDensityMorgan2', 'FpDensityMorgan3', 'BCUT2D_MWHI', 'BCUT2D_MWLO
W', 'BCUT2D_CHGHI', 'BCUT2D_CHGLO', 'BCUT2D_LOGPHI', 'BCUT2D_LOGPLOW', 'BCUT2D_MRHI',
'BCUT2D_MRLOW', 'BalabanJ', 'BertzCT', 'Chi0', 'Chi0n', 'Chi0v', 'Chi1', 'Chi1n', 'Chi1
v', 'Chi2n', 'Chi2v', 'Chi3n', 'Chi3v', 'Chi4n', 'Chi4v', 'HallKierAlpha', 'Ipc', 'Kapp
a1', 'Kappa2', 'Kappa3', 'LabuteASA', 'PEOE_VSA1', 'PEOE_VSA10', 'PEOE_VSA11', 'PEOE_VS
A12', 'PEOE_VSA13', 'PEOE_VSA14', 'PEOE_VSA2', 'PEOE_VSA3', 'PEOE_VSA4', 'PEOE_VSA5',
```

图 15-8　分子描述符部分属性名称

在清单 15-12 中，使用 MolecularDescriptorCalculator() 创建一个计算描述符对象 calc，该对象能够查询分子的所有属性值。header 变量中保存 calc 对象能够查询到的属性标签，它在最终的特征表中作为表头。利用 calc 对象计算 df 表中 ROMol 列，将查询结果保存在列表 rdkit_2d_desc 中，然后将查询属性标签 header 和查询结果组合成一个特征表 df_final 并在表的最后添加一列属性 New_pKa。在特征表 df_final 作为数据集前，还需要检查表中是否有空值存在，如果有，则去除该行数据。程序运行结果如图 15-9 所示。

清单 15-12　提取特征

```
1.    rdkit_2d_desc = []
```

```
2.    calc = MoleculeDescriptors.MolecularDescriptorCalculator([x[0]
              for x in Descriptors._descList])
3.    header = calc.GetDescriptorNames()

4.    for i in range(len(df)):
5.        ds = calc.CalcDescriptors(df["ROMol"][i])
6.        rdkit_2d_desc.append(ds)

7.    df_final = pd.DataFrame(rdkit_2d_desc,columns=header)
8.    df_final=pd.concat([df_final,df["New_pKa"]],axis=1)
9.    is_NaN = df_final.isnull()
10.   row_has_NaN = is_NaN.any(axis=1)
11.   rows_with_NaN = df_final[row_has_NaN]
12.   df_final.drop(index=rows_with_NaN.index,inplace=True)
13.   print(df_final.head())
```

fr_thiazole	fr_thiocyan	fr_thiophene	fr_unbrch_alkane	fr_urea	New_pKa
0	0	0	1	0	3.177101
0	0	0	1	1	9.818594
0	0	0	0	0	11.945820
0	0	0	1	0	11.344259
0	0	0	2	1	11.590298

图 15-9　df_final 数据表部分截图

　　数据表 df_final 中前 $n-1$ 列为神经网络的输入数据，第六列为对应的真实结果数据。由于各个评价指标的性质不同，通常具有不同的量纲和数量级。当各指标间的水平相差很大时，如果直接用原始指标值进行分析，就会突出数值较高的指标在综合分析中的作用，相对削弱数值较低的指标的作用。因此，为了保证结果的可靠性，需要对原始指标数据进行归一化处理，此处使用的是 Min-Max 归一化方法。之后，使用 train_test_split 划分训练集和测试集，如清单 15-13 所示。

清单 15-13　划分数据集

```
1.    X=df_final.values[:,0:-1]
2.    y=df_final.values[:,-1]
3.    scaler=MinMaxScaler()
4.    X=scaler.fit_transform(X)
5.    X_train1, X_test1, y_train, y_test = train_test_split(X, y, test_size
                                    =0.2, random_state=101)
```

15.4.2　深度学习预测药物分子性质

　　Sequential 模型结构是一种网络层的线性堆栈。它是一个简单的线性结构，没有多余分支，是多个网络层的堆叠。从代码中可看出这是一个 7 层网络结构，4 个全连接层和 3 个

dropout 层，该模型选择 adam 优化器和均方差（mse）损失函数。

　　将数据装载到模型中，前两个参数分别为训练数据的输入和输出，validation_data 为测试集的输出，训练一次网络需要的样本数 batch_size=128，一共迭代训练 400 次。具体实现如清单 15-14 所示。图 15-10 所示的是模型训练过程中的详细信息。

清单 15-14　构建神经网络模型

```
1.   from tensorflow.keras.models import Sequential
2.   from tensorflow.keras.layers import Dense
3.   from tensorflow.keras.layers import Dropout
4.   model=Sequential()
5.   model.add(Dense(200,activation="tanh"))
6.   model.add(Dropout(0.2))
7.   model.add(Dense(100,activation="relu"))
8.   model.add(Dropout(0.2))
9.   model.add(Dense(50,activation="relu"))
10.  model.add(Dropout(0.2))
11.  model.add(Dense(1,activation="linear"))
12.  model.compile(optimizer='adam',loss='mse')
13.  model.fit(x=X_train,y=y_train, validation_data=(X_test,y_test),batch_size
                                          =128, epochs=400)
```

```
6/6 [==============================] - 0s 5ms/step - loss: 3.7753 - val_loss: 4.1367
Epoch 393/400
6/6 [==============================] - 0s 5ms/step - loss: 3.3696 - val_loss: 4.4091
Epoch 394/400
6/6 [==============================] - 0s 4ms/step - loss: 3.2914 - val_loss: 4.1826
Epoch 395/400
6/6 [==============================] - 0s 5ms/step - loss: 3.3773 - val_loss: 4.2328
Epoch 396/400
6/6 [==============================] - 0s 4ms/step - loss: 3.3208 - val_loss: 4.4095
Epoch 397/400
6/6 [==============================] - 0s 5ms/step - loss: 3.3318 - val_loss: 4.3793
Epoch 398/400
6/6 [==============================] - 0s 4ms/step - loss: 3.6522 - val_loss: 4.0488
Epoch 399/400
6/6 [==============================] - 0s 5ms/step - loss: 3.3757 - val_loss: 4.0351
Epoch 400/400
6/6 [==============================] - 0s 4ms/step - loss: 3.4886 - val_loss: 4.6354
```

图 15-10　模型训练过程中的详细信息

　　模型的 fit 函数返回一个 history 的对象，其 history.history 属性记录了损失函数和其他指标的数值随 epoch 变化的情况。将损失函数的变化进行可视化显示，代码如清单 15-15 所示。通过图 15-11 所示的损失函数变化图更容易查看损失函数数值变化的趋势。其中 loss 是训练集的损失值，loss 值是神经网络参数更新的重要依据，val_loss 是测试集的损失函数，val_loss 值不会对神经网络参数产生影响。

清单 15-15 损失函数变化可视化显示

```
1.    loss=pd.DataFrame(model.history.history)
2.    loss.plot()
```

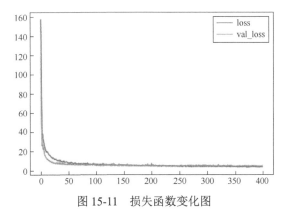

图 15-11　损失函数变化图

在清单 15-16 中，用训练好的模型对测试集进行预测，得到的结果保存在列表 y_predict 中。绘制横、纵坐标分别为预测值和真实值的散点图，如图 15-12 所示，我们能直观地观察到模型对测试集数据的整体预测效果。散点离直线 $y=x$ 越近，表明预测越准确。

清单 15-16 评估模型预测效果

```
1.    import matplotlib.pyplot as plt
2.    import numpy as np
3.    y_predict=model.predict(X_test)
4.    plt.scatter(y_predict,y_test, color='red',s=4)
5.    x = np.linspace(0,20, 10000)
6.    plt.plot(x,x,color="blue")
7.    plt.xlabel("y_predict")
8.    plt.ylabel("Y_true")
9.    plt.show()
```

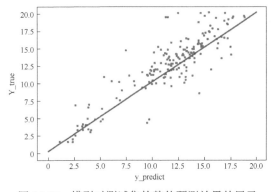

图 15-12　模型对测试集的整体预测效果的展示

15.5　参考资料

[1]　陈安进，石杰. 计算机辅助药物设计中用于建模的计算方法研究进展[J].中国海洋大学学报（自然科学版），2005, 35(3): 407-411.

[2]　陈瑶，葛卫红，廖俊. 深度学习在医药领域命名实体识别中的研究进展[J].药学进展，2020, 44(1): 28-34.

[3]　邓燕红，蔡涵萱，张建华，等. 基于深度学习的微管蛋白秋水仙碱位点抑制剂的预测研究[J].化学研究与应用，2020, 32(12): 2192-2198.

[4]　黄芳，杨红飞，朱迅. 人工智能在新药发现中的应用进展[J].药学进展，2021, 45(7): 502-511.

[5]　兰欣，卫荣，蔡宏伟，等. 机器学习算法在医疗领域中的应用[J].医疗卫生装备，2019, 40(3): 93-97.

[6]　李风雷，胡乔宇，熊若凡，等. 基于深度学习的药物设计方法[J].自然杂志，2021, 43(5): 383-390.

[7]　李伟，杨金才，黄牛，等. 深度学习在药物设计与发现中的应用[J].药学学报，2019, 54(5): 761-767.

[8]　梁桂兆，梅虎，周原，等. 计算机辅助药物设计中的多维定量构效关系模型化方法[J].化学进展，2006, 18(1): 120-127.

[9]　沈泓佑，何小妮，鲁素芳，等. 新型蒽醌类拓扑异构酶II抑制剂的深度学习设计与合成[J].合成化学，2021, 29(4): 261-267.

[10]　谢良旭，薛亮亮，李峰. 神经网络的深度与宽度对药物分子 pKa 预测性能影响的研究[J].江苏理工学院学报，2021, 27(2): 1-8.

[11]　徐娟，王林. 计算机辅助药物设计中的 QSPR,QSAR 和 QSMR 研究[J].国外医学（药学分册），2003, 30(3): 135-138.

[12]　颜彩琴，范睿琦，宁雨坪，等. 深度学习模型在中药毒性预警中的应用和前景[J].中国药理学与毒理学杂志，2022, 36(3): 231-240.

[13]　于海瀛，陈伟，袁泉，等. 有机小分子化合物解离常数 pK_a 的预测研究进展[J].科学通报，2015, 60(14): 1261-1271.

第 16 章　分子从头生成

16.1　先导化合物的优化

发现的先导化合物不能立刻进入临床是因为先导化合物可能会存在化学结构不理想、与靶点结合性弱或者生物活性弱等问题。需要对先导化合物进行化学修饰，使其能够达到预期的药理作用进而使之优化发展为理想的药物，我们把这一过程称为"先导化合物的优化"。

在进行先导化合物优化之前，需要明确两点：一是要根据预期的药理明确优化目的，确定修饰目标，制定合适的优化路线，同时要保证具体问题具体分析；二是对于要优化的先导化合物的性质、特点及目前存在的问题有充分的了解。

先导化合物优化时要注意以下 3 点。

（1）最小修饰原则，意思是在优化先导化合物的时候，优先选择与先导化合物分子结构接近的类似物，或是只要结构轻微改变就能改变化合物性质的化合物。

（2）改善药理活性和化合物的 ADMET 性质。

（3）经济学评估。先导化合物的优化除了要考虑知识产权问题，还要从合成路线是否简便、合成原料或中间体是否价廉和易得等方面进行综合考虑。

随着计算机技术的发展，分子生成技术也有很大的发展，形成了传统组合药物化学方法和基于人工智能的从头生成方法。

16.2　药物分子设计的原则

16.2.1　前药设计

前药（prodrug）是用来形容那些需要经过生物转化才会呈现药理作用的化合物。一般而言，前药设计的结构修饰类型主要包括酯类前药、磷酸盐类或磷酸酯类前药、碳酸酯类与氨基甲酸酯类前药、酰胺类前药以及肟类前药。

前药大致可以分为两大类，载体前药和生物前体前药。生物前体前药是通过分子修饰有活性的化合物从而获得的新化合物，这个新的化合物就是代谢酶的底物，预期的活性分子就是通过酶的代谢产生的活性代谢物。载体前药原理是利用共价键把具有生物活性的药物与载体连接，进而影响药物的物理化学性质，最后在酶的影响下产生活性药物。

在药物设计中，前药设计已经成为一种用途广泛的有效手段。前药设计不仅可以对经典的含羧基、羟基、氨基药物进行结构改造，制成酯、羧酸酯、氨基酸酯等类型的前药，还能够制作出既能保持或增强了原药的药效，又能解决原药的某些局限的偶氮型前药、一氧化氮型前药以及开环、闭环等新型结构的前药。

前药设计的 4 个原则如下。

（1）共价键连接后，能够在人体内经化学反应及酶解产生断裂。

（2）制备前药的过程需要容易实现，制备的前药没有活性或活性低于原药活性。

（3）载体分子在容易获得的基础上价格也要便宜，同时获得的载体分子要没有毒性或没有生理活性。

（4）前药在人体内能够定量转化，并且能够足够快地反馈动力学。

前药设计的目的和应用可概括为以下 4 个方面。

（1）提高药物吸收度和生物膜通透性。药物的物理化学性质决定了药物的生物膜通透性，尤其是药物脂水分配系数，基于此药物与亲脂性载体连接在一起能够极大地提高药物吸收度，使其更容易通过被动扩散跨过细胞膜。有很多给药方式，其药物的吸收都依赖于被动扩散，例如口服吸收、直肠给药、眼部给药和皮肤给药等。

（2）前药的靶向给药。给药的最终目标就是能做到靶向给药，因此前药也需要能完成这一目标。可以通过转运体介导给药、器官内的被动富集、酶的选择性代谢激活、抗原靶向作用这 4 个途径完成前药的靶向给药。使用前药的方法将药物靶向于人体的特定部位，原则上有两种方案：一是原药有选择地运送到需要作用的部位；二是使前药能够抵达身体的不同部位，同时只允许在靶器官上实现生物活性、显示生物学活性。

（3）延长药物作用时间。除非药物能蓄积在脂肪中，否则口服给药的药物作用持续时间会比它们在胃肠道的转运时间减少很多。至于那些被人体迅速清除的药物，其作用持续时间往往更短，所以必须在 24 小时内反复给药以保证血药浓度在正常治疗水平。而为了延长该药的作用持续时间，可配制成亲脂性前药，使之迅速溶化或悬浮于油性介质中，然后以深部肌内注射方式给药。如：注射药物氟奋乃静癸酸酯之后，一般情况下是在 24～72 小时开始起效，其药效的时长平均可以维持 3～4 周。

（4）提高药物的水溶性与稳定性。采用前药原理，在分子中引入一些亲水性基团，用以提高水溶性，可以解决一些药物分子中缺少亲水基团和水溶性小的问题。如甾体类抗炎药倍他米松、地塞米等通过分子中的羟基与磷酸或有机二元酸成酯，制成有良好水溶性的盐类，在体内通过酶解重新释放出母体化合物从而发挥作用。

16.2.2 孪药设计

将两种药效基团之间通过共价键结合而连接起来的制剂称为**孪药**。孪药不仅是先导化合物优化设计的一种方式，还是一种典型的新药设计方式。利用相结合生成孪药，如果孪药可以在体内裂解为原本的两种药物，则能够改变药学和药物代谢的动力学特性；如果孪药在体内并不裂解，但是以整个分子结构起作用，则能够产生完全不同的药理效应。

孪药的种类有两种，即相同孪药和相异孪药，拼合生产孪药的方式可以通过各种各样的连接基团连接，以调节两个药用作用团的空间距离。两个原子之间也可以不通过连接基团就直接相连，甚至经重叠成某种结构而键合。相同孪药指的是将两个相同基团或分子连接在一起的孪药。同生型孪药是在一个原子内，将很多个相同的元素或片段通过共价键结合而产生的新分子，主要目的是获得比单分子或单体药物拥有更高活性和选择性的药物。相异孪药是将两个不同基团或分子连接在一起的孪药。通过共价键将多个不同的分子或片段结合起来以形成新分子，当由多种酶或受体作介导的疾病存在时，这种异生型孪药能够同时刺激多个靶点，进而提高药物的疗效。

16.2.3 软药设计

软药原理是在深入研究人体新陈代谢过程的理论基础上，根据新陈代谢过程机制，经过研究设计活性代谢物、无活性代谢物、软类似物、活性软物质及经过控释方法设计天然软物质等有生物活性的药物分子。软药在人体起效应后经可预见的和可控的新陈代谢功能逐步代谢失活，转化成无活力、无毒害作用的化合物，避免副作用的发生。其功效与原药相比只高不低，并且极大地减少了原药的毒性和副作用，是一个很值得推荐的新药物研发方法。

软药和前药的主要差异体现在两个方面：第一是它们的先导物不一样，因为前药都是以原药为先导物的，而软药的先导物既可以是原药又可以是原药的中间代谢物；第二是它们的作用方式不同，前药设计在体外没有活力，只有到靶位后产生出的原药才有活力，而软药物设计在体外是有活力的，但它们到靶位发生治疗效果后进一步代谢失活。

16.3 传统的先导化合物优化

16.3.1 采用生物电子等排体进行替换

Langmuir 提出只要分子、原子或基团（离子）具有相同数目的原子和电子，同时它们的电子排列状况也相同，那么这些分子、原子或基团（离子）就被称为电子等排体。电子等排体有相似的物理和化学性质。同时还有一些等价的概念，如 Hinsbeng 提出的"环等价部分"，即芳香环的等价部分能够相互替代，同时它的物理化学性质不会被显著改变。在 Hinsbeng 之后，Huckel 拓展其等价理论，认为 CH_3— 与 F 是可以等价替代的。

随着时间的流逝，不断有人对电子等排体的概念进行拓展和完善。1979 年，Thornber 将电子等排体的概念进行了归纳和总结，他指出具有广泛相似的生物学效应、物理以及化学性质类似的官能团或者分子都可被称为电子等排体。

16.3.2　生物电子等排体的分类

生物电子等排原理的应用和适用范围逐步拓宽。生物电子等排体分为两类，即经典和非经典的生物电子等排体。经典的生物电子等排体一般可以分为一价、二价、三价、四价 4 种类型。

一价生物电子等排体：卤素是一类经常使用的生物电子等排体，具有影响药物的电荷分布、增强与受体的电性结合的作用；在苯环上引入卤素后能增强分子的脂溶性。将 F、Cl、Br、I 互换之后能够产生作用相同、活性相似或增强的化合物。例如，图 16-1（a）的抗雌激素药物他莫昔芬中的苯环被甲基取代后生成图 16-1（b）的化合物，将—CH_3 换成—OH 和—Cl 而进一步生成图 16-1（c）和图 16-1（d）的化合物。

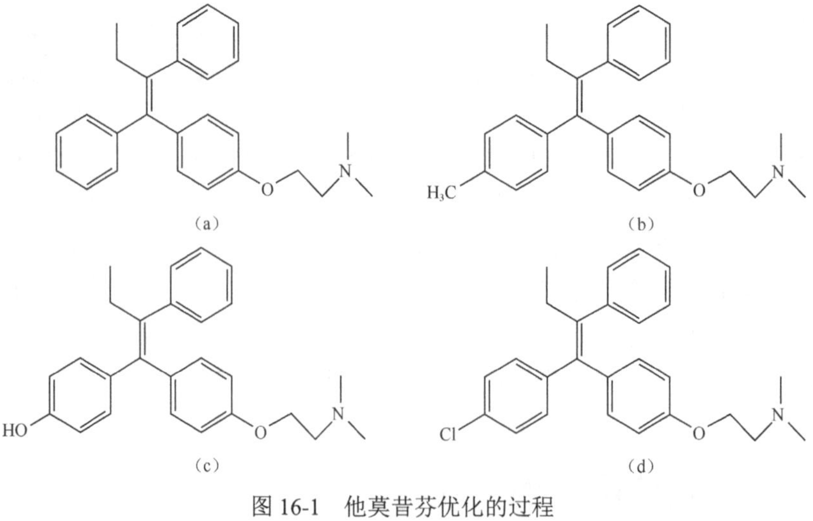

图 16-1　他莫昔芬优化的过程

二价生物电子等排体：二价原子或基团主要是 O、S、NH 等，它们的键角相似，但是疏水性差异很大，在进行替换之后，将会在疏水性、立体性以及电性方面都发生变化。如：用—S—和—NH—代替局麻药普鲁卡因酯基中的—O—后，能够得到硫卡因和普鲁卡因胺。其中，硫卡因的局部麻醉效果比普鲁卡因好两倍以上，而普鲁卡因胺的局部麻醉效果则仅为普鲁卡因的 1%，故目前大多用来处理心律失常，由此可见生物电子等排体互换之后对药理作用的影响。

三价生物电子等排体：三价生物电子等排体是新药设计中常用的一种电子等排体，三价基团主要是＝CH—和＝N—这两者的互换。如：毛果芸香碱是胆碱神经 M 受体兴奋剂。但是它的内酯结构使它很易水解且波动。将毛果芸香碱环上的＝CH—改换成电子等排体＝N—后，变成氨基甲酸内酯结构。氨基甲酸内酯比甲酸酯有着更好的稳定性，改变后增强了药物的稳定性。

四价生物电子等排体及环系等价体：四价生物电子等排体基团主要是 Si 和 C。在对生物电子等排体的研究中，因为在原子大小、负电性和亲脂性等方面，C 原子和 Si 原子有很大差异，所以应用不会太普遍。环系等价体主要是具有芳香性物质的替换。

非经典的电子等排体在电性及立体方面的定义与经典的电子等排体有着明显的差异。即使原子数和电子数以及结构都存在差异的基团，但只要在其中的某些关键性质上存在着相似性并能形成相似的生物活性，就能将它们称为电子等排体，即非经典的生物电子等排体。常见的能相互替代的非经典生物电子等排有—CH＝、—S—、—NH—、—O—。进一步细分，可分为两类，即环与非环取代和可交换的基团。

环与非环结构及构象限制。经典的例子是己烯雌酚和雌二醇是环与非环生物电子等排体。对酚羟基和乙烯基在受体部位正确的空间分布取向起到关键作用的是己烯雌酚的双键。在可交换的基团方面，也有相应的应用，例如氨基苯磺酸与氨基苯甲酸已经被证实电子分布和构型方面相似的同时，它们在物理化学性质方面也有相同的一面。

16.4　计算机辅助的先导化合物优化

除了传统的先导化合物优化方法，随着计算机技术的发展，计算机辅助的先导化合物优化渐渐融入日常研究中。常见的计算机辅助的先导化合物优化方法有 QSAR、骨架跃迁等。

16.4.1　QSAR

QSAR 具体表达的是化合物的分子结构与其生物活性之间的关系，并利用理论的计算公式与各种数据分析方法相结合，来探讨化学结构与生物效应之间的定量关系。一个相对有效的 QSAR 模型能够预测未知化合物的各种性质，并能够找到决定化合物性质的构成要素，从而了解化合物微观结构改变会对宏观性质造成的不同影响。QSAR 不仅应用在寻找先导化合物中，在先导化合物的优化过程中也发挥着重要作用。

QSAR 研发的主要流程如图 16-2 所示。

（1）数据收集。为了确认后续建立模型的有效性，必须确保获取的数据的正确性。数据一般有 3 个主要来源：第一个是从实验中获得数据；第二个是从发表在各种科学研究刊物中的论文中获得数据；第三个是从各种数据库系统中获得数据。最理想的数据是在相同的试验条件下测得的，又或者是由同一实验室的多个学者共同测得。其中，活性数据最好是采用当前学术界普遍认可的一种标准样品进行实验测得的，因为这样的数据实验偏差较小、质量也较高。此外，实验数据收集的样品量通常不少于 10 个。

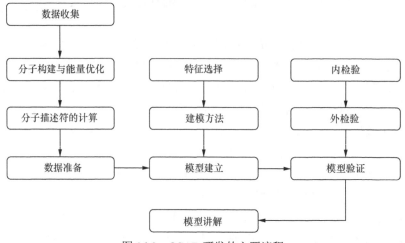

图 16-2　QSAR 研发的主要流程

（2）分子构建与能量优化。可以通过 ChemOffice 等软件绘制分子结构，也可以通过 PubChem、Zinc 等一些在线数据库下载化合物结构。分子结构建立好以后，首先要对分子结构进行调整，确保得到最低能量结构。能够获得能量最低结构的常规做法是采用分子力学方法完成最基本的几何优化，之后再采用量子力学方法进一步优化。

（3）分子描述符的计算。分子描述符是使用特定算法直接从分子结构计算得到可用于描述化合物结构信息的数值矢量。分子特征提取中尤为重要的步骤是从化学结构计算分子描述符。常用于表征分子结构和生成分子描述符的方法有基团贡献法和拓扑指数法，此两类方法均通过分析分子结构特征即可得到所需特征的描述符。使用分子描述符（即基于分子结构的参数）对分子的结构进行表征，能够成功地实现 QSAR 模型的构建。

分子描述符是度量分子某一方面性质的一个指标。分子描述符的计算是得到相对较高效度的 QSAR 的基础和前提，因为各种描述符至今已经超过 5000 种，这就需要在研究中根据研究对象选择最合适的描述符。

（4）特征选择。由于目前的分子描述符的数量过于庞大，所以进行特征选择是十分重要的一步。因为如果所选取的描述符很少，就会使化合物活性的主要结构特征无法全部被涵盖，但是如果选取的描述符过多，又会出现数据冗余，造成过度拟合，所以需要进行特征选择。目前常见的特征选择方法有主成分分析法、启发式方法、遗传算法等。

（5）建模方法。QSAR 中一般使用多元线性回归、偏最小二乘法等数学方法，在化学计量学方法的基础上构建一种可以对分子性质进行量化的模型。

（6）模型验证。模型验证主要包括两方面内容：一方面是内检验，即检验模型的拟合能力和稳健能力；另一方面是外检验，即检验模型的预测能力。模型的判定系数 R 是用来检验模型拟合能力的最常用指标，R 值在回归模型中判定了拟合的优良程度。交互验证相关系数 q^2 是从内检验的视角检验模型预测能力的系数。

16.4.2 骨架跃迁

骨架跃迁（scaffold hopping）也称先导物跃迁，是发现崭新结构化合物的一个策略。骨架跃迁方法是将具有活性的化合物作为起点，通过更改分子的核心结构得到崭新的化学结构。其主要找寻的目标是活性相似且核心结构不同的化合物。找寻的条件除了活性，其他的一些分子性质也应该被纳入考虑范围。因此，骨架跃迁的目标是判别出在活性和分子性质方面相似的结构多样化的化合物。

骨架跃迁有两个明显的特征：第一，新化合物和母体化合物拥有不同的母体构造；第二，新化合物和母体化合物有着相似的性质。这两个要求显然与结构相似性原理相冲突，即有着相同化学结构的化合物一般也有着相似的物理化学性质。可以这样解释，尽管配体分属于不同的化学类型，但组合到一个口袋中的配体之间可能存在特定的化学结构相似性，例如相似的形态和相同电位表面。

如图 16-3 所示，对化合物 A 的骨架进行修改得到化合物 B，新得到的化合物 B 和原化合物 A 的骨架整体上的差异不是很大，只对其中一小块进行了修改，但此时的 k_i 由原来的 1.2 μmol/L 变成了 0.018 μmol/L。再例如，对化合物 C 的骨架进行修改得到化合物 D，对化合物 C 骨架的两处进行修改，k_i 由原来的 148 μmol/L 变成了 0.92 μmol/L，提升效果显著。

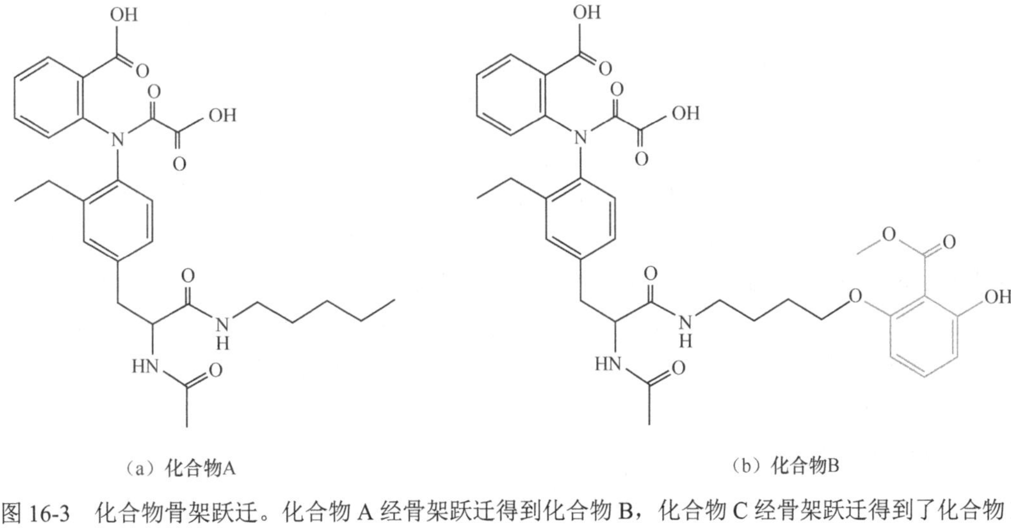

(a) 化合物A   (b) 化合物B

图 16-3 化合物骨架跃迁。化合物 A 经骨架跃迁得到化合物 B，化合物 C 经骨架跃迁得到了化合物 D

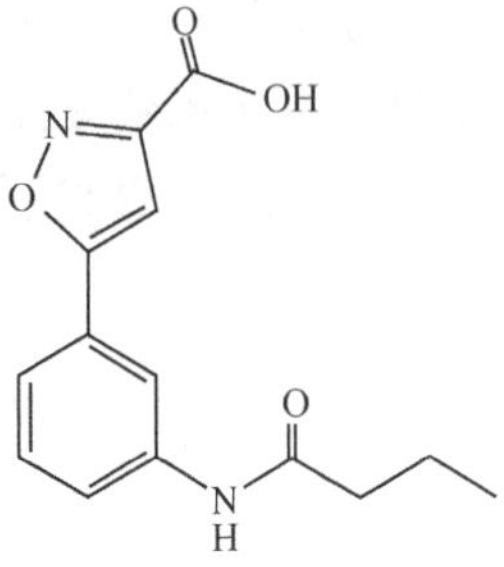

（c）化合物C

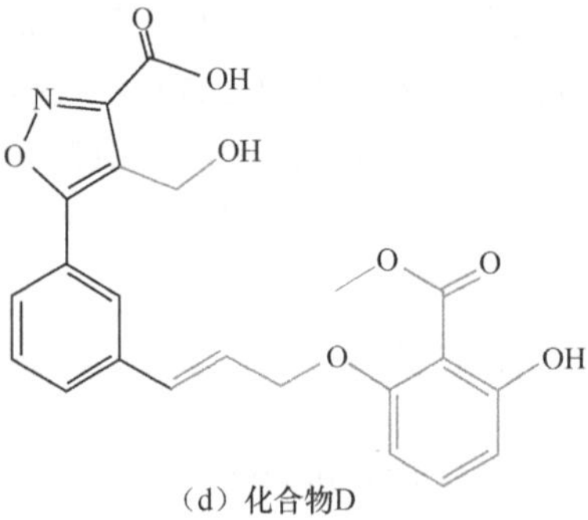

（d）化合物D

图 16-3　化合物骨架跃迁。化合物 A 经骨架跃迁得到化合物 B，化合物 C 经骨架跃迁得到了化合物 D（续）

16.5　分子从头生成简介

16.5.1　什么是分子从头生成

分子从头生成是依靠算法自动提出新的化学结构、以最佳方式满足所需的分子特征的过程。在药物发现中，目标分子特征是为了既能得到预期理想的生物学效应，又能保持在接受范围内的药代动力学特性。由于人工智能中生成模型的日益流行，分子从头生成又称为**生成化学**。

传统上，虚拟筛选（Virtual Screening，VS）是用于识别能够表现出符合理想实验结果的分子。虚拟筛选与从头设计之间的一个重要差异是分子的来源：在虚拟筛选中，结构是先验的；而在从头设计中，我们寻求生成的是要评估的结构，这两者之间是不同的。因为涵盖所有可能的分子的化学空间的信息量显然是无比庞大且无法完全探索的，所以尽管目前虚拟筛选数据库的规模正在变得越来越庞大，也有许多数据库包含 10 亿以上的分子，但这些数据库仍只相当于化学空间的极小一部分。此外，当需要考虑大规模的复合数据库时，评估方法有可能会牺牲预测的有效性。

分子生成的任务：通过使用从头设计以定向方式生成化合物，药化从业者希望能够更有效率地遍历化学空间，从而得到最佳分子。此外，对于一个给定的目标，化学空间中可能有许多可接受的区域，分子设计方法的一个任务是寻找能平衡全局解决的方案以及利用局部极小值。从头设计方法通常是通过其在独立的任务上的表现来进行评估，例如计算辛醇-水分配系数。尽管这些目标对于计算和展示优化器生成目标分子的能力来说不值一提，但它们在捕捉现实世界药物发现的复杂性上效果不佳。相比之下，评估从头设计方法的另一种方法是通过实验证明它们的实用性。

分子生成评价的基准：建立基准是持续测量化学结构生成自动化方法的进展尤为关键的

一步。基准的发布和可用性是从电子的角度对从头设计方法进行了标准化评估。分子集合基准包含一组分布学习任务，以及分子有效性和唯一性的度量。分布学习任务的目的是通过将生成的化学结构与已知的化学结构进行比较，来衡量化合物的结构多样性和相关性。例如分子生成的基准模型 GuacaMol，该基准模型除了分发基准点，还包括一组更实用的目标导向任务和特征评分的方法，使用的评分函数有物理化学评分函数、相似度评分函数和异构评分函数。利用该模型对生成的分子进行优化，建立了比虚拟筛选更好的方法。

分子生成的输入：评估化学结构的计算方法需要依赖于符合预期的分子表示，即后续算法能看到的分子结构形式。分子表征是一个广泛的话题，例如，这些方法可以对官能团的存在或不存在进行编码，将分子表示为其拓扑图，或者包括描述键角的 3D 信息。在从头设计方法中，常见的分子表示是基于文本的，例如简化分子线性输入规范（Simplified Molecular Input Line Entry System，SMILES），以及基于图形的，其中分子生成器可以显式地在分子拓扑上操作。基于文本的方法得益于自然语言处理（NLP）中大量的研究，而基于图形的方法更多的是分子结构自然表示的体现。此外选择分子表征还有其他影响，如分子表征是否是离散的、连续的以及是否是可逆的。最近从头设计方法的探索主要集中在通过生成模型架构的视角进行分子表征。

分子生成的优化：在分子从头生成中，我们还需要对分子进行优化。有两种分子优化方法，即无梯度分子优化和梯度分子优化。不同方法各有优缺点。通过编码分子中的每个原子和化学键，或者在其子结构及其连接性保持不变的表示形式上表示。例如具有取代模式的苯基团可以被视为单一基团。或者是将目标分子认为是反应物和反应条件的产物，进而对反应进行编码。

16.5.2　分子生成的分类

分子生成设计有多种不同的方法，如基于原子的分子生成设计、基于片段的分子生成设计、基于反应的分子生成设计。在实践中，基于原子、基于片段和基于反应的方法有着明显的优势和劣势，但是许多方法模糊了这些分类之间的界限。

梯度分子优化是基于原子的分子生成模型，利用 SMILES 作为分子表示。鉴于 SMILES 是一种基于文本的表示，能够利用适合序列的深度学习体系结构（如循环神经网络）进行分子生成。通过对大量分子结构语料库进行训练，生成模型可以做到先验学习，从而封装有效 SMILES 的语法和句法。早期的研究使用迁移学习使生成偏向感兴趣的化学空间，而现在将生成任务与强化学习算法相结合是很常见的，后者学习遍历空间以得到更优化的分子。

基于原子的从头设计方法中的无梯度分子优化的经典例子是基于图形的遗传算法，它利用反应智能对一组数据执行变异和交叉，同时自然选择程序确保在群体中保持最优化的分子。

无梯度分子优化中，基于片段的分子从头生成方法限制了新化合物的生成，使其包含已知的相关亚结构，一个包含一个或多个原子的片段库可以用来构建新的分子。MOARF 是一种基于片段的从头设计方法，它使用一组反向合成的断开规则和进化算法。

　　梯度分子优化中，尽管基于预训练原子的生成模型对训练数据中的子结构有着很强的先验性，但它们仍可以单独修改分子中的每个原子。尽管增强学习的模型具有灵活性和强大的表达能力，同时也扩大了化学空间的覆盖范围，但基于配体的方法使用更简单的分子表示来限制搜索空间。一个简单的分子表示法的初期的例子是简化图，最初是为了表示专利的马库什结构而开发的。后来，葛兰素史克公司的研究人员报告了一种序列对序列模型的使用，该模型可以学习在简化图和 SMILES 之间进行的转换。Jin 等人提出一种名为 JT-VAE 的模型，这是一个两步生成过程，在此过程中，第一步构造非常类似于简化图的连接树来表示分子中子结构的组成，第二步使用图消息传递网络来解码最终的分子结构。

　　基于反应的分子优化方法中，从头设计最实用的策略是借助计算机进行正向反应。最近开发的 AutoGrow4 利用了遗传算法和一个反应库，这些反应主要源于群体中变异分子的有机反应。但是反应有一个明显的缺点，即它们与反应手柄相匹配，但不考虑分子中的其他反应基团，这在现实中可能会影响反应。

　　梯度分子优化中，ChemBO 代表了一种随机结构，其通过随机选择反应物和条件来随机生成候选结构，之后对其进行性能评估。整个运行流程通过多步化学合成产生分子。

16.6　深度学习与分子从头生成

16.6.1　分子从头生成背景

　　分子从头生成面临着进行遍历的化学空间大以及药物优化领域不连续性的挑战，因此早期的分子生成会耗费大量的时间成本以及人力成本，同时最后的结果还有着不符合预期的可能。随着计算机算力的提升以及理论的升级，深度学习方法为分子生成提供了一种自动学习任务和相关特征提取的有效方法。虽然计算能力在现代得到了迅速提高，但根据不同的估计方法，类药物分子的数量从 10^{23} 到 10^{180} 不等，如此大量的分子仍然需要投入大量的时间和资金才能发现潜在的候选化合物。

　　在早期的研究中，分子生成任务被用作字符串生成，即表示成一种文本的形式，一个显著的例子是 SMILES 生成模型。但是 SMILES 生成模型有两个缺点：一个是不同的 SMILES 可以代表单个分子，另一个是不容易表达基本的化学性质。随着图神经网络算法的发展，基于分子图的方法比字符串有更好的性能。此外，传统的基于图的生成模型以节点和边的形式生成分子图。但是基于图的逐点生成并不是分子生成的理想方法，因为一个原子接一个原子生成的分子可能会产生化学上无效的中间物。可以通过连接树和树中的节点生成分子图的有效子图来解决这些问题。常见的生成性架构包括循环神经网络（RNN）、自动编码器（AE）、变分自动编码器（VAE）、对抗性编码器（AAE）、生成对抗网络（GAN）等。其中，VAE和 GAN 被广泛用于训练分子生成模型。基于 VAE 的生成模型包含一个编码器和解码器，编码器负责以连续的方式将分子渲染到空间，而解码器能够将优化的连续表示从空间映射到性能更好的分子。GAN 由生成器和判别器组成，是从头药物设计的有用工具。生成器根据学习到的概率分布生成新数据以欺骗判别器，判别器的主要功能为区分生成器的真实数据和生成数据。生成器和判别器在训练过程中相互进化。一般应用于分子从头生成的 GAN 都是和其他模型混合使用。例如，卷积生成对抗网络（DCGAN）将卷积神经网络应用到 GAN 中来训练具有所需特性的从头药物设计的生成模型。

我们常用的分子生成模型构架主要包括以下 5 个：循环神经网络（Recurrent Neural Network，RNN），变分自编码器（Variational AutoEncoder，VAE），生成对抗网络（Generative Adversarial Network，GAN）和生成流模型（generative glow-based model）等。每种模型因其架构特征都存在各自的优势和局限。

图 16-4 所示的是一个基于循环神经网络的分子生成的示意图。针对一些前后有关联的数据，循环神经网络的效果显著。循环神经网络能记忆之前输入的数据信息，同时能应用到当前输出的计算中。因此要实现上述结果就要求循环神经网络的隐藏层之间的节点是有连接的而不是无连接的，即隐藏层的输入由两部分组成——输入层的输出和上一时刻隐藏层的输出。

基于 GAN 的分子生成示意图如图 16-5 所示，GAN 由生成器和判别器两部分组成，其面对真实的数据不是直接求真实数据的概率分布而是采用生成器和判别器两者互相对抗的方式去拟合真实数据的概率分布，因此能节省大量的时间成本和计算成本。

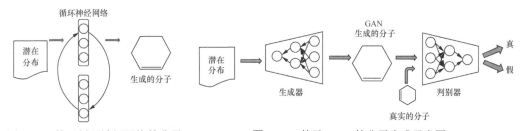

图 16-4　基于循环神经网络的分子　　　图 16-5　基于 GAN 的分子生成示意图
　　　　　生成示意图

流模型和 GAN 最大的区别是流模型在面对真实的数据时，选择去计算出真实数据的概率分布，即能将分布 A 变成真实数据的分布 B，同时它的转换通常是可逆的。如图 16-6 所示，流模型在将分布 A 转换成真实的分布 B 的同时也能将真实的分布 B 转换成分布 A。但是这种转换是有限制的，即要求两个分布上的数据维度一致。

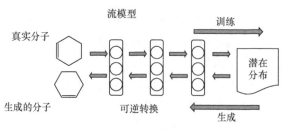

图 16-6　流模型

变分自编码器（如图 16-7 所示）是变分推断和神经网络的结合，因此其通常应用在复杂场景中进行推断以及作为生成模型生成连续型数据。变分自编码器能够同时训练生成模型和推断模型，同时在推断和生成上有着很多优势。例如，在推断问题上，其训练快且成本低；在生成上，其在训练快的同时又能保持高稳定性和多样性。

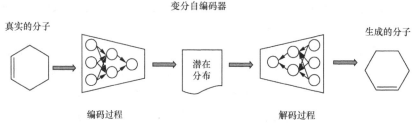

图 16-7　变分自编码器

掌握了基础算法工具，接下来就要展开应用。最先需要解决的问题就是把人看来简单的化学结构转化成能让计算机识别的信息。只有满足这个条件，才好利用底层的成熟算法去训练模型，从而达到预期的效果。目前多种化合物分子表征方式被用于计算机对化学分子结构及其特征的识别，因此也衍生出多个层次的分子生成方式。

16.6.2　分子从头生成模型

分子从头生成模型可以根据分子结构维度分为一维分子生成模型、二维分子生成模型、三维分子生成模型。

一维分子生成模型，最常见的是化学分子描述符，将化学结构以字符串表示。RNN 模型的优势在于对序列属性的信息处理，例如自然语言识别、乐曲生成等。二者的结合令RNN 模型通过训练集学习到 SMILES 序列每个位置出现特定原子字符的概率，进而能够获得化学结构和化学空间的分布规律，以指导对已有字符串进行字符替换或产生全新字符串的操作，这就是一维生成模型的工作方式。一维分子生成模型也能采用 VAE 网络实现，通过控制隐藏变量来操控分子的结构，对比发现 VAE 训练得到的隐藏表征与结构存在较高的关联性。

目前有一个利用 SMILES 字符串生成分子的模型——BIMODAL。因为使用的输入数据形式为文本形式的 SMILES 字符串，很多实验结果表明 RNN 在基于序列的方法上和在匹配结构以及生物特征训练数据分布任务上性能最佳。RNN 的一般形式是一种前向读取数据方式，即从左到右进行训练读取和产生 SMILES。同时 SMILES 能够从非氢原子开始并沿任何方向进行生成，它的非唯一性和无向性是支持双向序列生成的新方式的前提，即前向与后向读取和生成 SMILES。将两种已经提出的双向 RNN——同步双向 RNN（FB-RNN）和神经自回归分布估计器（NADE）进行结合就是 BIMODAL 模型。你可以通过表 16-1 中参数的调整增加生成分子的效果。

表 16-1 BIMODAL 的参数调整

参数	调整	最终成效
起始位置	进行固定	能够提升分子的新颖性
数据增强	增强	增加分子的独特性和新颖性，改善模型
网络规模	增加	网络规模与模型性能成正比

除了 RNN 模型，GAN 模型的变形也能使用基于序列的方法 SMILES，变形的 GAN 模型是 SMILES-MaskGAN。这个模型是在 MaskGAN 架构基础上修改得到的，其除了传统的 GAN 的生成器和判别器，增加了一个评价器。3 个模块拥有相同的架构，都是采用具有注意力机制的 seq2seq，注意力机制由编码和解码模块组成。生成时，向量进入生成器先执行编码，之后再解码从而得到生成的分子，判别器和评价器都是这个流程。GAN 中重要的是对生成器参数的更新，SMILES-MaskGAN 是利用评价器对生成器参数进行更新，降低梯度更新的高方差来加快生成器的收敛速度，从而提高模型的效率和效果。

鉴于一维生成模型的局限性，我们需要一种表现力更强的分子模型。二维分子生成模型，促使研究向更具表现力的"分子图"方法推进。分子图是一种标记图，由对应于原子的点和对应于化学键的边组合而成，并通过一定的连接关系连接到一个集合中。图生成模型在分子图生成领域有着特有的优势，并着重于解决以下两个问题：第一个问题是设计能够直接处理图数据结构的神经网络架构；第二个问题是设计分子图的生成过程。

基于片段（fragment-based）构建单元进行拼接生成新骨架的方式是二维分子生成模型的基本思路。可采用 VAE 将分子编码成若干构建单元和亚结构结（node）的连接方式，通过训练集学习构建单元的特性和出现频率，以及结的拼接规则，最后通过解码器对新拼装出的亚结构组合进行解码，就获得了全新的分子图。

基于图像进行分子从头生成的经典模型之一也是 GAN 的变形，即 MolGAN 模型。该模型利用 GAN 与强化学习相结合的策略直接生成小分子图结构。如图 16-8 所示，其生成器输入一个随机噪声，通过多层感知机实现；而判别器以图神经网络实现，并通过节点向量聚合得到图向量作为判别器的输入。

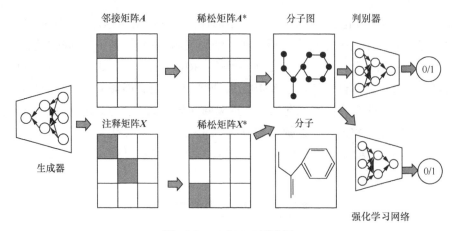

图 16-8　MolGAN 示意图

MolGAN 的过程是首先从先验分布中进行采样，输入生成器，生成器一共会输出两个矩阵。一个是输出邻接矩阵 A，包含边的类型信息；另一个是注释矩阵 X，代表着分子每个节点对应的原子类型。A 和 X 是连续而密集的矩阵，A 和 X 中的值是 0 和 1 之间的连续值，这个连续值代表概率。经过分类采样得到离散稀疏的 $A*$ 和 $X*$ 矩阵，之后生成图像输入判别器。将生成的图像输入判别器以判断这个化合物是否合理，同时也输入强化学习网以评判化合物是否具备一些预期想要的性质，例如生物活性有了提高。

前述两种分子生成模式均着眼于对配体结构特征的提取。综合考虑靶点口袋和化学分子的三维构象进行分子设计是一种基于形状（shape-based）的三维分子生成模型。GAN 的运用可以生成与结合口袋互补的配体三维结构。一方面，将结合口袋以图的表征方式输入并编码为隐藏向量；另一方面，训练网络运用隐藏向量信息生成满足口袋结构的配体形状。例如 DeepLigBuilder，可以在靶标蛋白的结合位点内生成三维的配体分子。

16.6.3　分子从头生成的挑战

随着人工智能和机器学习在药物发现中的作用越来越大，以及它们能够比虚拟筛选或人类专家更有效地在超大的化学空间探索。对分子从头设计模型的改进仍有较多的机会，目前的算法也存在着生成分子的不稳定性、反应性、可操作性和合成可行性问题。发展可靠的生成模型算法，优化分子的三维分子特征化的方法，并增强生成模型的可解释性，将更加有利于我们生成具有特定功能的药物分子。

分子从头生成领域所面临的最大问题是如何评估我们的生成器和优化目标对药物设计有用。大部分的方法仍是黑盒模型，尽管已经有了一些对生成分子进行打分评价的函数，但这些函数更多的是对配体分子的物理化学性质以及分子是否合理等方面进行打分评价，如何更好地评价分子的生物活性仍有待改进。

16.7 参考资料

[1] PROKIA L, PROKIA-TATRAI K, ZHARIKOVA A, et al. Combinatorial Lead Optimization of a Neuropeptide FF Antagonist[J]. Journal of Medicinal Chemistry, 2001, 44(10): 1623-1626.

[2] ZHOU P, TIAN F, SHANG Z. LigEvolutioner, a New Strategy for Modification and Optimization of Lead Compounds in Receptor/Ligand Complexes[J]. Chemical Biology and Drug Design, 2010, 72(6): 525-532.

[3] ZHANG Wen, LI Changzheng, SHEN Chengwu, et al. Prodrug-based nano-drug delivery system for co-encapsulate paclitaxel and carboplatin for lung cancer treatment[J]. Drug Delivery, 2015, 23(7/8): 2575-2580.

[4] WANG H, ZHENG X, CAI Z, et al. Synthesis and evaluation of an injectable everolimus prodrug [J]. Bioorganic and Medicinal Chemistry Letters, 2017, 27(5): 1175-1178.

[5] KRATZ F, MÜELLER I A, RYPPA C, et al. Prodrug Strategies in Anticancer Chemotherapy [J]. ChemMedChem, 2010, 3(1): 20-53.

[6] WU X, LU Y, LIU B, et al. A H2S-triggered two-photon ratiometric fluorescent theranostic prodrug for bio-imaging[J]. Chinese Chemical Letters, 2021, 32(8): 2380-2384.

[7] ETTMAYER P, AMIDON G L, CLEMENT B, et al. Lessons Learned from Marketed and Investigational Prodrugs [J]. J Med Chem, 2004: 47:2393-2404.

[8] MARDER S R, ARAVAGIRI M, WIRSHING W C. Fluphenazine plasma level monitoring for patients receiving fluphenazine decanoate [J]. Schizophr Res, 2002, 53:25-30.

[9] ZHANG T, HUANG P, SHI L, et al. Self-Assembled Nanoparticles of Amphiphilic Twin Drug from Floxuridine and Bendamustine for Cancer Therapy[J]. Molecular Pharmaceutics, 2015, 12(7): 2328-2336.

[10] LIU C, GUO W, MAERZ S, et al. 3,5-Dimethoxy-4-(3-(2-carbonyl- ethyldisulfanyl)-propionyl)-benzoic acid 4-guanidino-butyl ester: A novel twin drug that prevents primary cardiac myocytes from hypoxia-induced apoptosis[J]. European Journal of Pharmacology: An International Journal, 2013, 700(1/3): 118-126.

[11] BELL M, FOLEY D, NAYLOR C, et al. Discovery of super soft-drug modulators of sphingosine-1-phosphate receptor 1[J]. Bioorganic and Medicinal Chemistry Letters, 2018, 28(19): 3255-3259.

[12] VOLLE J, FILIPPINI D, KRAWCZY B, et al. Drug discovery: phosphinolactone, in vivo bioisostere of the lactol group [J]. Organic & Biomolecular Chemistry, 2010, 8(6): 1438-1444.

[13] BREWITZ L, NODA H, KUMAGAI N, et al. (2R,3S)-3,4,4,4-Tetrafluorovaline: A

Fluorinated Bioisostere of Isoleucine[J]. European Journal of Organic Chemistry, 2020(11): 1745-1752.

[14] GENG, SUN YANG, et al. Scaffold hopping approach to a new series of smoothened antagonists [J]. Bioorganic and Medicinal Chemistry Letters, 2014, 24(10): 2300-2304.

[15] MEYERS J, FABIAN B, BROWN N. De novo molecular design and generative models [J]. Drug Discov Today, 2021, 26(11): 2707-2715.

[16] HAGA J H, ICHIKAWA K, DATE S. Virtual Screening Techniques and Current Computational Infrastructures [J]. Current Pharmaceutical Design, 2016, 22(23): 3576-3584.

[17] BROWN N, FISCATO M, SEGLER M H S, et al. GuacaMol: Benchmarking Models for De Novo Molecular Design [J]. Journal of chemical information and modeling 2019, 59(3): 1096-1108.

[18] TOROPOV A A, BENFENATI E. SMILES in QSPR/QSAR Modeling: Results and Perspectives [J]. Current Drug Discovery Technologies, 2007, 4(2): 77-116.

[19] GRISONI F, SCHNEIDER G. De Novo Molecular Design with Chemical Language Models [J]. Methods Mol Biol, 2022, 2390: 207-232.

[20] VATHSALA M K, GANGA H. RNN based machine translation and transliteration for Twitter data [J]. International Journal of Speech Technology, 2020, 23(3): 499-504.

[21] FIRTH N C, ATRASH B, BROWN N, et al. MOARF, an Integrated Workflow for Multiobjective Optimization: Implementation, Synthesis, and Biological Evaluation [J]. Journal of Chemical Information and Modeling, 2015, 55(6): 1169-1180.

[22] SPIEGEL J O, DURRANT J D. AutoGrow4: an open-source genetic algorithm for de novo drug design and lead optimization [J]. Journal of Cheminformatics, 2020, 12(1): 25.

[23] ODA K, KAWAMATA R, WAKAO S, et al. Fast Multi-Objective Optimization of Magnetic Shield Shape by Combining Auto-Encoder and Level-Set Method [J]. IEEE Transactions on Magnetics, 2021, 57(7): 1-5.

[24] HAN Kuan, WEN Haiguang, SHI Junxing, et al. Variational autoencoder: An unsupervised model for encoding and decoding fMRI activity in visual cortex [J]. NeuroImage, 2019, 198: 125-136.

[25] XIN Y, XU W D, QI J, et al. Research on Digital Camouflage Pattern Generation Algorithm Based on Adversarial Autoencoder Network[J]. International Journal of Pattern Recognition and Artificial Intelligence, 2019, 34(6). DOI: 10.1142/ s0218001420500172.

[26] MOSSER L, DUBRULE O, BLUNT M J. Stochastic Reconstruction of an Oolitic Limestone by Generative Adversarial Networks [J]. Transport in Porous Media 2018, 125(1): 81-103.

[27] ÖCAL A, ÖZBAKIR L. Supervised Deep Convolutional Generative Adversarial Networks [J].

Neurocomputing, 2021, 449: 389-398.

[28] BAI Qifeng, LIU Shuo, TIAN Yanan, et al. Application advances of deep learning methods for de novo drug design and molecular dynamics simulation[J]. WIREs Computational Molecular Science, 2022, 12(3).

[29] GRISONI F, MORET M, LINGWOOD R, et al. Bidirectional Molecule Generation with Recurrent Neural Networks [J]. Journal of Chemical Information and Modeling, 2020, 60(3): 1175-1183.

[30] LEE Y J, KAHNG H, KIM S B. Generative Adversarial Networks for De Novo Molecular Design [J]. Molecular Informatics, 2021, 40(10). DOI: 10.1002/minf. 202100045.

[31] CAO N D, KIPF T. MolGAN: An implicit generative model for small molecular graphs [J]. 2018.DOI: 10.48550/arXiv. 1805. 11973.

[32] LI Y B, PEI J F, LAI L H. Structure-based de novo drug design using 3D deep generative models[J]. Chemical Science, 2021, 12(41): 13664-13675.

第 17 章　蛋白质结构预测

蛋白质对生命至关重要，了解它们的结构可以进一步促进我们对蛋白质功能的理解。生物体的重要组成部分是蛋白质，其在生物体的日常活动中起着关键作用，研究蛋白质的结构与功能也是国内外研究的重点。构成蛋白质的基本单位是氨基酸，氨基酸的种类有 20 种，这 20 种氨基酸以 mRNA 为模板通过脱水缩合后形成氨基酸序列，也就是蛋白质的一级结构。因为不同的蛋白质拥有不同的氨基酸序列，所以在蛋白质一维结构的基础上，所有蛋白质都能折叠成特定的三维结构，而了解蛋白质的三维结构是研究其生物功能及活性机理的基础。

17.1　蛋白质的结构与功能

17.1.1　蛋白质的结构层次

蛋白质的结构层次分为蛋白质的一级结构、蛋白质的二级结构、蛋白质的三级结构和蛋白质的四级结构。

1. 蛋白质的一级结构

细胞用于蛋白质物质构建的标准 L-α-氨基酸有 20 种。氨基酸包含一个氨基和一个羧基，这使得单个氨基酸通过形成肽键链接成长链，肽键是指一个氨基酸的—NH₂ 和另一个氨基酸的—COOH 之间的酰胺基。肽通常为少于 50 个氨基酸的序列，而蛋白质则是由一个或多个多肽分子构成。羧基端或 C 端是指在蛋白质序列或多肽的末端带有游离羧基，氨基末端和 N 末端是指有一个游离α-氨基的多肽或蛋白质序列末端。

蛋白质的一级结构是指构成蛋白质肽链的氨基酸残基的排列次序，也是蛋白质最基本的结构。基因上遗传密码的排列顺序可以决定蛋白质的一级结构，而各种氨基酸在遗传密码排列顺序的基础上通过肽键进行链接，成为多肽链，因此蛋白质结构中的主键是肽键。目前，已有一千多种蛋白质的一级结构被确定，如胰岛蛋白、胰岛素和胰核糖核酸酶等。

蛋白质的一级结构决定了蛋白质的二级、三级和四级结构。天然蛋白质往往有其自身的生物学活性，肽链的氨基酸序列能够决定每种蛋白质的生物学活性的结构特点，由于组成蛋白质的 20 种氨基酸各具特殊的侧链，氨基酸侧链上不同的取代基使得氨基酸在结构上有所区别。这些侧链赋予了肽或蛋白质不同的化学、物理和结构性质。当侧链基团按照不同的序列关系组合时，能够形成各种空间结构和具有不同生物学活性的蛋白质分子。根据侧链取代基的性质不同，氨基酸可分为酸性氨基酸、碱性氨基酸和中性氨基酸。

蛋白质分子的多肽链并非直线伸展，而是不断地折叠和盘曲，直到构成具有一定特点的比较稳定的空间结构。空间结构的完整决定了蛋白质的生物学活性和理化性质。但是，只凭借蛋白质分子的氨基酸组成和排列顺序并不能完全解析蛋白质分子的生物学活性和理化性质，故蛋白质的一级结构是无空间的一维结构，蛋白质的空间结构则是指蛋白质二级、三级和四级结构。

2. 蛋白质的二级结构

蛋白质或肽的线性延伸链段具有一定特性的局部结构构象，这就是蛋白质的二级结构，其形成主要依赖于氢键。二级结构的两种类型为α-螺旋和β-折叠。α-螺旋是右螺旋，在α-螺旋中，氨基酸的侧链取代基向外延伸，而氢键的形成使得这种结构变得很稳定，氨基酸的侧链取代基位于 N-H 基团之外。β-折叠中的氢键则是在肽链之间（股间）而不是肽链之内（股内）。折叠构象主要是由成对并排排列的股线组成的，若股线方向相同，则两股线可以是平行的；若方向不同，则两股线是反平行的。反平行的β-折叠因为氢键的排列比较整齐，所以二级结构也变得整齐。

3. 蛋白质的三级结构

蛋白质的三级结构是多肽链在二级结构的基础上进一步盘曲或折叠形成的稳定、具有一定规律的空间结构。一个蛋白质的构象是肽链中具有规则的二级结构和其他无规则的肽段一起构成的完整立体结构，这就是蛋白质的三级结构，它涉及那些按线性顺序来说相隔较远的氨基酸残基之间的空间关系。

侧链构象形成的是微区，对于蛋白质来说是疏水区和亲水区。在生理条件下，中性非极性氨基酸的疏水侧链在蛋白质分子的内部，这样它们不会受到水的影响。而酸性或碱性氨基酸侧链是亲水的，故通常暴露在蛋白质表面。此外，不同侧链基团之间也有可能形成氢键，而这些氢键可以按顺序将一条链上的两个部分排列在一起。盐桥-氨基酸侧链上的离子间相互作用对蛋白质的三级结构起到一定的稳定作用。

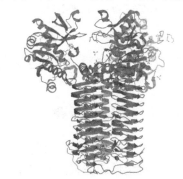

4. 蛋白质的四级结构

蛋白质亚单位由多个多肽链组成。PDB 中 ID 为 4KQL 的蛋白质的四级结构如图 17-1 所示。同源二聚体是指亚单位相同的情况，异源二聚体是指亚单位不相同的情况。蛋白质的四级结构则是指一个聚集蛋白复合物，

图 17-1　蛋白质的四级结构，以 PDB 中 ID 为 4KQL 的蛋白质为例

它是由蛋白质亚基相互作用并排列而成的。而蛋白质复合物的形状是由氢键、二硫键桥和盐桥的各种相互作用所稳定的。

17.1.2　蛋白质的功能

蛋白质是生物体内具有特殊地位的生物大分子，它是生物体的基本构件，也在许多重要的生物过程中起着相当重要的作用。生物体内的蛋白质多种多样，它们在生物体内有很多不同的功能，如提供机械支撑、充当催化剂、传输和存储其他分子等。

蛋白质结构对其功能的影响可以从蛋白质结构的变化程度看出。蛋白质在所有结构层次上的任何变化都有可能使其失去一定的功能，蛋白质的功能与其根据一定序列折叠而成的三维结构直接相关。蛋白质相互作用或与其他生物大分子组合形成复合体，而在这些复合体中，蛋白质可以发挥出 DNA 复制或细胞信号传递等独立的功能。蛋白质最重要的生物学功能就是作为酶来催化体内的各种新陈代谢过程，它也是有机体的重要结构。蛋白质的主要作用有以下 3 个。

（1）酶的催化作用。生物体内的很多反应在没有酶的催化作用下几乎是不能进行的，而所有已经了解到的酶多数都是蛋白质。

（2）物质运载和存储作用。最典型的例子就是血红蛋白运载氧。肌红蛋白则是在肌肉中运送氧气。血浆中的铁蛋白运载铁，到达肝部时与铁蛋白形成复合体存储。

（3）免疫保护作用。具有免疫作用的抗体是高度专一的蛋白质，它们能够识别细菌、病毒以及其他有机体的细胞，并与异物结合。

蛋白质的性质也是高度可变的。有些蛋白质是相对刚性的，而有些是柔性的。刚性的蛋白质可能在细胞骨架或结缔组织中有相当重要的作用，而柔性的蛋白质则可以作为弹簧或杠杆等来辅助其他蛋白质的功能。此外，蛋白质还有运动协调、生长或是分化控制等功能。随着科学技术的不断发展，人们对于蛋白质的认识会不断加深，不仅能够对蛋白质的已知功能进行深度学习，还能不断发现蛋白质的新功能。

17.2　蛋白质折叠动力学简介

17.2.1　蛋白质折叠

一个有活性的蛋白质分子有特定的氨基酸序列，同时还处于三维空间结构中。如果三维结构的稳定性或完整性受到外界力量的干扰，那么生物活性就会发生变化，一些小的变化或破坏就可能使得生物活性全部丧失。根据分子生物学的中心法则，生命的遗传信息在核内从

DNA 转录到 RNA, 在细胞质的核糖体上翻译成蛋白质多肽链的氨基酸序列, 实际上是合成了新生肽链而不是蛋白质。此时, 新生肽链需要经历复杂的加工过程, 包括对氨基酸残基进行诸如二硫键的形成、羧基化作用等的化学修饰。新生肽链需要经过折叠才能形成一定的空间结构, 而每个新生态链在特定的场所或被分泌到细胞外才能发挥它的作用, 然后就是对新生肽链进行转运, 转运的过程往往会经过一次或多次跨越细胞膜结构的过程。然而, 完全折叠好的蛋白质是无法跨越膜结构的, 因此当出现折叠过早或过多的情况时, 需要对蛋白质先进行去折叠操作, 然后才能跨膜运输到其他特定的生物功能场所, 接着折叠成有特殊空间结构的功能蛋白。新生肽通过折叠成特定的三维结构获得生物学功能, 成熟为功能蛋白质分子。从这里我们可以看出折叠不仅是指空间上肽链的盘旋卷曲, 还包括肽链的整个成熟过程, 如跨膜运输、化学修饰等。

蛋白质折叠的动力学控制的研究是以热力学假说为基础对蛋白质折叠展开更进一步的研究和完善。对于不同的蛋白质, 它们的折叠也是不同的, 各有各的特点。蛋白质折叠是遵循 "热力学假说", 也就是可以从高能态转向低能态。在这一过程中, 蛋白质折叠会受到动力学上的控制, 而在蛋白质多肽链的折叠反应中热力学控制与动力学控制是相统一的。对于结构单一的小蛋白质来说, 其折叠简单, 以至于在热力学控制下能够进行可逆的变性和复性。

17.2.2 蛋白质折叠动力学

1. 蛋白质分子的运动

天然蛋白质分子的三维构象在溶液中是不断改变的。温度的存在促使着原子的运动。由于分子内部各原子基团间的相互作用以及溶液分子的影响, 蛋白质分子内部的运动表现相当复杂。生物功能的基础是蛋白质的空间结构, 而蛋白质分子内部原子间、集团间、二级结构以及三级结构亚基间的空间结构可以使得生物功能得以发挥。蛋白质分子的内部运动是有规律可循的, 其与生物功能的作用紧密联系。研究蛋白质分子需要我们对蛋白质结构、功能及其相互作用有明确的认识。

为了能够从理论和计算的角度研究蛋白质分子运动, 我们需要先引入势能能量表面 (potential energy landscape) 的概念。原子在基态下有准确的能量和结构, 而相对于基态的结构变化能够反映激发态和相应的能级集合。蛋白质分子也作为一个物理系统, 有其结构空间和相应的能量。蛋白质系统的总能量在基于分子三维结构的空间中展开, 形成蛋白质的能量面, 但蛋白质的能量面极其复杂。蛋白质在天然的状态下是处于能量表面的全局极小值 (global minima)。蛋白质分子在能量表面的运动和构象变化对应于全局最小值附近的扰动, 或从全局最小值到附近的局部最小值 (local minimum) 的跳跃, 或从平衡到非平衡的重大引力过程。

原子尺度的第一性原理的分子动力学模拟能够模拟真实的蛋白质分子运动, 但庞大的计算量会使得模拟的基本时间步长变得很小。但过小的步长计算过程对于现代的计算来说是很难完成的。因此，正则模式分析能够提供一种模拟蛋白质运动的计算。

2. 正则模式分析

假设在温度不太高的情况下，典型的半经验势能如式（17-1）所示。

$$E_P = \frac{1}{2} \sum_{\text{bonds}} k_b (b - b_0)^2 + \frac{1}{2} \sum_{\substack{\text{bond} \\ \text{angles}}} k_\theta (\theta - \theta_0)^2$$

$$+ \frac{1}{2} \sum_{\substack{\text{dihedral} \\ \text{angles}}} k_\phi [1 + \cos(n\phi - \delta)] \tag{17-1}$$

$$+ \sum_{\substack{\text{nonbond} \\ \text{bonds}}} \left\{ 4\varepsilon_{ij} \left[\left(\frac{\sigma_{ij}}{r} \right)^2 - \left(\frac{\sigma_{ij}}{r} \right)^6 \right] + \frac{q_i q_j}{\varepsilon r} \right\}$$

式（17-1）中前 3 项为对形成价键的两原子间的键长、键角及二面角的能量大小的描述，而其中的后两项分别代表了范德瓦尔斯力和静电力。静电力为长程力，作用于非成键的原子对间，公式中有不同的常数 k，而根据不同的元素的原子间的价键作用的不同会有不同程度的差异，范氏力的作用常数以及各原子所带的电量也会根据不同的相互作用产生不同的结果。一般而言，针对生物大分子的力场主要是 AMBER、CHARMM、GROMOSD 等。

在已有势函数的基础上，我们可以选取一组广义坐标，此时势函数可表示为式（17-2）。

$$E_P = \frac{1}{2} \sum_{ij}^{n} q_i F_{ij} q_j$$

$$F_{ij} = \frac{\partial^2 E_P}{\partial q_i \partial q_j} \tag{17-2}$$

其中，E_P 为势能，F_{ij} 为广义力矩阵，q_i、q_j 为广义坐标。

第一个对蛋白质体系进行标准模式计算的理论取得了较大的成功。模拟蛋白质分子在未有高温的条件下产生非谐运动，模型给出了比较好的结果。然而，随着实验设备的逐渐改善，蛋白质体系的三维分子结构可以使用新的技术来获取。而模拟巨大分子量的蛋白质分子聚合体体系，应用传统的标准模式分析，对计算条件尤其是内存的要求很高。

17.3　蛋白质结构预测算法

本节将介绍 3 种蛋白质结构预测算法，即遗传算法、模拟退火算法和同源建模算法。

17.3.1　遗传算法

遗传算法（Genetic Algorithm，GA）是一类以生物界的进化规律（适者生存机制）为基础并不断演化的随机搜索方法。它是由美国的 J. Holland 教授于 1975 年首先提出，将要解决的问题模拟成一个生物进化的过程，通过复制、突变等操作产生下一代的解，并逐步增加适应度函数值较高的解，淘汰适应度函数值较低的解，不断进化，从而得出适应度函数很高的结果。其主要特点是能够直接对结构对象进行操作，具有一定的隐并行性和全局优化能力。但在实际应用中，有局部寻优能力差、早熟、收敛等缺点。

遗传算法的基本运算过程如下。

（1）初始化数据。设置进化代数计数器 $s=0$，设置最大进化代数 S，然后随机生成 N 个个体作为初始群体 $P(0)$。

（2）个体评价。计算群体 $P(s)$ 中各个个体的适应度。

（3）选择运算。其目的是把优化的个体直接遗传到下一代或交叉配对产生新的个体再遗传至下一代。这里将选择算子作用于群体，并建立在群体中个体的适应度评估基础之上。

（4）交叉运算。遗传算法中的核心作用。

（5）变异运算。对群体中的个体串的某些基因座上的基因值进行变动。也就是说，群体 $P(s)$ 经过选择、交叉、变异运算后得到下一代群体 $P(s+1)$。

（6）终止条件判断。如果 $s=S$，则将进化过程中获得的具有最大适应度的个体作为最优结果输出，然后终止计算。

遗传操作主要包括以下 3 点：选择、交叉和变异。其中，选择是指从群体中选择最优的个体，淘汰劣势个体。常用的选择算子有适应度比例方法、随机遍历抽样法和局部选择等；交叉是指把将两个父代个体的部分结构通过替换重组的方式生成新的个体，此时遗传算法的搜索能力得到提高；变异则是指对群体中的个体串上的某些基因座的基因值做出变动，根据个体编码表示方法，可以分为实值变异、二进制变异。之所以在遗传算法中引入变异，是为了使其具有局部的随机搜索能力。当最优个体的适应度达到了给定的阈值时，算法终止。

17.3.2 模拟退火算法

模拟退火算法（Simulated Annealing，SA）是借鉴于固体的退火原理，当固体的温度很高时，其内能是比较大的，固体内部的粒子会进行快速的无序运动，随着固体的内能减少，其无序运动也会逐渐趋于有序，当固体处于常温时，内能达到最小，此时粒子也最稳定。模拟退火算法从某一温度出发，这个温度为初始温度，随着温度参数不断减少，其解趋于稳定，但该解为局部最优解，以局部最优解去寻找目标函数的全局最优解。模拟退火算法具有较强的局部寻优能力，但在把握整个搜索过程上能力是不够的。

模拟退火算法流程如下。

（1）随机选择一个单元 t，并给它一个随机的位移，从而求出其产生的能量变化 ΔE_t。

（2）若 $\Delta E_t \leqslant 0$，该位移可以作为系统状态下次变化的起点。若 $\Delta E_t > 0$，那么位移后的

系统状态的概率为 $P_t = \dfrac{1}{1 + e^{-\Delta E_i / T}}$。其中，$T$ 为温度，在(0,1)内进行均匀分布，在生成的随机数中挑选数值 Q，若 $Q < P_t$，此时变化后的状态作为下次的起点。

（3）再转到步骤（1）继续执行，直至达到平衡状态。

17.3.3　同源建模方法

1. 基本思想

同源建模又称**比较建模**，根据与已知结构的序列同源性预测蛋白质结构，也就是计算目标蛋白质序列与模板蛋白质序列之间的相似性，并以序列联配的形式来给出序列相似性计算结构，然后从联配出发并构建出蛋白质的空间结构。

2. 序列联配算法

典型的同源建模方法包括 FFAS、ORFeus、SAM-T99 等。在蛋白质序列表示方面，最开始是使用残基序列表示，之后采用包含同源序列信息的序列列型，接着使用隐马尔可夫模型（Hidden Markov Model，HMM）和马尔可夫随机场（Markov Random Field，MRF）。不同的序列相似性计算方法会导致不同的蛋白质序列。

FFAS 是通过序列列型方式来展示目标蛋白质和模板蛋白质的，并使用序列列型和序列列型之间的差异来衡量两条序列之间的相似性。这样做的优势在于能够找出每个残基位点上出现各种氨基酸和空位（gap）的可能性。

ORFeus 则是使用序列列型中添加了预测的二级结构信息，也就是说，ORFeus 是先去预测蛋白质的每个残基的二级结构倾向性；之后在序列联配中考虑目标序列的预测二级结构与模板序列的真实二级结构之间的相似度，以此来增加序列联配的准确性。序列列型的优势在于能够将每个位点产生的各种变异考虑在内。然而，空位罚分的存在导致了序列列型联配方法更倾向于将目标序列与模板序列进行"成块"联配。

SAM-T99 则是采用隐马尔可夫模型的序列列型来表示模板蛋白质序列，通过让每个位置具有特异的**空位罚分**的方式来避免序列列型联配的缺陷。我们也可以从另一个角度看：SAM-T99 建立了一个生产式模型，目标蛋白质与模板之间的最优联配可以转化为隐马尔可夫模型的标记问题，然后使用动态规划算法进行求解。

HHpred 通过使用序列连接的隐马尔可夫模型来同时表征模板蛋白序列和目标蛋白序列，进一步扩展了该问题；模板蛋白序列和目标蛋白序列之间的最优比对问题被转化为两个隐马尔可夫模型之间的最优比对问题。为了计算两个隐马尔可夫模型之间的耦合，HHpred 建立了一个包含多组"配对状态"的有限状态自动机（Finite State Automaton，FSA）；其中"配对状态"的一个状态来自目标蛋白的隐马尔可夫模型，另一个状态来自模板蛋白的隐马尔可夫模型。在每个配对状态中，同时发出两个残基，具体如图 17-2 所示。两个隐马尔可夫模型之间的相似性可以通过两个模型产生相同残基序列的概率来计算。

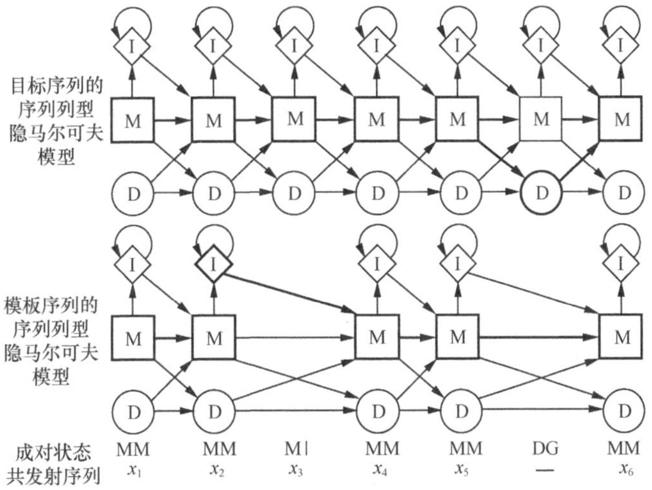

图 17-2 序列列型隐马尔可夫模型之间的最优联配

3. 同源建模方法小结

同源建模方法适用于模板库中具有同源序列的目标蛋白。现有同源建模方法的区别在于如何描述序列信息。事实上，序列信息表示方案的不断完善是同源建模方法发展史的一部分。例如，最早的 BLAST 只是简单地使用了氨基酸序列信息；PSIBLAST 和 FFAS 进一步描绘了位点特定的序列信息；SAMT99 使用序列列型隐马尔可夫模型来描述模板蛋白序列信息，允许位点特定的空罚；而 HHpred 为目标蛋白序列和模板蛋白序列建立了一个序列列型隐马尔可夫模型。需要注意的是，同源建模方法中考虑的序列特征描述了残基的局部特征，不考虑远离序列的残基之间的关联，因此可以有效地计算序列关联。Swiss-model、Modeller 和 I-TASSER 等是比较可靠和常用的蛋白同源建模方法。

17.4 蛋白质结构预测的颠覆性发展

目前，已经确定的有大约 100 000 种蛋白质结构，也仅仅只是数十亿已知蛋白质序列中的一小部分。根据氨基酸序列预测三维结构的问题已经被研究了 50 多年，虽然很多方法有一些进步，但仍达不到原子精度，尤其是在没有同源模板的情况下。在 2020 年的 CASP14 蛋白质结构预测关键评估竞赛上，DeepMind 团队提出的 AlphaFold2 即使是在没有同源模板的情况下，仍可以原子精度来预测蛋白质结构。AlphaFold2 将有关蛋白质结构的物理、生物知识，利用多序列比对，融入深度学习的算法之中，最终获得了非常高的准确性。

传统的蛋白质结构预测方法需要先通过蛋白质序列做多序列比对，之后再通过深度学习模型得到序列的距离图，最后再根据距离图预测该序列的结构，其理论基础是蛋白质的共进化信息。AlphaFold2 网络是使用一级氨基酸序列和同源物的比对序列作为输入，直接预测给定蛋白质的所有重原子的三维坐标。该网络结构图如图 17-3 所示，可以分为 4 个部分：模型输入部分、循环利用部分、Evoformer 部分以及结构模块部分和最后的输出。

　　AlphaFold2 网络包括两个主要部分。第一个部分是网络的主干，它通过一个新型的神经网络块的重复层来处理输入，我们称之为 Evoformer。该模块生成一个 $N_{seq} \times N_{res}$ 数组（N_{seq} 表示序列数，N_{res} 表示残基数），表示一个已处理的 MSA 和一个 $N_{res} \times N_{res}$ 数组，可以用来表示残基对。MSA 表示是用原始的 MSA 进行初始化，Evoformer 模块包含许多新颖的基于注意力和非基于注意力的组件。网络的主干之后是第二个部分，即结构模块，该模块以蛋白质的每个残基（全局刚体框架）的旋转和平移的形式引入一个明确的三维结构。这些表示在琐碎的状态下初始化，所有旋转设置为一致，所有位置设置为原点，但快速发展和完善具有精确原子细节的高度精确的蛋白质结构。网络这一部分的关键创新包括打破链原子结构，允许同时对结构的所有部分进行局部细化，一种新的等边变换器允许网络对未表示的侧链原子进行隐式推理，以及一个损失项，它在成对进化相关性残差的方向正确性上占据了重要的权重。无论是在结构模块内还是在整个网络中，我们都通过重复地将最终损失函数应用于输出，然后将输出递归地馈送到相同的模块来强化迭代细化的概念。使用整个网络的迭代精化（我们称之为"循环利用"，与计算机视觉中的方法相关）对准确性有显著贡献，只需要很少的额外训练时间。

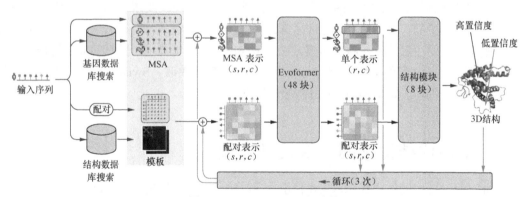

图 17-3　AlphaFold2 网络结构

　　与 AlphaFold2 发表的同一时间，Baker 团队发布了 RosettaFold 的相关文章，该方法采用三轨神经网络机制，分别关注对蛋白质一级氨基酸序列信息、二级氨基酸残基侧链间距离与构象图谱信息和三级骨架坐标信息的提取和整合，通过在三者之间加上多处连接，使整个神经网络能够同时学习 3 个层次的信息。在这种体系结构中，信息在一维氨基酸序列信息、二维距离图和三维坐标之间来回流动，允许神经网络推理序列、距离和坐标内部之间的关系。

与此同时，该文章指出 AlphaFold2 方法主要进步在以下 5 个方面：第一，从多个序列比对（MSA）开始，而不是从处理较多的特征（如源自 MSA 的逆协方差矩阵）开始；第二，用注意力机制代替二维卷积，以更好地表示序列远处的残基之间的相互作用；第三，采用双轨网络结构、一维序列级和二维距离图级的信息进行迭代转换和来回传递；第四，使用等变量 SE(3)-Transformer 网络直接精化由双轨网络生成的原子坐标（而不是以前的方法利用二维距离图）；第五，端到端学习，通过从最终生成的三维坐标反向传播到所有网络层回到输入序列，优化所有网络参数。尽管蛋白质的结构预测与深度学习方法的结合有了很大的进步空间，但是也有一定的局限性，如严重依赖已有结构信息、无法做到百分之百准确等问题。

17.5 基于蛋白质结构预测的药物设计

基于蛋白质结构的方法有助于预测小分子的结合模式及其相对亲和力。在获得蛋白质的结构后可以开展多种基于结构的药物设计的研究。近年来，计算机辅助药物设计方法发展迅速，其精度已经达到可以在药物发现运动中进行日常实际应用的程度。通过对多达 106 个小分子的高通量对接，然后基于隐式溶剂力场进行评分，可以使用刚性蛋白目标稳健地识别微摩尔结合剂。显式溶剂的分子动力学是一种低通量的技术，用于表征柔性结合位点和准确评估结合途径、动力学与热力学。

17.5.1 分子对接

分子对接是指两个或多个分子通过几何匹配和能量匹配相互识别的过程，作为一种重要的分子模拟技术，它具有广泛的应用，如虚拟筛选、药物研发、结合部位识别、蛋白质-蛋白质或蛋白质-核酸相互作用等。尤其是对药物设计具有相当重要的意义，因为如果一个药物分子要产生药理作用，就需要与目标蛋白相互结合。在结合过程中，两个分子采取适当的措施来接近对方，在必要的部位相互配合和作用，然后经过适当的构象调整，最终得到一个稳定的复合物构象。此时，蛋白质-配体分子的正确位置和方向可以通过分子对接的复合物的构象来确定，这样就可以研究两个分子的构象。

按照分子类型，方法可以分为蛋白质-配体对接和蛋白质-蛋白质对接。蛋白质-配体对接按照分子柔性的程度不同可分为 3 类：刚体对接、半柔性对接和柔性对接。刚体对接是指在对接过程中蛋白质与配体分子构象都不会改变。半柔性对接是指在对接过程中，蛋白质分子构象不会发生改变，但是配体分子构象可以在一定范围内发生变化。柔性对接是指蛋白质与配体分子构象可以变化。从模拟精度上来看，对于刚性对接，因为会考虑计算过程中的许多变量，所以其计算时间成本较大，但柔性对接则可以精确地描述分子间的相互作用情况。

蛋白质-蛋白质对接方法根据分子柔性的程度不同可以分为刚性对接和柔性对接，其中，柔性对接根据柔性层次不同又可以分为 3 种，即侧链柔性、主链柔性和结构域柔性。侧链柔性是在对接过程中考虑侧链的变化，主链柔性是在对接过程中考虑主链的变化，而结构域柔性是在对接过程中考虑大范围结构域的相对变化。

　　虚拟筛选的原则是评估分子库与蛋白质结合的可能性，并筛选出最有可能以最高亲和力结合的分子。如上所述，主要的挑战不是在小分子库中找出少数纳摩尔级的结合物，而是要减少被选为体外试验验证的化合物子集中的假阴性数量。很少有研究系统地分析对接活动的成功率，即正确预测与蛋白质目标结合的化合物的百分比。虽然许多论文报告了非常好的命中率，但定义命中的标准总是主观的，并且取决于研究。最严格的标准是认为只有那些被目标-配体复合物的晶体结构所证实的命中率才是有效的。在这种情况下，必须指出的是，即使是毫摩尔级的结合物，也有可能获得与目标蛋白的复合物的晶体结构。另外，要解决与强效配体（如纳摩尔亲和力）的复合物的晶体结构可能非常困难，有时甚至不可能，因为结合位点可能被晶体接触物遮挡，或者由于蛋白质分子在晶体中的紧密堆积而导致配体无法进入。最常用的命中率标准是基于在体外生化试验或生物物理实验中测得的亲和力（通常 K_D 或 IC50 低于 100 mM）或半定量数据，例如基于配体的核磁共振谱学。必须谨慎对待这样的成功案例，因为很明显，选择过程往往涉及目测和通过具有重要专业知识的用户进行检查，并可能偏向于以前在文献中披露的支架。为了正确衡量不同软件套件的性能，应该引入共同的标准，并尽量减少人为干预，但是从结合姿势分析的复杂性和体外验证的相关费用来看，这并不简单。

　　目前，分子对接得到分子间结合的最佳方式，也就是说，会涉及两个主要问题：一是分子间的结合强度怎么确定；二是如何找到最合适的结合位置，即分子间力的描述问题和优化问题。结合位点的预测对于分子对接来讲是相当重要的，使用这些预测信息指导对接的途径一般有前端使用和后端使用两种，它们是互相弥补的。前端使用是为了加快搜索过程而将搜索空间限制在蛋白质的局部区域。后端使用是为了减少假阳性结果，则在搜索过程结束后预测信息辅助用来对对接构象进行排序。

17.5.2　基于半监督学习的药物-靶点相互作用研究

　　药物-靶点相互作用是指药物作用于靶点蛋白质并与靶点蛋白质发生相互作用，通过影响靶点蛋白质的药理作用来达到表型药效，这促使药物产生药效。药物-靶点的研究具有实际应用价值和理论指导意义。新涉及和批准的药物数量少，因此治疗疾病的效果也比较难达到预期。大多数疾病的生物系统极其复杂，药物-靶点相互作用网络还是难以构建和处理的。靶点蛋白质是在人体组织细胞内与药物化合物分子相互作用并拥有药物效应的特定蛋白质分子，如酶、离子通道和核受体等。虽然药物与靶点蛋白质之间的已知相互作用的数量一直在增加，但如何有效识别药物-靶点间的相互作用关系，并以此为辅助，对药物重定位、药物验证和药物副作用的研究仍然是一项艰巨的任务。

确定药物-靶点相互作用（Drug-Target Interaction, DTI）候选是药物重定位的关键。目前已知的数据库中往往存放的是正样本，缺乏负样本，这给预测 DTI 的计算带来了难题。研究人员为了克服这一难题，向未标记的药物目标中引入许多副样本，其中有假负样本。在现有的研究中，训练数据集中不仅有正样本，还有负样本，而监督学习的分类精度和鲁棒性取决于训练数据集。但为了判别潜在的 DTI，只需要利用少量的正样本，没有使用负样本（非相互作用的药物-靶标对）是难以实现的，甚至可能无法获得判别结果。因此，需要在未标记的药物-靶点作用对中随机产生负样本。然而这些未标记的数据集中可能既含有正样本，又含有负样本。因此，样本的选择方法与判别模型直接相关，而且提取高度可信的负样本是预测 DTI 的重要步骤。

半监督学习也能够运用于获取高可信度的负样本，这样能够获得更好的效果。现有的研究资料中，将未知的 DTI 作为未标记的样本处理，并采用多个方法提取负样本。目前，基于正样本无标签监督学习（Positive Unlabeled Learning，PU-Learning）和目标相似性信息也是常用的负样本生成方法。对于有未标记数据的分类应用最广泛的方法是 PU-Learning。而处理未标记样本的策略主要分为以下两种。一种方法是从未标记数据中提取出可靠的负样本，并采用可靠的负样本训练分类器。Spy-EM 和 Roc-SVM 是两种具有代表性的技术。Spy-EM是基于期望最大化（Expectation Maximization，EM）和基于朴素贝叶斯分类器算法，Roc-SVM则是通过集成 Rocchio 技术和支持向量机，对未标记样本进行分类。因为已知的正样本和提取的负样本可以使用，这两种技术排除了模棱两可的样本，所以限制了它们的能力。另一种方法是充分利用了模糊样本，在 PU-Learning 的基础上，从未标记的样本中选择高质量的负样本和仍然不确定的样本进行分类。通过混合全局和局部信息来识别模糊样本，而负样本的生成方法也有待于更深入的研究。

17.5.3　药物-靶点结合亲和力研究

因为个体内蛋白质水平异常的程度不同，以及患者对不同药物的反应不同，很难使用一种药物来满足所有患者的病变位置的治疗，所以从数据库中获取生物信息数据，通过计算方法来快速获取候选分子集，这样可以更快地发现药物。通过计算平台预测药物的过程可以降低相当多的实验成本。DTI 结合亲和力的鉴定则是新药研制过程的关键一步。使用生成模型生成的新药需要从药物与靶点蛋白之间的生物分子识别模式获取有参考价值的信息。

DTI 的研究现在也一直被当作二分类问题进行处理，也就是药物与靶点是否有相互作用。有研究者开展了对 DTI 强度值的测定与研究，比较 DTI 强度值与阈值大小，来判定药物与靶点蛋白之间是否能够发生相互作用，此时可以得出药物与靶点蛋白在一定置信区间内的相互作用强度值，这些都可以作为药物设计的参考。

药物与靶点的结合亲和力通常由解离常数（K_d）、半最大抑制浓度（IC_{50}）以及抑制常数（K_i）来表示，同时也为 DTI 强度提供一定的信息。分子对接、深度学习模型等计算方法被广泛应用于 DTI 研究领域。在分子对接中，将药物与靶点蛋白的 3D 结构特征通过仿真模拟进行操作，但缺点是不能作用于大规模的数据集。而为了克服这一缺点，提出了基于相似度方法的 KronRLS 和 SimBoost。但使用相似度方法也是有缺点的，例如，相似度方法会限制训练过程中化合物分子的最大数量，同时该方法是使用了相似度较弱的分子进行表达，这会降低预测精准度。研究者们为了克服这些缺点，提出了一种基于深度学习的模型 DeepDTA，该模型使用一种端对端的卷积神经网络，在原始的药靶生物序列中学习特征表达，然后利用全连接层来预测药靶结合亲和力，这一模型的优势在于可以使用深度学习来自动寻找生物序列中的有用信息，这样可以免去烦琐的特征工程处理步骤，这说明了深度学习模型在生物信息领域的优势。另外，DeepDTA 模型存在数据表达方式单一，而且在从原始序列中学习特征时只利用了基于生物字符的特征表达方式。于是，研究者们为了优化方法，提出了一种基于化学语言的蛋白质序列特征表达方法，采用一种可以表达靶点蛋白序列特征方法的配体序列，这个序列能够与相应的靶点蛋白产生高结合亲和力。事实上，如何更有效地利用特征信息来提取模块，希望能够从生物序列中发现生物分子之间的潜在联系，这也是目前研究的重点。

17.6　参考资料

[1]　林亚静, 刘志杰, 龚为民. 蛋白质结构研究[J]. 生命科学, 2007, 19(3): 289-293.

[2]　KUHLMAN B, BRADLEY P. Advances in protein structure prediction and design [J]. Nature Reviews Molecular Cell Biology, 2019, 20(11): 681-697.

[3]　ŚLEDŹ P, CAFLISCH A. Protein structure-based drug design: from docking to molecular dynamics [J]. Current Opinion in Structural Biology, 2018, 48: 93-102.

[4]　李慧敏, 谢月辉, 刘次全, 等. 蛋白质折叠, 动力学以及蛋白质-配体结合的物理化学基础[J]. 中国科学: 生命科学, 2014, 44(5): 433-449.

[5]　陈辉. 蛋白质折叠动力学参数预测研究[D]. 天津理工大学, 2006.

[6]　蒋泽南, 房超, 孙立风. 朗之万方程及其在蛋白质折叠动力学中的应用[J]. 物理学报, 2011, 60(6): 76-82.

[7]　郭继生. 基于天然接触数空间中的随机行走模型研究两态蛋白质的折叠动力学[D]. 大连海事大学, 2009.

[8]　王超, 朱建伟, 张海仓, 等. 蛋白质三级结构预测算法综述[J]. 计算机学报, 2018, 41(4): 760-779.

[9] COMPIANI M, CAPRIOTTI E. Computational and Theoretical Methods for Protein Folding [J]. American Chemical Society, 2013, 52(48): 8601-8624.

[10] NOÉ F, FABRITIIS G D, CLEMENTI C. Machine learning for protein folding and dynamics [J]. Current Opinion in Structural Biology, 2020, 60: 77-84.

[11] JUMPER J, EVANS R, PRITZEL A, et al. Highly accurate protein structure prediction with AlphaFold [J]. Nature, 2021, 596(7873): 583-589.

[12] BAEK M, DIMAIO F, ANISHCHENKO I, et al. Accurate prediction of protein structures and interactions using a three-track neural network [J]. Science, 2021.

第18章 蛋白质-分子结合的深度学习预测

18.1 药物靶点的基本概念

药物发挥作用的前提是可以到达生物体内的特定组织，并与特定的生物大分子发生相互作用，这些生物大分子通常被称为"药物设计的靶标"。通常作用的靶标有受体、酶蛋白、结构蛋白、离子通道、基因等。目前，以蛋白质为靶标的药物占大多数，其次是 DNA 和 RNA 等。在生物体内，酶蛋白通过催化反应发挥着重要的作用，酶蛋白结合底物后，可高效催化化学反应的发生，如果设计一种底物的类似物，竞争性地与酶蛋白结合，则可以阻止酶发挥其本来的功能。这种基于酶催化机理的药物设计因为有明确的反应机理，所以取得了较大的成功。例如激酶抑制剂，可以作为三磷酸腺苷与激酶结合的竞争性抑制剂。

确定了靶标和靶点位置后，你就可以开展基于结构的药物设计。寻找新药的过程包括苗头化合物的筛选、先导化合物的发现和候选药物的选定。寻找药物的过程中最初可能会筛选百万种化合物，生物测试初步筛选出的对靶点有作用的化合物被标记为苗头化合物。在随后的苗头化合物到先导化合物的过程中，根据分子的生理药理活性和毒性分析，改善分子的物理化学性质，这一步会筛选出 100 种先导化合物。最后，根据动物模型检测优化选出 1~2 个候选化合物。例如，全球知名医药公司诺华研发的 BCR-ABL1 的变构抑制剂就是从 5 万个化合物的筛选中获得的苗头化合物。

研制一种新药可能需要花费十几年的时间和几亿美元的投资。其中，药物苗头化合物的发现是寻找新药的起始阶段。这一阶段依靠的策略是随机高通量筛选或者从已知化合物中寻找。虽然高通量筛选已经实现了自动化，可以实现几十万种化合物的筛选，但是高通量的筛选需要巨大的投资，带来的却是非常低的成功率。随机的高通量筛选更是一个极具挑战性的过程，如果已经获得靶点的结构，可以借助计算机辅助进行虚拟筛选，这将极大地降低药物筛选盲目试错的成本。虚拟筛选是基于计算机和理论方法在生物结构的基础上寻找配体分子的过程。目前已经有的计算方法有定量构效关系 QSAR、分子对接、自由能计算、机器学习和深度学习方法。这些方法的发展都依赖于数据库的建立，包括靶标蛋白的数据库、化合物小分子的数据库以及蛋白与配体分子相互作用的数据库等。

本章涉及的主要术语如下。

- **靶点**：药物的靶点是药物在体内与生物大分子进行结合并发生有效相互作用的部位。
- **配体**：能够与生物大分子结合的小分子。
- **抑制剂**：能够直接或间接阻止底物与蛋白结合的分子即抑制剂。
- **受体**：与激动剂结合后可引起下游生物效应的膜蛋白或者蛋白复合物。

18.2　药物靶点与小分子的相互作用

靶标蛋白与配体分子的结合强度是可以测量的，结合强度可以由结合常数来表征。根据统计学理论，在溶液中蛋白质和配体分子的结合在达到动态平衡后，其结合常数符合式（18-1）所示的规律。

$$K_{eq,aq} = \frac{[P \cdot L]_{aq}}{[P]_{aq}[L]_{aq}}$$
（18-1）

其中，$[P]_{aq}$ 为受体分子的浓度，$[L]_{aq}$ 为配体分子的浓度，$[P \cdot L]_{aq}$ 为受体-配体结合后的浓度。结合常数与解离常数互为倒数。对于酶蛋白来说，我们通常是寻找的配体小分子抑制酶的活性，这时候就需要用抑制常数来衡量蛋白与抑制剂分子的结合强度，抑制常数 K_i 如式（18-2）所示。

$$K_i = \frac{[P]_{aq}[L]_{aq}}{[P \cdot L]_{aq}}$$
（18-2）

可以看出，K_i 的值越小，配体与蛋白的结合能力越强。在实验中，K_i 通常由一个半抑制浓度 IC_{50} 的数值来代替。抑制剂的 IC_{50} 受底物亲和力的影响，抑制剂和底物竞争性地结合到酶蛋白的相同位置。因为 IC_{50} 更容易获得，所以更适合表征抑制剂分子的相对结合能力。生物实验手段有多种方法可以测量小分子与靶标的结合强度，例如荧光偏振能量转移（FRET）、生物膜干涉（BLI）、磁共振和表面等离子共振（SPR）等生物实验技术。实验技术手段提供了有效而且可靠的实验结果，然而实际实验中需要溶剂和蛋白质等试剂，并进行大通量筛选。蛋白质和生物制剂的价格不便宜，整个过程花费巨大并且需要耗费科研人员大量的时间。发展高效的药物筛选方法成为制药企业关注的问题。

计算机辅助药物设计在新药的研发中发挥了巨大作用。利用物理模型或者深度学习等人工智能方法，计算配体分子与靶标蛋白的结合能力，并对结合能力进行排序，把排名靠前的配体分子拿去做生物实验，从而减少盲目筛选的工作量。为了准确计算配体分子与靶标蛋白的结合能力，需要分析配体与蛋白相互作用的机理。配体分子与靶标结合的重要的先决条件是具有合适的尺寸和形状。为了实现与蛋白结合，配体分子可以通过化学键的旋转调整形状以适应靶标蛋白的结合口袋。配体分子与靶标的相互作用要具有高度的亲和力和高度的选择性，这样药物分子才能发挥所需要的作用，而不会带来不必要的副作用。在结构互补性的基础上，蛋白与配体分子也要达到能量的互补。

配体的官能团需要找到与蛋白的氨基酸有互补的相互作用，深入分析和理解蛋白与配体的相互作用有助于发现新的苗头化合物和实现对苗头化合物的理性设计。蛋白质与配体通过分子间的非键相互作用结合在一起，相互作用力包括静电力、范德华力，以及由于疏水相互作用所获得的相互作用能。非键相互作用的描述有独特的作用模式，靶标与配体小分子相互作用的主要模式有氢键、离子相互作用、金属复合物相互作用、疏水相互作用和阳离子-π相互作用等。蛋白与配体的相互作用类型及其描述如表 18-1 所示。

表 18-1　蛋白与配体的相互作用类型及其描述

类型	描述
氢键	氢键是蛋白与配体之间相互作用的一种常见方式，生物分子中带质子的部分有 NH 或者 OH 基团，称为氢键的给体；带部分负电荷的电负性原子称为氢键的受体，例如 O、N 等原子。氢键的相互作用通常很强，氢键受体与给体之间的距离为 3Å 左右，并具有方向性
离子（盐桥）	配体带电的基团与蛋白中带相反电荷的基团所形成的强相互作用。这种相互作用是静电相互作用引起的，在蛋白质-配体的复合物中，配体的结合是由这种离子相互作用决定的
金属复合物	有些蛋白中含有金属离子，这些金属中心可以稳定蛋白的结构或者参与酶催化反应。这些金属离子可以与配体中的氢键给体（如硫醇）或者带相反电荷的基团（如羧酸基团）形成特别稳定的金属复合物，对配体与蛋白的结合形成决定性的影响
疏水	配体中的亲脂性基团和蛋白中的非极性氨基酸相互靠近可以形成疏水相互作用。亲脂性基团有脂肪烃、芳香烃、杂环等。疏水作用主要是由结合过程中两个疏水基团接近从而把水排除到结合口袋环境以外所引起的。疏水作用没有芳香性
阳离子-π	带正电的离子基团可以与芳香环形成较强的相互作用。阳离子可以是配体中的带正电的基团，也可以是蛋白中的阳离子，例如带一个正电荷的氨基

18.3　药物靶点与小分子的结合自由能的计算

药物分子与靶点之间结合的能力是评价药物分子有效性的首要标准。热力学自由能广泛应用于物理、化学及生物等领域，是衡量一个过程是否自发进行的判据。自由能是生物物理领域最常用的物理量，可用于酶催化反应机理、蛋白质结构折叠和蛋白质-配体结合机制的研究。因此，自由能计算方法的开发是国际上研究的热门领域。目前已发展的方法可以分别计算溶剂化自由能、构象自由能和结合自由能。其中，准确计算结合自由能是基于结构药物设计的核心问题之一，具有重要的应用价值。本节将介绍代表性的传统自由能计算方法以及基于机器学习和深度学习的新兴的自由能预测方法。

蛋白质与配体小分子的结合自由能描述了配体小分子从溶液进入蛋白质受体空腔或者孔道过程中的自由能变化，包括在结合过程中配体和受体的构型变化，以及受体空腔和配体表面的溶剂重排。

其结合的强度表达为吉布斯自由能 ΔG，如式（18-3）所示。

$$\Delta G = -RT \ln K_{\text{eq, aq}} = -RT \ln \frac{[P \cdot L]_{\text{aq}}}{[P]_{\text{aq}}[L]_{\text{aq}}} \qquad (18\text{-}3)$$

通过计算结合自由能可帮助理解微观过程中蛋白质与配体分子的结合机理。

蛋白质-配体的结合自由能可分为蛋白质和配体的相互作用及溶剂化的自由能变化。目前，结合自由能的精准计算是领域内研究的重要方向。比较常用的方法有 3 类：第一类是根据物理模型推导出的严格求解状态函数或者通过近似公式估算结合自由能；第二类是根据实验数据统计和拟合得到的经验打分函数；第三类是根据已有实验数据通过机器学习或者深度学习估算结合能力。

18.3.1 基于物理模型的方法

基于物理模型的方法，是从基本公式中推导出来的。根据热力学中吉布斯自由能 ΔG 的定义，可得到式（18-4）所示的公式。

$$\Delta G = \Delta H - T\Delta S \qquad (18\text{-}4)$$

其中，ΔH 描述了体系的能量变化，$T\Delta S$ 描述了体系熵的变化。在蛋白质-配体分子的结合体系中，如果能计算出各个状态的自由能，则结合自由能可表达为式（18-5）。

$$\Delta G_{\text{bind}} = \Delta G_{\text{complex}} - (\Delta G_{\text{protein}} + \Delta G_{\text{ligand}}) \qquad (18\text{-}5)$$

结合自由能是一个状态函数，通过分别计算蛋白、配体和复合物在结合前后的自由能变化，就可以获得结合自由能的变化。结合自由能可以分解为不同的组分，对各个状态的自由能变化的组分可以通过主方程获得，如式（18-6）所示。

$$\Delta G_{\text{bind}} = \Delta G_{\text{int}} + \Delta G_{\text{solv}} + \Delta G_{\text{molion}} + \Delta G_{\text{conf}} \qquad (18\text{-}6)$$

其中，ΔG_{int} 是复合物中蛋白与配体的相互作用，主要来自靶点和配体的范德华相互作用和静电相互作用，这类相互作用通常是结合位点附近的局域相互作用。ΔG_{solv} 是结合过程中的溶剂化自由能变化，水也是影响蛋白与配体结合过程的重要因素，在配体靠近蛋白结合口袋的过程中，蛋白和分子表面的水会被排挤开。ΔG_{molion} 是结合过程中的运动变化所引起的自由能变化，在形成复合物结构后，分子的 3 个转动自由度和 3 个平动自由度消失。ΔG_{conf} 是结合前后构象变化所引起的自由能变化。将结合自由能分解为主方程的形式可以更容易理解哪一部分能量的变化有利于配体和靶点的结合，从而实现更加理性的药物设计。

基于物理模型的推导，实现了通过计算机计算结合自由能。为了将物理模型应用到蛋白与配体的相互作用的研究中，发展了基于力场参数的方法。将蛋白等生物大分子的势能使用分子力场的参数进行描述，采用牛顿力学的方法模拟生物分子中每个原子的运动变化。分子动力学模拟是模拟蛋白等生物大分子结构性质的常用方法。分子动力学模拟可以动态地描述配体结合到蛋白受体的过程。例如，Shaw 课题组首次实现了对蛋白与配体结合的分子动力学模拟，从长时间的分子动力学模拟中获得配体结合靶点的动态过程。基于过程的自由能计算中，平均力势能（Potential of Mean Force，PMF）函数被广泛用来描述受体-配体解离/结合的过程，通过计算沿着反应路径的自由能变化，获得到配体结合过程中的自由能变化。PMF的计算通过概率分布函数获得，如式（18-7）所示。

$$F = -k_B T \ln \rho \tag{18-7}$$

对较为复杂的结合过程，普通的分子动力学模拟研究的时间尺度和空间尺度受到了限制，导致 PMF 的计算面临着采样效率的问题。而增强采样技术克服了传统分子动力学中采样不足的问题，在可支付的计算资源内获得蛋白质构象转变的动态信息，例如伞形采样（Umbrella Sampling，US）、积分热力学采样（Integrated Tempering Sampling，ITS）、温度加速的分子动力学（Temperature Accelerated Molecular Dynamics，TAMD）和马尔可夫态模型（Markov State Model，MSM）等。增强采样方法已应用到研究蛋白质-配体结合过程中，通过构建初态和终态之间一系列连续的中间态，并计算沿着反应路径上的自由能变化，在一定程度上考虑了受体与配体结合过程中的结构变化。

除了直接从分子动力学模拟复现结合过程，还有两种流行的基于物理模型的实现方法。一种是基于热力学路径的方法，例如热力学积分法和自由能微扰法。热力学积分法和自由能微扰法是基于热力学路径计算相对结合自由能的方法。这些方法需要通过系统能量函数的化学变化将系统从初始状态转换到最终状态。例如，从配体 A 的两种状态转变成配体 B 的两种状态，或者从配体 A 分子转变为配体 B 分子，从而比较两种状态或者两种相似配体的不同结合自由能。也可以将配体 A 突变为"无"，可以提供绝对的结合自由能。由于能够提供较高的计算精度，这两种方法广泛应用到先导化合物的优化过程中。

另一种是基于终点的方法，例如应用较为广泛的 MM/PBSA 或者 MM/GBSA 方法。相比自由能微扰法，MM/GBSA 和 MM/PBSA 的计算量较少，可以用于单靶标多配体的筛选排序中。这两种方法都是使用隐式溶剂模型来考虑溶剂分子，并使用电介质连续模型来获得溶剂化自由能的静电组分。不同的地方使用不同的模型计算溶剂化自由能 ΔG_{solv}，分别使用 GB 模型或 PB 模型计算极性溶剂化（$\Delta G_{PB/GB}$）。配体和蛋白中非极性贡献基于溶剂可及表面积（ΔG_{SASA}）大小的计算。

18.3.2 经验打分函数

基于经验的打分函数方法是计算机辅助药物设计早期的研究方法。这种方法将蛋白与配体的相互作用写为经验公式，并利用已有的实验结果拟合出经验公式中的参数。经验公式通常是由简单的势能函数组成的，例如范德华势能、氢键和静电势能。公式中的系数是从实验测定的结合强度中拟合出来的。拟合过程是尽可能地增强计算的结合强度与实验结合强度的相关性。分子对接软件中使用的打分函数就是基于经验的打分函数。例如，AutoDock 软件中的相互作用能量就是以下分子间相互作用的加和，如式（18-8）所示。

$$E_{\text{AutoDock}} = E_{\text{vdw}} + E_{\text{H-bond}} + E_{\text{elec}} + E_{\text{inter}} \tag{18-8}$$

其中，E_{vdw} 为范德华势能，$E_{\text{H-bond}}$ 为氢键相关的能量，E_{elec} 为静电势能，E_{inter} 为配体的分子内的势能。

　　基于经验的打分函数方法的优点是计算速度快，可以实现高通量的药物筛选。其中经验打分函数和机器学习的方法依赖于已有数据的质量和数量，尤其是在对某一个靶点多个已知配体进行优化过的打分函数，在筛选该靶点时的打分结果最好。这样的基于经验拟合系数得出的打分函数必然也存在一定的限制，在处理训练数据集中没有的体系时，估算自由能的准确性有待提高。

18.3.3　基于知识的方法

　　基于知识的方法是对已有知识的统计分析，并提炼出内在的规律，从而解决新的问题。已有的知识包括分子的晶体结构、晶体堆积方式、蛋白的结构、蛋白的序列以及蛋白与配体分子形成的复合物结构。通常采用的数据库为 PDB。在这些生物数据中，可以通过设定算法，建立分子的结构-活性的关系。这类方法可以认为是建立了一个统计势能。该统计势能建立在 PDB 中的结构处在热力学平衡状态的能量最低点，因此复合物结构中的原子的分布符合玻尔兹曼分布。在预测蛋白-分子结合能时，可以从蛋白的结构以及蛋白与配体的复合物的结构中统计某类原子出现的次数与结合自由能的关系，如式（18-9）所示。

$$A_{ij}(r) = -k_B T \ln[\rho_{ij}(r) / \rho_{ij}(\text{bulk})] \tag{18-9}$$

其中，$\rho_{ij}(r)$ 为所定义的原子对在结合状态时在距离 r 内出现的概率，$\rho_{ij}(\text{bulk})$ 为所定义的原子对在非结合状态时在距离 r 内出现的概率。基于知识的方法需要预先定义一个公式，借用人的经验知识挖掘数据中的隐藏规律。由于生物数据的复杂性，有时候难以找到一个能概括所有相互作用的公式，可以很容易地借用人工智能方法实现。

18.3.4　基于深度学习的蛋白质-配体分子结合能力

　　在获得蛋白质-配体结合的结构以及实验测定的结合常数的基础上，我们可以进行基于结构的深度学习，即利用深度学习的算法从结构与对应的结合常数等数据中发现隐藏的规律。相比基于经验公式的模式，人工智能方法与大数据的有机组合改变了目前计算机辅助药物设计的领域，成为超过传统计算模式的新兴药物设计方法。近年来，人工智能技术已逐步用于对蛋白与药物分子结合强度的预测。借助机器学习或者深度学习方法可以从复杂的蛋白与小分子相互作用的结构中得到内在的规律，从而预测蛋白与配体分子的结合自由能。深度学习方法在打分函数和预测结合模式两个任务中均有应用。

　　基于深度学习的蛋白质-配体分子结合常数的预测的一般步骤如下。

　　（1）数据集的准备。针对不同的问题，需要选择相关的数据集。在预测蛋白质-配体相互作用的问题中，采用较多的数据集是 PDBbind。从该数据集中挑选出具有更高精度的一个子数据集 CASF。最新的版本是 CASF-2016，该数据集在优化打分函数的问题中发挥了重要作用，目前也是深度学习领域中一个重要的基准数据集。

（2）分子特征表示。将蛋白的三维坐标信息转为计算机易于处理的数字信息。在机器学习时代，通常采用的分子特征的表示方法是分子描述符，并对分子描述符进行特征工程筛选，挑选出与结果具有最好相关性的分子描述符。现在已经可以借助深度学习的方法对分子表示进行自主学习，不再需要特征工程，出现了多种分子描述符或者分子指纹的方法。

（3）建立预测模型。预测模型需要根据问题是分类问题、回归问题还是生成问题进行选择。在预测蛋白质-配体结合常数的问题中，预测模型可以选择机器学习方法（例如支持向量机、决策树等），也可以选择深度学习方法（例如深度神经网络和卷积神经网络等）。

（4）优化模型超参数。超参数的优化直接决定了模型的预测性能。可以通过格点搜索或者贝叶斯优化的形式找到一组超参数。各种人工智能的方法均有很好的结果，值得关注的问题是如何防止模型的过拟合，模型通常在训练集中有较好的结果，但是在测试集的预测结果不佳，这时候就是出现了过拟合的问题。

（5）预测结果分析。训练人工智能模型的目的是实现对所关心问题的预测。例如，借用优化好的模型对分子对接的结构进行重新排序，或者将配体分子分为有活性的或者无活性的。

在这个流程中，关键的步骤是如何实现对蛋白等生物分子的结构的数字化编码。对蛋白的编码大致可以分为两种方法，即分子描述符和分子指纹。分子描述符是利用定义好的原子种类，以及原子电荷、蛋白与原子的相互作用等基于物理化学的分子特征，统计不同描述符在一定距离内出现的次数，将结构信息转变为数字信息。分子指纹是对分子的数字化表征，它将分子编码为一系列位串。例如，扩展连通指纹（ECFP），该指纹通过分析从一个原子开始直至到达指定数量键的路径上所有的分子片段，然后对每一个路径中分子片段所对应的标识符进行哈希化产生特定长度的指纹，如图 18-1 所示。

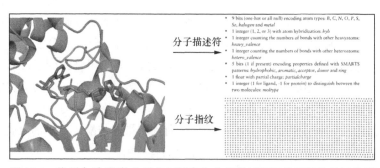

图 18-1　将蛋白质-配体分子分别转变为分子描述符和分子指纹的示意图

目前已经报道了多种基于结构的深度学习模型。代表性的方法有 RF-Score、AtomNet、

Pafnucy 等。RF-Score 使用蛋白质-配体分子之间原子种类出现的次数作为描述符,对蛋白质和配体分别定义了 9 种原子类型,因此共有 81 对原子类型对。通过使用随机森林方法对 81 种描述符和结合常数进行了回归分析,借助机器学习进行结合常数预测的目的得以实现。2015 年,Wallach 等人报道了第一个基于结构的卷积神经网络预测小分子生物活性的深度学习模型 AtomNet。AtomNet 使用间隔为 1 Å 的三维格点,将配体结合位置定义为原点,在原点周边 20 Å 以内计算是否出现了基本的结构特征,从而提取出可以用于深度卷积神经网络的结构信息。AtomNet 是一个分类模型,如果配体分子有活性则输出 1,否则输出 0。2018 年报道的 Pafnucy 使用了配体分子周围的三维笛卡儿坐标和 19 个分子特征(原子种类、成键数目、杂原子、电荷等)来描述蛋白质-配体的结构。K_{deep} 采用三维分子描述符将蛋白质-配体的结构转变为三维的像素信息,三维分子描述符包含疏水、芳香性、氢键受体、氢键给体、正电离子、负电离子、金属和原子的范德华体积等。将这些三维的像素信息输入三维的卷积神经网络中,通过训练来预测蛋白质-配体的结合常数。PLEC 是一种基于 ECFP 的方法,将 ECFP 应用到蛋白质-配体分子的结构编码中。OnionNet 是将配体及配体结合周围的蛋白质氨基酸转变为指定的分子特征,然后利用卷积神经网络进行训练与预测。不同模型在 PDBbind 数据集的预测性能比较如表 18-2 所示。可以看到,基于深度学习的方法(表中前 5 项)计算出的相对误差 RMSE 小于分子对接 AutoDock Vina 的误差,预测值与实验值之间的相关系数高于分子对接的方法。

表 18-2　不同模型预测性能的比较

模型	RMSE	R
RF-Score-v3	1.39	0.80
Pafnucy	1.42	0.78
K_{deep}	1.27	0.82
OnionNet	1.278	0.816
PLEC	1.25	0.83
AutoDock Vina （2013）	1.90	0.54

18.4　人工智能预测蛋白质-配体分子结合能的实战

18.4.1　药物靶点与小分子的特征提取

将人工智能方法应用到蛋白质-配体分子的结合能预测的关键步骤是将三维的结构信息转变为计算机能处理的数字信息,这就需要借助分子特征化的方法连接生物分子与数字信息,即对生物分子的编码。目前业内已有多种可以编码蛋白与配体相互作用的方法,例如,将 ECFP 扩展到蛋白质-配体分子中的 PLEC、SPLIF 等。PDB 中包含了生物大分子的三维结构信息。其中 PDBbind 数据库是一个专门收集整理的蛋白和配体分子结合系数的数据库。我们可以从 PDBbind 的数据库中获得蛋白与配体相互作用的复合三维结构信息和结合常数。利用实验获得的数据对深度学习模型进行训练。

药物靶标与配体小分子的相互作用有多种特征提取方式。为便于学习，这里我们以 Pande 课题组开展的 Grid Featurization 为例进行展示。Grid Featurization 编码方法含有物理化学的信息和分子指纹的信息，在预测蛋白质-配体分子的结合常数中也有较好的表现。该方法已被写入 DeepChem 软件，DeepChem 是一个封装比较好的人工智能辅助药物筛选和材料设计的软件。分子特征的提取和人工智能的模型都集中在一个软件内，所需的功能可以通过简单的脚本实现。

18.4.2　基于蛋白质与配体相互作用的指纹提取

使用 DeepChem 将配体分子转为 ECFP，如清单 18-1 所示。

清单 18-1　将配体分子转为 ECFP

```
1.    from rdkit import Chem
2.    from rdkit.Chem import AllChem
3.    import deepchem as dc
4.    fp_featurizer = dc.feat.CircularFingerprint(size=2048)
5.    ligands = ['ligand_1u1b.pdb']
6.    features = fp_featurizer.featurize([Chem.MolFromPDBFile(l) for l in ligands])
```

配体分子的指纹更多地应用到配体分子本身物理化学性质、药代动力学的预测或者寻找类似结构的分子中。如果要预测蛋白质-配体分子的结合自由能，就需要将蛋白的信息包含到分子指纹中，因为分子间的相互作用在结合过程中起到了重要的作用。如果想要获得蛋白质-配体复合结构的指纹，则可以使用清单 18-2 所示的代码。

清单 18-2　蛋白质-配体复合结构的指纹

```
1.    from rdkit import Chem
2.    from rdkit.Chem import AllChem
3.    import deepchem as dc

4.    fp_featurizer = dc.feat.RdkitGridFeaturizer(voxel_width=16.0,
            box_width = 16.0,
            feature_types=['hbond', 'salt_bridge', 'pi_stack', 'cation_pi','ecfp', 'splif'],
            ecfp_power=9,
            splif_power=9,
            sanitize=True, flatten=True)
5.    proteins = ['1u1b_pocket.pdb']
6.    ligands = ['ligand_1u1b.pdb']
7.    features = fp_featurizer.featurize(zip(ligands, proteins))
8.    print(features)
9.    print(features.shape)
```

其中，feature_types 中的'hbond'、'salt_bridge'、'pi_stack'、'cation_pi'等是基于化学相互的结构信息，而'ecfp'、'splif'是分子指纹的信息。

注意	清单 18-1 和清单 18-2 分别对配体、蛋白质-配体复合结构进行了分子指纹的计算。清单 18-2 实现了将蛋白质-配体复合结构的信息转变为分子指纹的功能，本示例中所采用的参数为 DeepChem 默认的参数，在实际使用过程中需要根据具体的体系和显卡的内存对 dc.feat.RdkitGridFeaturizer()中的参数进行优化调整。

18.4.3　人工智能模型预测蛋白质-配体结合常数

在获得对蛋白质-配体复合结构的编码后，可以对人工智能的模型进行训练，然后利用训练好的模型进行后续的预测。例如，我们可以利用训练好的人工智能模型，对从分子对接中获得的结构进行重新打分排序，进一步提高分子对接的打分能力。我们选取了 PDBbind 数据库中的"refined"的子集作为训练和测试的数据集。相比 CASF-2016，"refined"的数据集中包含了更多的蛋白质-配体结合的结构。因为深度学习是一种贪心算法，在数据越多的情况下，预测性能越好。我们利用清单 18-3 和清单 18-4 比较了典型的机器学习算法随机森林模型和深度学习算法多任务神经网络模型在预测蛋白质与配体结合常数中的预测性能。

清单 18-3 列出了利用随机森林对蛋白质-配体复合结构的 GridFeature 分子指纹进行训练和预测的示例。GridFeature 是 Pande 课题组开发的专门对蛋白质-配体复合结构进行编码的特征化计算方法。

清单 18-3　利用蛋白质与配体分子指纹训练随机森林模型

```
1.    from rdkit import Chem
2.    import os
3.    import deepchem as dc
4.    import numpy as np
5.    from sklearn.ensemble import RandomForestRegressor
6.    from deepchem.molnet import load_pdbbind
7.    from sklearn.model_selection import train_test_split
8.    # For stable runs
9.    np.random.seed(123)

10.   split = "random"
11.   feat="grid"
12.   dataset="refined"
13.   current_dir = os.path.dirname(os.path.realpath(__file__))
14.   pdb_dir = os.path.join(current_dir, "%s_%s" % (dataset, feat))

15.   pdbbind_tasks = ["-logKd/Ki"]
16.   dataset = dc.data.DiskDataset(pdb_dir)
17.   transformers = []
```

```
18.    X, y, w, ids = dataset.X, dataset.y, dataset.w, dataset.ids
19.    print(len(X), X.shape)
20.    print(X[:,0])
21.    print(y[:10], ids[:10])

22.    X_train, X_test, Y_train, Y_test = train_test_split(X, y, test_size=0.2,
                                                random_state=123)

23.    #sklearn model
24.    sklearn_model = RandomForestRegressor(n_estimators=500)

25.    sklearn_model.fit(X_train, Y_train)
26.    print("train score: ", sklearn_model.score(X_train, Y_train))
27.    print("test score: ", sklearn_model.score(X_test, Y_test))

28.    Y_predict = sklearn_model.predict(X_test)
29.    import scipy
30.    from scipy import stats
31.    print("pearson: ",scipy.stats.pearsonr(Y_test.reshape(-1),Y_predict))
32.    from sklearn.metrics import r2_score
33.    print(r2_score(Y_test.reshape(-1),Y_predict))
```

输出的结果如下：

```
train score:  0.9349345760655188
test score:  0.5340532857885314
pearson:  (0.741329666049171, 1.97912286664592e-125)
```

在训练集上，我们训练的随机模型的分数达到了 0.93，在测试集上的分数为 0.53。该计算中的随机森林模型有待进一步优化。为此 Pande 课题组开发了一种具有更强拟合能力的多任务神经网络模型。清单 18-4 列出了利用多任务神经网络模型对蛋白质–配体复合结构的 GridFeature 分子指纹进行训练和预测的示例。

清单 18-4　利用蛋白质与配体分子指纹训练多任务神经网络模型

```
1.     import os
2.     import deepchem as dc
3.     import numpy as np
4.     from sklearn.ensemble import RandomForestRegressor
5.     from deepchem.molnet import load_pdbbind
6.     from sklearn.model_selection import train_test_split
7.     # For stable runs
8.     np.random.seed(123)

9.     split = "random"
10.    feat="grid"
11.    dataset="refined"

12.    current_dir = os.path.dirname(os.path.realpath(__file__))
13.    pdb_dir = os.path.join(current_dir, "%s_%s" % (dataset, feat))

14.    pdbbind_tasks = ["-logKd/Ki"]
```

```
15.    dataset = dc.data.DiskDataset(pdb_dir)
16.    transformers = []

17.    #sklearn model
18.    X, y, w, ids = dataset.X, dataset.y, dataset.w, dataset.ids
19.    print(len(X), X.shape)
20.    print(X[:,0])
21.    print(y[:10], ids[:10])

22.    #deepchem model
23.    dataset = dc.data.NumpyDataset(X=X, y=y)
24.    splitter = dc.splits.RandomSplitter()
25.    train_dataset, valid_dataset, test_dataset = splitter.train_valid_test_split
                                                 (dataset, frac_train=0.8)

26.    metric = dc.metrics.Metric(dc.metrics.pearson_r2_score)
27.    n_features=X.shape[1]
28.    model = dc.models.MultitaskRegressor(
           1,
           n_features,
           layer_sizes=[1000],
           dropouts=[.25],
           learning_rate=0.001,
           batch_size=50,
           verbosity="high")

29.    # Fit trained model
30.    model.fit(train_dataset)

31.    import scipy
32.    from scipy import stats

33.    dnn_predicted_train = model.predict(train_dataset, transformers)
34.    dnn_true_train = train_dataset.y

35.    dnn_predicted_test = model.predict(test_dataset, transformers)
36.    print(dnn_predicted_test.shape)
37.    dnn_true_test = test_dataset.y
38.    print(dnn_true_test.shape)

39.    from scipy import stats
40.    print("train pearson: ",scipy.stats.pearsonr(dnn_true_train.reshape(-1),
                                                 dnn_predicted_train.reshape(-1)))
41.    print("test  pearson: ",scipy.stats.pearsonr(dnn_true_test.reshape(-1),
                                                 dnn_predicted_test.reshape(-1)))
```

计算结果如下：

```
train pearson:  (0.9406207609910671, 0.0)
test  pearson:  (0.7563313666541416, 2.096440771445612e-67)
```

在测试集上表现出更好的相关性。预测的数值与实验值的相关图如图 18-2 所示。

深度学习方法为评估配体与蛋白质的结合能力提供了一个更为有效的工具，随着更多的蛋白质-配体复合结构的解出和生物信息的增加，深度学习作为一种贪心算法，其性能也将变得更为准确。深度学习将在基于结构预测来预测结合常数和结合模式的问题上发挥更大的应用价值，有望进一步加快药物设计的流程。

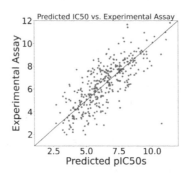

图 18-2　多任务神经网络预测的数值与实验值的相关图

18.5　参考资料

[1] WANG X, SONG K, LI L, et al. Structure-Based Drug Design Strategies and Challenges [J]. Current Topics in Medicinal Chemistry, 2018, 18(12): 998-1006.

[2] 徐筱杰，侯廷军，乔学斌，等. 计算机辅助药物分子设计[M]. 北京：化学工业出版社, 2004.

[3] WALLACH I, DZAMBA M, HEIFETS A. AtomNet: a Deep Convolutional Neural Network for Bioactivity Prediction in Structure-based Drug Discovery [J]. Mathematische Zeitschrift, 2015, 47(1): 34-46.

[4] STEPNIEWSKA-DZIUBINSKA M M, ZIELENKIEWICZ P, SIEDLECKI P. Development and evaluation of a deep learning model for protein–ligand binding affinity prediction [J]. Bioinformatics, 2018, 34(21): 3666-3674.

[5] JIMÉNEZ J, ŠKALIČ M, MARTÍNEZ-ROSELL G, et al. KDEEP: Protein-Ligand Absolute Binding Affinity Prediction via 3D-Convolutional Neural Networks[J]. Journal of Chemical Information and Modeling, 2018, 58(2): 287-296.

[6] WÓJCIKOWSKI M, KUKIEŁKA M, STEPNIEWSKA-DZIUBINSKA M M, et al. Development of a Protein–Ligand Extended Connectivity (PLEC) fingerprint and its application for binding affinity predictions [J]. Bioinformatics, 2019, 35(8): 1334-1341.

[7] WU Z, RAMSUNDAR B, FEINBERG EVAN N, et al. MoleculeNet: a Benchmark for Molecular Machine Learning [J]. Chemical Science, 2018, 9(2): 513-530.